Lohmer

Borderline-Therapie

2. Auflage

Mathias Lohmer

Borderline-Therapie

Psychodynamik, Behandlungstechnik und therapeutische Settings

2., überarbeitete und erweiterte Auflage

Mit einem Geleitwort von Otto F. Kernberg

Schattauer Stuttgart New York

Dr. phil. Dipl.-Psych. Mathias Lohmer
Feilitzschstr. 36
80802 München

E-Mail: Lohmer@t-online.de

Bibliografische Information der Deutschen Bibliothek
Die Deutsche Bibliothek verzeichnet diese Publikation in der Deutschen Nationalbibliografie; detaillierte bibliografische Daten sind im Internet über <http://dnb.ddb.de> abrufbar.

Besonderer Hinweis:
Die Medizin unterliegt einem fortwährenden Entwicklungsprozess, sodass alle Angaben, insbesondere zu diagnostischen und therapeutischen Verfahren, immer nur dem Wissensstand zum Zeitpunkt der Drucklegung des Buches entsprechen können. Hinsichtlich der angegebenen Empfehlungen zur Therapie und der Auswahl sowie Dosierung von Medikamenten wurde die größtmögliche Sorgfalt beachtet. Gleichwohl werden die Benutzer aufgefordert, die Beipackzettel und Fachinformationen der Hersteller zur Kontrolle heranzuziehen und im Zweifelsfall einen Spezialisten zu konsultieren. Fragliche Unstimmigkeiten sollten bitte im allgemeinen Interesse dem Verlag mitgeteilt werden. Der Benutzer selbst bleibt verantwortlich für jede diagnostische oder therapeutische Applikation, Medikation und Dosierung.
In diesem Buch sind eingetragene Warenzeichen (geschützte Warennamen) nicht besonders kenntlich gemacht. Es kann also aus dem Fehlen eines entsprechenden Hinweises nicht geschlossen werden, dass es sich um einen freien Warennamen handelt.

E-Mail: info@schattauer.de
Internet: http://www.schattauer.de
Printed in Germany

Lektorat: Dr. Christina Hardt
Umschlagabbildung: Friedemann Hahn: Marilyn Monroe. 1983. Öl/Kohle auf Leinwand. 120 × 100 cm.
Satz: Typomedia GmbH, Ostfildern
Druck und Einband: AZ Druck und Datentechnik GmbH, Kempten

ISBN 3-7945-2382-2

Geleitwort

Dieses Buch bietet einen erfrischenden, grundlegenden, klaren und umfassenden Überblick über den gegenwärtigen Stand von Psychopathologie und psychodynamischem Verstehen sowie psychotherapeutischen Behandlungsansätzen bei schweren Persönlichkeitsstörungen. Es ermöglicht einen ausgewogenen Blick auf alternative und sich ergänzende Ansätze in der ambulanten und stationären Behandlung von Borderline-Patienten. Mit einem wirklich fundierten psychoanalytischen Verständnis von Persönlichkeitsstruktur und Psychopathologie beschreibt dieses Buch auf eine klare Weise die übertragungsfokussierte Psychotherapie (Transference Focused Psychotherapy – TFP), wie sie von unserer New Yorker Gruppe am Personality Disorders Institute of the Department of Psychiatry of the Cornell University Medical College in New York entwickelt wurde. Dieser Ansatz ist die Grundlage für Mathias Lohmers eigenständige Synthese dieses Gebietes. In der Tat zeigt Mathias Lohmer durch seine persönliche Weise, wie er TFP nutzt, dass es einen Gewinn darstellt, die Beiträge zweier alternativer Behandlungsansätze in Betracht zu ziehen: die Traumatherapie, wie sie gegenwärtig in Deutschland entwickelt wird, und die dialektische Verhaltenstherapie (DBT), wie sie von Marsha Linehan in den USA entwickelt wurde.

Während Mathias Lohmer einerseits diese alternativen Sichtweisen in Hinblick auf Psychopathologie und ätiologische Faktoren sowie die entsprechenden therapeutischen Herangehensweisen klar unterscheidet, arbeitet er auf der anderen Seite Gemeinsamkeiten für einen integrierten Behandlungsansatz heraus und beschreibt die Vorteile, die sich aus einer Integration von Aspekten der Traumatherapie und der dialektischen Verhaltenstherapie in einen psychodynamischen Ansatz ergeben. Er wirbt für eine unvoreingenommene und wechselseitige Beschäftigung mit diesen unterschiedlichen Ansätzen, um die empirischen Ergebnisse, die aus der Anwendung dieser unterschiedlichen theoretischen Modelle entstehen, für einen praxisnahen Behandlungsansatz fruchtbar zu machen. Dieser soll es ermöglichen, die jeweils spezifischen therapeutischen Erfordernisse der einzelnen Psychotherapien innerhalb des breiten Spektrums der Borderline-Persönlichkeitsorganisation besser zu berücksichtigen.

Während Mathias Lohmer so einen raschen und oberflächlichen Eklektizismus zurückweist, bietet er gleichzeitig eine Synthese sich ergänzender Methoden, die sowohl seinem grundsätzlichen psychoanalytischen Ansatz als auch den therapeutischen Bedürfnissen der einzelnen Patienten entspricht. Das reichhaltige Fallmaterial dieses Buches illustriert dabei auf eine hilfreiche Weise die theoretischen Konzepte des Autors. Dieses Fallmaterial enthält Vignetten, die mit großer Offenheit und sehr praxisnah dargestellt werden und sowohl Erfolg als auch Misserfolg, effektive Behandlungsstrategien und Unsicherheiten im Verlauf der Behandlung dieser Patienten schildern.

Von besonderem Interesse ist dabei der Nachdruck, den der Autor auf die Fragen der stationären Psychotherapie von Borderline-Patienten legt; hier gibt es psychodynamische Ansätze, die in amerikanischen und britischen Spezialkliniken entwickelt wurden und die während der letzten Jahre einen Niedergang erlitten haben, der von den finanziell bedingten Begrenzungen und der Krise in der stationären Langzeitbehandlung von Borderline-Patienten herrührt. Die Tatsache, dass die deutsche Psychiatrie und Psychosomatische Medizin bis jetzt die stationäre Komponente des umfassenden Behandlungsprogramms für Borderline-Patienten beschützen konnten, stellt eine wichtige Voraussetzung für die effektive Behandlung dieser Patienten in Deutschland dar. Diese Errungenschaft muss unbedingt verteidigt werden gegen die kontrovers diskutierten und fragwürdigen Praktiken, die aus dem System des „Managed Care" für die stationäre Psychiatrie in den USA erwachsen sind und die auch andere Länder beeinflussen werden. In diesem Sinne ist der Ansatz der stationären Psychotherapie für Borderline-Patienten, wie er in diesem Buch beschrieben wird, ein wichtiger Beitrag zum Erhalt und zur weiteren Entwicklung dieser wichtigen Behandlungskomponente und gleichzeitig ein Anreiz für die weitere empirische Forschung in diesem Gebiet.

Die empirische Forschung, wie sie gegenwärtig von TFP, DBT und Traumatherapie unternommen wird, sollte die Beziehung zwischen spezifischen Aspekten der Psychopathologie, der Behandlungsindikationen sowie der Strategien und Taktiken der Behandlung weiter vorantreiben. Für diese Möglichkeit stellt die gut strukturierte und genau herausgearbeitete Gegenüberstellung unterschiedlicher sich ergänzender und vor allem praxisnaher Behandlungsansätze für Borderline-Patienten in diesem Buch einen essentiellen Beitrag dar.

Ich empfehle dieses Buch wärmstens allen Therapeuten – unabhängig von ihrem eigenen theoretischen Hintergrund –, die Patienten mit schweren Persönlichkeitsstörungen behandeln; weiterhin stellt es einen exzellenten Beitrag für Therapeuten dar, die an der Praxis der übertragungsfokussierten Psychotherapie (TFP) interessiert sind, da die Gesichtspunkte dieses Behandlungsansatzes und seine klinisch-methodischen Möglichkeiten in diesem Buch in besonders eindrucksvoller Weise herausgearbeitet und erweitert werden.

Otto F. Kernberg

Director, Personality Disorders Institute, The New York Presbyterian Hospital
Weill Medical College of Cornell University, Westchester Division

Professor of Psychiatry, Weill Medical College of Cornell University New York Presbyterian Hospital

Training and Supervising Analyst, Columbia University Center for Psychoanalytic Training and Research

Vorwort

Ich freue mich, dass drei Jahre nach Veröffentlichung des Buches nun die zweite, verbesserte und erweiterte Auflage vorliegt.

Die erste Auflage hat mit ihrer praxisorientierten Art offensichtlich einem allgemeinen Bedürfnis nach einer gut verständlichen und anschaulichen Darstellung eines psychodynamischen Ansatzes der modernen Borderline-Therapie entsprochen.

In Rezensionen und Kommentaren wurde darüber hinaus immer wieder hervorgehoben, dass dieses Buch vorurteilsfrei und schulenübergreifend auf dem Hintergrund eines psychodynamischen Verständnisses den Beitrag *anderer* Orientierungen, wie z.B. der Traumatherapie, des transaktionsanalytisch-erfahrungsorientierten Ansatzes des Grönenbacher Modells und des Dialektisch-behavioralen Ansatzes von Marsha Linehan (DBT) einbezieht und diskutiert.

Ich habe für die Überarbeitung des Buches zur zweiten Auflage deshalb gerne die Anregung von Wulf Bertram vom Schattauer Verlag aufgenommen und mit Kapitel 4 einen neuen Text eingefügt. „TFP und DBT im Dialog", zusammen mit Markus Reicherzer verfasst, vertieft die Diskussion der Gemeinsamkeiten, Wirkfaktoren sowie Stärken und Schwächen von TFP und DBT. Weitere Schritte in der Entwicklung von Varianten einer störungsorientierten Borderline-Therapie könnten in eben diese Richtung gehen: „Was wirkt bei welchen Patienten und warum?"

In diesem Zusammenhang sollen zwei neue Publikationen, die vor kurzem erschienen sind, erwähnt werden: „Strukturbezogene Psychotherapie" von Rudolf sowie „Psychotherapy for Borderline Personality Disorder. Mentalization-based Treatment" von Bateman und Fonagy.

Rudolf kritisiert eine rein deutungsorientierte therapeutische Vorgehensweise der klassischen psychoanalytischen Technik, aber auch der im Manual von Clarkin et al. beschriebenen TFP und stellt diesen seine strukturbildende Methode gegenüber, die, auf der Emotionsforschung und dem OPD-Ansatz der strukturellen Diagnostik basierend, klassisch als „supportiv" bezeichnete Interventionsmodi nutzt: z.B. „Anregungen, antwortende Mitteilungen, Spiegelung und Strukturierung". Dieser Ansatz entspricht meiner Kritik an der Deutungsdominanz der TFP, wie ich sie in Kapitel 4 ausführe, ist aber auch in Gefahr, in die Gegenrichtung zu kippen und die Übertragungsdeutung zu marginalisieren. Die im vorliegenden Buch beschriebene Deutungstechnik scheint mir gerade deshalb von großem Nutzen zu sein, weil sich die Störung des Patienten meist *direkt* in der Beziehungsgestaltung zum Therapeuten zeigt, z.B. auch im *Agieren in der Übertragung.*

Bateman und Fonagy nutzen die Kenntnisse aus Kognitionsforschung und Bindungsforschung, um eine zentrale Problematik von Borderline-Patienten zu formulieren, nämlich die Schwierigkeit, ihre Erfahrungen angemessen zu *mentalisieren*, d.h. sich und andere kohärent zu verstehen und über Aktionen und Intentionen angemessen nachdenken zu können. Auch dieser Ansatz thematisiert das „Strukturdefizit" dieser Patienten und stellt überzeugend dar, wie der Therapeut durch eher „kleine", klärende und spiegelnde Interventionen den Patienten an *seinem Bild* von ihm teilhaben lässt und auf diese Weise die *Mentalisierungsfähigkeit des Patienten* anregt. Zwischen dem „Mentalisierungsansatz" der Fonagy-Gruppe und dem TFP-Ansatz besteht schon seit langem ein fruchtbarer Dialog: Fonagy hat sich von der Strukturierung und Rahmenorientierung der TFP beeinflussen lassen, bei der Weiterentwicklung des TFP-Ansatzes wird wiederum die kognitiv-affektive Wirkung struktureller Defizite vermehrt eine Rolle spielen. Kapitel 1 dieses Buches enthält Beispiele, wie Interventionen aussehen können, die die spezifischen Beziehungsmuster und affektiven Schwankungen von Borderline-Patienten ansprechen.

Aufgrund vieler Supervisionen und Fortbildungen wurde mir deutlich, dass neben der Frage der adäquaten Thematisierung der Übertragung ein großes Bedürfnis darin besteht, mehr Klarheit über den Umgang mit Regeln und Vereinbarungen zu erzielen. Als zweites neues Kapitel für diese Auflage habe ich daher Kapitel 6 „Der Umgang mit Rahmen, Regeln und Vereinbarungen in der Psychotherapie von Borderline-Störungen" hinzugefügt.

Das Spannende auf dem Gebiet der Borderline-Therapie ist für mich unter anderem, dass wie kaum in einem anderen Feld der Psychotherapie Fortschritte aus angrenzenden Wissensgebieten (z.B. Affekt-, Bindungs- und neurobiologische Forschung) immer wieder in die praktische Arbeit einbezogen werden. Das entsprechende Anliegen des vorliegenden Buches ist es, einen organisationsdynamischen Ansatz einzubeziehen und damit die spezielle Dynamik von Teams und Organisationen in der therapeutischen Arbeit mit Borderline-Patienten zu beleuchten und hilfreiche Konzepte für die „Mentalisierung" dieser Dynamik zur Verfügung zu stellen.

In diesem Sinne wünsche ich mir, dass auch die zweite Auflage dieses Buches einen Beitrag zur Bewältigung der Schwierigkeiten, aber auch zur Förderung der Freude in der Arbeit mit Borderline-Patienten darstellen möge.

München, im März 2005 **Mathias Lohmer**

Danksagung zur ersten Auflage

Für hilfreiche Impulse zu diesem Buch danke ich Otto F. Kernberg und John F. Clarkin sowie Marsha M. Linehan. Für die langjährige und vielfältige Förderung meiner Arbeit danke ich Peter Buchheim.

Für die Diskussion einzelner Kapitel dieses Buches danke ich Claudia Bailer, Klaus von Bomhard, Gerhard Dammann, Birger Dulz, Achim Votsmeier sowie den Mitgliedern der Psychoanalytischen Arbeitsgemeinschaft München (Institut der DPV e.V.). Wichtige Anregungen verdanke ich meinen Patienten und Supervisanden sowie den therapeutischen Teams, mit denen ich als Supervisor zusammenarbeite. Mein besonderer Dank gilt hier den Mitgliedern der auf Frühstörungen spezialisierten Teams der Psychosomatischen Klinik Bad Grönenbach, insbesondere Elfi Kuhle, Marlis Tenberge und Achim Votsmeier.

Viele Anregungen speziell aus der Tradition des kleinianischen Denkens und des Tavistock-Modells verdanke ich Ross A. Lazar.

Für das engagierte, rasche und sorgsame Schreiben meiner Texte danke ich Frau Margot Schneider.

Mein ganz besonderer Dank gilt schließlich meiner Frau Corinna Wernz, die mit originellen Ideen und kritischen Kommentaren das Entstehen dieses Buches unterstützt hat.

München, im Februar 2002 **Mathias Lohmer**

Inhalt

III Ambulantes und stationäres Setting

IV Anhang

Einleitung

Die Arbeit mit Borderline-Patienten ist eine besondere Herausforderung für die Psychotherapie: Suizidalität und Selbstverletzung, starkes Agieren und Behandlungsabbrüche, schwer zu kontrollierende Regression und heftige Gefühle in der Gegenübertragung stellen Komplikationen dar, die genaue Überlegungen zur Psychodynamik der Störung, zur therapeutischen Haltung, zur Behandlungstechnik und zur Gestaltung des therapeutischen Settings erfordern. Andererseits sind Borderline-Patienten oft besonders kreative und ausdrucksstarke Menschen, die nicht nur eine intensive therapeutische Beziehung fordern, sondern auch ermöglichen.

Dieses Buch will mit vielen Fallbeispielen auf eine praxisnahe Weise das psychodynamische Verständnis für die spezifischen *Erlebnisweisen* von Borderline-Patienten schärfen, typische *Interaktionsmuster* zwischen Patient und Therapeut analysieren und hilfreiche *Strategien* für den Umgang mit schwierigen Behandlungssituationen vorstellen.

Die verschiedenen Facetten der *Borderline-Beziehungsdynamik* sind dabei das Grundthema der einzelnen Kapitel: destruktive und heilsame Beziehungen, die therapeutische Dyade und die komplexe Dynamik von Teams, Verstrickungen in Borderline-Beziehungsfallen und die hilfreiche Triangulierung durch eine qualifizierte Supervision.

Der hier vorgestellte störungsorientierte psychodynamische Behandlungsansatz von Borderline-Störungen bezieht sich dabei auf den umfassenderen Bereich der Borderline-Persönlichkeitsorganisation im Sinne Kernbergs, innerhalb dessen die im DSM-IV beschriebene Borderline-Persönlichkeitsstörung eine besonders schwer gestörte Untergruppe neben anderen Persönlichkeitsstörungen darstellt.

Dieses Buch ist die um den Teil der ambulanten Psychotherapie ergänzte Fortsetzung meines Buches „Stationäre Psychotherapie von Borderline-

Patienten“ von 1988. Es liegt nahe, zurückzublicken und sich zu fragen, was sich in den 14 Jahren seit Erscheinen dieses Buches im Bereich der Borderline-Therapie getan hat:

- Allgemein hat sich die Qualität der psychotherapeutischen Versorgung von Borderline-Patienten deutlich verbessert. Im psychodynamischen Bereich liegt mit dem Manual der New Yorker Kernberg-Gruppe (Clarkin et al. 2001) nun eine Systematisierung der psychodynamischen Borderline-Psychotherapie vor, die eine leichtere Lehr- und Lernbarkeit und eine validere Forschung erlaubt.
- Die dialektisch-behaviorale Therapie der Linehan-Gruppe (Linehan 1996) und die Traumatherapie (u.a. Reddemann u. Sachsse 2000) stellen eine wichtige Herausforderung als Alternative und Ergänzung für den psychodynamischen Behandlungsansatz dar.
- Nach einer Zeit der Abgrenzung und Konkurrenz unterschiedlicher Denk- und Behandlungsansätze scheint mir die Möglichkeit der Integration zu wachsen. Die Einbeziehung neuerer Ergebnisse der Bindungsforschung (vgl. z.B. Buchheim u. Kächele 2001) sowie der Affektforschung (vgl. Benecke et al. 2001), aber auch die wachsenden Kenntnisse über die neurobiologischen Aspekte (vgl. z.B. Köhler 2000) der Borderline-Problematik stellen eine wichtige Bereicherung dar.
- Im Bereich der stationären Psychotherapie lassen sich zwei gegensätzliche Strömungen feststellen. Zum einen hat sich in den letzten Jahren das Angebot spezifischer Borderline-Settings im stationären Bereich deutlich vergrößert (vgl. Dulz et al. 1998); gleichzeitig werden aber die Behandlungszeiten immer kürzer, derzeit sind z.B. durch die BfA sieben Wochen vorgegeben. Innerhalb dieses zeitlichen Rahmens ist eine sinnvolle stationäre Psychotherapie für Borderline-Patienten kaum mehr möglich. In den USA stellt sich diese Tendenz verschärft dar – aufgrund der radikalen finanziellen Kürzungen im Bereich der stationären psychiatrischen Behandlung gibt es praktisch keine mehrmonatige stationäre Borderline-Psychotherapie mehr. Eine so traditionsreiche Klinik wie die Menninger Klinik in Topeka (Kansas) musste 2001 geschlossen werden. An der Klinik der Cornell Universität in White Plains (New York), an der Kernberg lange Jahre klinischer Direktor war, wurde die Langzeitstation für die Behandlung von Borderline-Patienten geschlossen.
- Das von mir vertretene Modell der therapeutischen Gemeinschaft (vgl. Lohmer 1988, Skogstad 2001) hat sich im deutschsprachigen Raum nicht wirklich durchsetzen können, sodass meines Erachtens die heilsame Dynamik einer Klinik nur unvollständig genutzt wird. Andererseits gibt es z.B. das psychotherapeutische Modell der Psychosomatischen Klinik Bad Grönenbach (vgl. Votsmeier 1998; 2001), in dem ein überzeugendes System einer psychodynamisch-erfahrungsorientierten Gemeinschaftstherapie verwirklicht wurde (vgl. Kap. 8, S. 136 ff.).

- Wenn man eine Prognose für die Zukunft wagen will, so wird sich die Borderline-Psychotherapie wohl stärker nach den Bedürfnissen unterschiedlicher Subgruppen innerhalb des Borderline-Spektrums differenzieren. So wird es vermutlich eine mehr gruppenorientierte, an der therapeutischen Gemeinschaft ausgerichtete stationäre Psychotherapie für stark agierende, selbstverletzende und eher extrovertierte Borderline-Patienten geben. Je mehr etwas ältere, zum introvertierten Spektrum gehörende Borderline-Patienten (hypochondrische, schizotypische, schizoide Störungen) bzw. narzisstische Patienten behandelt werden, desto eher ist ein einzeltherapeutisches Setting mit einem höheren Maß an Flexibilität und individuellem Eingehen auf den Patienten sinnvoll.
- Es wird gelingen, Differenzialindikationen für Patienten, die primär eine Traumatherapie benötigen, zu verbessern bzw. die Erfahrungen der Traumatherapie, z.B. was Methoden der Stabilisierung betrifft, auch für die anderen Subgruppen der Borderline-Patienten zu nutzen.
- Schließlich erscheint mir die Gründung der Gesellschaft zur Diagnose und Therapie von Persönlichkeitsstörungen (GePs e.V.) im Jahre 2001 ein wichtiges Indiz für die Tendenz zu sein, die Kräfte von Klinikern und Forschern im Bereich der schweren Persönlichkeitsstörungen zu bündeln und den Austausch zu fördern (vgl. Anhang, S. 173).

Zum Konzept der Persönlichkeitsstörung

Für einen psychoanalytisch orientierten Kliniker verursacht die wachsende Popularität des Konzepts der *Persönlichkeitsstörung* zwiespältige Gefühle. Zunächst kommt die Ausbreitung dieses Konzepts psychoanalytischem Denken entgegen. Vor allen Dingen mit den Begriffen *Charakterstörung* und *Charakterneurose* gibt es eine lange Tradition, strukturelle Störungen der Persönlichkeit zu beschreiben und zu behandeln. Die Aufnahme der schweren Persönlichkeitsstörungen in die internationalen diagnostischen Klassifikationssysteme DSM (vgl. American Psychiatric Association 1994) und ICD (vgl. World Health Organization 1992) hat auch in bisher vorwiegend biologisch oder sozialpsychiatrisch orientierten psychiatrischen Kliniken die Akzeptanz des Konzepts Persönlichkeitsstörung und entsprechender störungsorientierter Psychotherapieverfahren vergrößert. Dem entsprechend steigenden Fortbildungswunsch kommt auch das Vorliegen kognitiv-behavioraler (Linehan 1996) und psychodynamischer (Clarkin et al. 2001) Therapiemanuale entgegen.

Weniger erfreulich erscheint mir dagegen, dass damit das meines Erachtens wertvolle Konzept der *Neurose* weiter verdrängt zu werden droht. Dies bedeutet zum einen, dass klassische neurotische Störungen wie depressive oder hysterische Neurosen plötzlich zu Depressiven oder Hysterischen Persönlichkeitsstörungen werden und damit der Eindruck einer sehr viel schwereren und umfassenderen Störung erweckt wird, als es im klassischen Verständnis der Neurose der Fall wäre. Zum anderen fällt auf, dass generelle Züge neurotischer Störungen, wie z.B. selbstunsicheres oder abhängiges Verhalten, zu *eigenen* Persönlichkeitsstörungen stilisiert werden, wie z.B. der Dependenten oder Selbstunsicheren Persönlichkeitsstörung. Damit sind wir bei einem weiteren Kritikpunkt: Solche Störungseinheiten können bestenfalls phänomenologisch als Sammlung bestimmter Verhaltensweisen zu einer Einheit zusammengefasst werden, sie weisen aber *keine strukturelle Eigenständigkeit* auf.

Eine psychoanalytische Vorstellung von Persönlichkeitsstörung orientiert sich dagegen mehr an der zugrunde liegenden Struktur als allein an einem manifest zu beobachtendem Verhalten.

Folgen wir dem konzeptuellen Ansatz Kernbergs (1996a), so können wir aus psychoanalytischer Sicht Persönlichkeit folgendermaßen definieren: Sie setzt sich zusammen aus dem *Temperament*, dem *Charakter* und schließlich dem *Über-Ich*. Unter *Temperament* verstehen wir dabei hauptsächlich genetisch und konstitutionell bedingte Dispositionen für Reaktionen, vor allen Dingen im affektiven Bereich. Unter *Charakter* verstehen wir Verhaltensmanifestationen der Ich-Identität als Ausdruck einer Integration von Selbst- und Objektbildern, die zu einem Gefühl von Kohärenz und zu Fähigkeiten wie Ich-Stärke führen. Das *Über-Ich* schließlich mit seinen primitiven oder reiferen Entwicklungsmöglichkeiten stellt den Bewertungsmaßstab der Persönlichkeit dar.

Dementsprechend nennen wir es *Persönlichkeitsstörung*, wenn schwer wiegende Störungen im Bereich von Temperament und/oder Charakter und/ oder Über-Ich-Bildung vorliegen. So können Probleme der Affektregulation, z.B. die Neigung zu einer raschen Erregbarkeit mit einem langsamen Abflauen der Erregung, wie sie für die Borderline-Persönlichkeitsstörung typisch ist, zu den bekannten Problemen z.B. von rascher Ärger- und Angstbereitschaft führen und entscheidend zu einer Persönlichkeitsstörung beitragen. Eine gestörte Charakterentwicklung kann statt zu Ich-Identität zu Identitätsdiffusion mit einer mangelnden Integration von Selbst- und Objektaspekten und einer ausgeprägten Ich-Schwäche führen. Damit wird in der Regel eine Über-Ich-Störung einhergehen, die sich als Entwicklung eines archaischen, sadistischen Über-Ich zeigt und weder eine angemessene Anerkennung des Selbst noch Sorge und Einfühlung für den anderen zulässt.

Generelles Merkmal aller Persönlichkeitsstörungen ist der Übergang von einer akzentuierten zu einer gestörten Persönlichkeit, das Bevorzugen bestimmter Konfliktlösungsmuster, eine generelle *Einschränkung der Flexibilität* in der Reaktion auf unterschiedliche Beziehungssituationen und Herausforderungen, eine ausgeprägte *Problematik mit Veränderungen* aller Art und dementsprechend eine hohe *Rigidität*. Die *Abwehr* ist weniger intrapsychisch als interpersonell organisiert – die Mitmenschen werden in das psychische Gleichgewicht des Persönlichkeitsgestörten einbezogen und werden unbewusst dazu gebracht, in der Inszenierung mitzuspielen, z.B. via Projektion, Spaltung und projektive Identifizierung (vgl. Kap. 1, S. 16 ff.). In vielen Fällen kontrastiert die von außen deutlich wahrnehmbare Störung mit einem mangelnden Leidensgefühl des Betroffenen – oft ist beschrieben worden, wie eher die Umwelt leidet als der Betroffene selbst.

Unter den verschiedenen Möglichkeiten, Persönlichkeitsstörungen zu ordnen und zu systematisieren, scheint mir – wieder in Anlehnung an Kernberg (z.B. 1996a) – eine Ordnung nach dem Schweregrad der Störung und der Persönlichkeitsorganisation sinnvoll zu sein. Die leichtesten und „reifsten" Persönlichkeitsstörungen, die in vielen Fällen nicht leicht von klassischen Neurosen zu unterscheiden sind, werden demnach auf einem höheren Strukturniveau der Persönlichkeitsorganisation, der neurotischen Persönlichkeitsorganisation, angesiedelt. Hier handelt es sich insbesondere um die Hysterische, die Depressiv-Masochistische und die Zwanghafte Persönlichkeitsstörung.

Die *Borderline-Persönlichkeitsorganisation* wiederum umfasst das mittlere und niedere Strukturniveau. Auf einem mittleren Strukturniveau (vgl. Lohmer et al. 1992), das man auch als ein Niveau der Frühstörungsmanifestation (Fürstenau 1990) beschreiben könnte, befinden sich die Zyklothyme, die Sadomasochistische, die Infantile Persönlichkeitsstörung und die gesünderen Patienten mit einer Narzisstischen Persönlichkeitsstörung.

Die schwersten Persönlichkeitsstörungen schließlich befinden sich auf dem *niederen Strukturniveau* der Borderline-Persönlichkeitsorganisation. Hierzu zählen die Borderline-Persönlichkeitsstörung im Sinne des DSM-IV, die Schizoide, die Schizotypische, die Paranoide, die Hypomane, die schwere Narzisstische und die Antisoziale Persönlichkeitsstörung. Allerdings sollte man im deutschen Sprachraum die leichtere Variante der Schizoiden Persönlichkeitsstörung ähnlich wie die leichtere Variante der Narzisstischen Persönlichkeitsstörung auch auf einem mittleren Strukturniveau ansiedeln, da sie im deutschen psychodynamischen Verständnis (vgl. z.B. Riemann 1961; Wernz 2000) nicht den gleichen Schweregrad wie im angelsächsischen Verständnis repräsentiert.

Eine psychodynamische Grundhaltung im Spannungsfeld von Psychoanalyse, Verhaltens- und Traumatherapie

Über das therapeutische Vorgehen in der Psychotherapie von Borderline-Störungen gibt es inzwischen einen gewissen Grundkonsens auch zwischen verschiedenen therapeutischen Schulen (vgl. Lohmer 1996), dass eine Kombination von interpretierendem Verstehen und Halt gebenden Rahmenbedingungen unerlässlich ist. Der *sichere Rahmen* wird durch Parameter wie Zieldefinition, klare Vereinbarungen bis hin zu Behandlungsverträgen z.B. über den Umgang mit selbstdestruktivem Verhalten und die Betonung der Ebene der Arbeitsbeziehung gebildet. Auch ein multipersonales, Team-orientiertes Behandlungskonzept als Rahmen hat sich bewährt und ist natürlich in der stationären Psychotherapie leichter als in der ambulanten Psychotherapie zu verwirklichen. Die Gestaltung der *therapeutischen Beziehung* erfordert eine stärkere Aktivität des Therapeuten, eine selektive Mitteilung der eigenen *Gegenübertragung*, um dem Patienten zu helfen, die Konsequenzen seines Verhaltens auf andere Menschen besser zu erkennen und einzuschätzen, sowie schließlich eine große *Festigkeit* gegenüber dem Druck des Patienten, sich in bestimmter Weise zu verhalten oder nicht zu verhalten, ohne dabei zu rigide zu werden. Es ist dies die „dialektische Balance", wie sie Linehan (1996) für die *Dialektisch-behaviorale Psychotherapie* mit Borderline-Patienten beschrieben hat.

Die Stärke des *psychoanalytischen Ansatzes* liegt dabei in der Haltung, sich kontinuierlich an der eigenen Gegenübertragung zu orientieren: Welche Rollen werden mir gerade zugewiesen? Wozu möchte mich der Patient veranlassen? Welchen Objekt- oder Selbstaspekt vertrete ich gerade? Welcher Konflikt wird inszeniert und seiner Erkenntnis zugleich ausgewichen?

Ein genaues beschreibendes Nachzeichnen dieser Schwankungen im Verlauf einer Stunde kann dem Patienten das ersehnte Gefühl des Verstanden-Werdens vermitteln und *gleichzeitig* die Bedeutung von Festigkeit, Unterschieden-Sein und Grenzsetzung vertreten. Demgegenüber ist es für analytisch arbeitende Therapeuten oft noch ungewohnt, auf der *Verhaltensebene* kontinuierlich selbstdestruktives und beziehungsgefährdendes Verhalten zu begrenzen sowie Defizite im Bereich sozialer Fertigkeiten nicht nur zu benennen, sondern dem Patienten auch beim Aufbau von Fertigkeiten aktiv zu helfen.

Während sich hier Verhaltenstherapeuten leichter tun, haben diese umgekehrt oft größere Schwierigkeiten, die innere Notwendigkeit und den unbewussten Sinn scheinbar „therapieboykottierenden Verhaltens" zu erkennen und dem Patienten zu deuten. Bei dieser Problematik ist es wichtig, sich immer wieder daran zu erinnern, dass schwer gestörte Patienten eine extreme

Angst vor Veränderung haben. Veränderung ist ja nicht nur etwas Ersehntes, ein Mehr an Freiraum und Verhaltensmöglichkeiten, sondern wird von diesen Patienten unbewusst oft als *Verlust* eines wichtigen Teils *der eigenen Identität* erlebt. Nicht mehr jemand zu sein, der bei Konflikten blindwütig reagiert und der als der „Böse“ oder als „das Opfer“ gilt, kann vom Patienten als zentraler Angriff auf seine prekäre Identität verstanden werden. Eine Patientin drückte dies einmal folgendermaßen aus: „So, wie ich jetzt bin, bin ich mir vertraut. Das hat auch etwas Tröstliches. Wenn ich mich verändere, komme ich mir plötzlich anders vor, dann habe ich Angst auseinander zu fallen“ (vgl. auch Kap. 1, S. 38 f.).

Die *Spezifität* des psychodynamischen Ansatzes in der Behandlung von Persönlichkeitsstörungen besteht zunächst in einer genauen Diagnostik der strukturellen „inneren Verhältnisse“ des Patienten. Welche Beziehungen zwischen miteinander unzureichend verknüpften Selbst- und Objektaspekten werden mit dem Umfeld und also auch mit dem Therapeuten inszeniert? Dies heißt, dass stärker als bei anderen Störungen eine kontinuierliche Arbeit auf der Beziehungsebene notwendig ist, in der ständig anhand der Wahrnehmung der eigenen Gegenübertragung eine *Diagnostik der momentanen Beziehungssituation* durchgeführt wird. Die jeweiligen affektiv getönten Rollen, die Therapeut und Patient dabei haben, z.B. der Patient als das arme verfolgte „Opfer“ und der Therapeut als der gefährliche „Detektiv“, werden dabei sowohl auf der Ebene der Beziehung zwischen Therapeut und Patient als auch als Ausdruck der inneren Welt des Patienten, d.h. seiner Selbst- und Objektaspekte, thematisiert. Zentral ist dabei das Verständnis für die Balance von Entwicklung und Beharrung, von Bestätigung des So-Seins des Patienten und Anreiz, sich auf neue Beziehungserfahrungen einzulassen. Die spezifisch psychoanalytische Qualität scheint dabei in der Fähigkeit zu liegen, sich einbeziehen zu lassen, Rollen anzunehmen, sie aber auch zu erkennen, um mithilfe der Deutung über das gemeinsame Einbezogen-Sein in eine unbewusste Objektbeziehung eine Erkenntnis zu ermöglichen *und* aus der Rollenzuschreibung „auszusteigen“.

Eine heftige und produktive Auseinandersetzung ist in den letzten Jahren um die Frage entbrannt, inwieweit der wichtigste *ätiologische Faktor* speziell bei Borderline-Persönlichkeitsstörungen in einer schweren *Traumatisierung* bestehen könnte. Von dieser wird angenommen, dass sie durch eine frühe (vor dem 16. Lebensjahr) und oft mehrjährige Geschichte sexuellen Missbrauchs bzw. körperlicher Misshandlungen verursacht wird. Auffällig ist, dass sich bei stationär behandelten Borderline-Patienten eine sehr hohe Missbrauchsrate von etwa 70% finden lässt (vgl. Dulz u. Jensen 2000; Paris 2000). Aus dieser Beobachtung und der Erfahrung mit traumatisierten Borderline-Patienten werden derzeit zwei unterschiedliche Konsequenzen gezogen: Eine Gruppe von Traumatherapeuten (vgl. z.B. van der Kolk 1999; Reddemann u. Sachsse 2000) tendiert dazu, die Borderline-Persönlichkeitsstörung nicht mehr als eine *Ent-*

wicklungs-, sondern als eine *Traumapathologie* zu sehen und sie entsprechend als eine chronifizierte Posttraumatische Belastungsstörung (PTBS) zu verstehen. Die vielfältige Borderline-Symptomatik wäre so als Ensemble von Coping-Strategien für die Traumatisierung zu verstehen, wobei den dissoziativen Phänomenen die wichtigste Rolle zukäme.

Die andere Gruppe, die eine konflikt- und übertragungsorientierte Arbeitsweise vertritt (z.B. Kernberg 2000; Paris 2000), betont dagegen die Interaktion von Temperament und Erfahrung, genetischen und umweltabhängigen Faktoren und im Falle Kernbergs vor allen Dingen die Bedeutung der massiven Aggression für die Ätiologie der Borderline-Persönlichkeitsstörung. Die Schwere der Traumatisierung wird nicht geleugnet, für das komplexe Bild einer Borderline-Persönlichkeitsstörung müsse aber eine spezielle und konstitutionelle Vulnerabilität hinzukommen. Ähnlich wie Dulz und Jensen (2000) halte ich diese umfassendere Definition für klinisch sinnvoller, sehe aber auch die Notwendigkeit, beim Vorliegen einer schweren Traumatisierung mit entsprechendem Posttraumatischen Belastungssyndrom spezielle Methoden der Traumatherapie anzuwenden – in Kapitel 3 (S. 65 ff.) werde ich auf diese Fragestellung nochmals zurückkommen.

Überblick über den Inhalt

In diesem Band soll im *ersten Teil* die Psychodynamik von Borderline-Patienten so erfasst werden, dass daraus behandlungsrelevante Orientierungen erwachsen. Dabei geht es insbesondere um die für Borderline-Patienten typischen Formen der Beziehungsgestaltung. An Mustern wie „Bindung durch Besorgnis und die Kontrolle der Objekte“ oder „die Polarität von Stärke und Verletzlichkeit und die Einladung zum Kampf“ wird die Einbeziehung des Therapeuten in das meiner Meinung nach basale Dilemma von Borderline-Patienten demonstriert: Verbundenheit mit dem inneren und äußeren Objekt dringend zu brauchen und gleichzeitig nicht ertragen zu können.

Das Kapitel über Neid bezieht sich speziell auf die Behandlung von narzisstischen Patienten, die im Rahmen der Borderline-Persönlichkeitsorganisation eine oft besonders schwer zu behandelnde Untergruppe darstellen, da es hier immer wieder zu einem Widerstand gegen den therapeutischen Fortschritt kommt, um sich selbst nicht als vom Therapeuten abhängig erleben zu müssen und sich so vor einem als übermächtig erlebten Neid zu schützen.

Im *zweiten Teil* des Buches geht es um die therapeutische Haltung und Behandlungstechnik, wobei deutlich wird, dass die spezifische Aufgabe des Borderline-Therapeuten darin besteht, eine Balance zwischen starkem persönlichem Engagement und sich zurücknehmender reflektierender Distanz zu leisten. Dafür ist es notwendig, beständig eine innere Spannung auszuhalten und produktiv umzusetzen. Dies bedeutet auch, der Tendenz zu einer übermäßigen Rigidität (einer falsch verstandenen Grenzen setzenden Haltung) oder einer Bereitschaft zum symbiotischen Mitagieren (einem falsch verstandenen hilfreichen Beziehungsangebot) zu widerstehen bzw. die eigenen Tendenzen in diese Richtung als wichtige Gegenübertragungsinformationen wahrzunehmen.

Im *dritten Teil* schließlich geht es um ambulante und stationäre Settings und die spezifischen Bedingungen, die für eine Borderline-Psychotherapie in diesen jeweiligen Settings gegeben sein müssen. Den Abschluss bildet ein Beitrag zum Umgang mit Krisen in Institutionen und Teams, der die Überlegungen zur Behandlungstechnik mit einer organisationsdynamischen Perspektive zu Leitung und Supervision verbindet. Im Anhang werden Möglichkeiten zum wissenschaftlichen Austausch und zur Fortbildung in psychodynamischer Borderline-Therapie vorgestellt.

I Psychodynamik

1 Borderline-Struktur und spezielle Formen der Objektbeziehungsgestaltung

Einführung

Das grundlegende *Dilemma* von Borderline-Patienten scheint mir darin zu bestehen, dass sie weder kontinuierlich in Beziehungen sein noch ohne sie leben können. Identitätsdiffusion und Mangel an inneren guten, haltenden Objekten lässt sie in besonderer Weise auf äußere Objekte angewiesen sein. Dieses Bedürfnis nach großer Nähe, der „Objekthunger“, führt zu verführerischem bis vereinnahmendem, Besorgnis oder Zuneigung erregendem Verhalten, das zu einem gleichsam *ungetrennten Zustand* mit einem anderen wichtigen, aber auch austauschbaren Objekt führen soll. Auf der Ebene der *unbewussten Beziehungsphantasie* kann dies als Wunsch, eine Symbiose herzustellen, oder als Regression auf eine *Teilobjektbeziehung* (Klein 1946, 1962) gesehen werden. Der Therapeut wird hierbei nicht wirklich als eigenständiger Anderer, als *ganzes* Objekt mit eigenen Wünschen und Bedürfnissen gesehen, sondern vor allem in seiner jeweiligen Funktion für den Patienten. Tritt real oder phantasiert eine solche Nähe ein, die z. B. durch wortloses Verstehen, „wohliges miteinander Übereinstimmen“, aber auch gemeinsame Frontstellung gegenüber einer „bösen Umwelt“ gekennzeichnet sein kann, so folgt einem Moment der Befriedigung rasch die starke Angst, sich im anderen zu verlieren, das „Eigene“ nicht mehr zu spüren, sich anzupassen. Aus dieser Angst heraus erfolgt dann zumeist die abrupte Kehrtwendung, die Distanz schaffen soll. Vorwürfe, Wutanfälle, plötzliche Kühle und Interesseverlust markieren einen solchen, für das jeweilige Gegenüber meist nur schwer nachvollziehbaren Umschwung. Dies rettet den Patienten zwar aus der *Verschmelzungsangst*, führt aber nach einem gewissen Moment der Erleichterung rasch in einen Zustand der *Verlassenheitsangst*, die schließlich zu einer Verlassenheitsdepression (vgl. Masterson 1981) werden kann, in der sich der Patient allein, verlassen, ungeschützt und einer feindlichen Umwelt ausgeliefert empfinden kann. Patienten beschreiben dies zuweilen als einen schmerzhaften Wechsel zwischen der „Feuerhölle" der Nähe und der „Eiswüste" der Verlassenheit. Rey (1994) hat dies als das agoraphob-klaustrophobe Dilemma des Borderline-Patienten beschrieben.

Auf der *affektiven Ebene* entspricht dies einem Schwanken zwischen allzu heftig empfundenen Gefühlen bzw. Reizen – manche Patienten beschreiben es so, als hätten sie „keine Haut" – und einem Zustand der gefühllosen Starre, einem „todesähnlichen" Zustand, der Verwirrtheitszustände, Panik und selbst verletzendes Verhalten auslösen kann.

Borderline-Patienten müssen dieses Dilemma zwangsläufig in der Interaktion mit dem Therpeuten inszenieren und ihn als „Mitspieler" in die innere Welt ihrer Objektbeziehungen einbeziehen. Kernberg (1978) hat das als die Aktivierung charakteristischer primitiver *Objektbeziehungseinheiten* beschrieben. Dabei wird dem Therapeuten ein bestimmter Selbst- oder Objektaspekt des Patienten zugewiesen (er soll z. B. der „Verfolger" oder „Ohnmächtige" sein), während der Patient den komplementären Selbst- oder Objektaspekt übernimmt (beispielsweise hilfloses Opfer oder sadistischer Verfolger). Diese Objektbeziehung ist durch einen charakteristischen *Affekt* (Angst vor Verfolgung, Triumph, den anderen beherrschen zu können) gekennzeichnet.

In diesem Kapitel möchte ich den Fokus auf bestimmte, immer wiederkehrende Muster der *Objektbeziehungsgestaltung* richten, in denen das oben beschriebene Grunddilemma von Borderline-Patienten zum Ausdruck kommt. Es sind dies Muster, die mir in der eigenen klinischen Arbeit, aber auch in der Supervision bei anderen Therapeuten und therapeutischen Teams aufgefallen sind und deren Kenntnis – so hoffe ich – eine Hilfe zum besseren Verstehen und Deuten der Problematik von Borderline-Patienten darstellen könnte. Natürlich weisen auch manche neurotische Patienten ähnliche Muster auf, jedoch erscheint mir die Intensität und häufig auch die Kombination dieser Muster für Borderline-Patienten typisch zu sein.

In der Folge möchte ich zunächst die *Struktur* der Borderline-Störung beleuchten sowie Fragen der *Prognose* diskutieren, um dann im Hauptteil des Kapitels die unterschiedlichen Formen der *Objektbeziehungsgestaltung* darzustellen. Im sozialen Feld von Kliniken und anderen therapeutischen Einrichtungen zeigen sich diese Muster aufgrund der Übertragung aufgespaltener Objektbeziehungsaspekte und damit des Einbezugs vieler verschiedener Personen besonders deutlich und können dort studiert werden. Deshalb sollen diese Muster außer durch Vignetten aus einer eigenen analytischen Psychotherapie auch durch Beispiele aus der Team-Supervision illustriert werden.

Die Borderline-Struktur

Ätiologisch kann die Borderline-Störung als komplexes Zusammenspiel von *genetisch-konstitutionellen* Ursachen (z. B. Schwierigkeiten bei der Affektmodulation), *Temperamentsstörungen* (hohes Ausmaß an Aggressivität), einer chronisch vernachlässigenden, überfordernden oder „nicht die Wahrnehmungen der Kinder validierenden" (Linehan 1996) *Familiendynamik* sowie in vielen Fällen einer *Traumatisierung* durch schweren sexuellen Missbrauch oder körperliche Misshandlungen verstanden werden.

Bestimmte *Entwicklungsphasen* (z. B. die Wiederannäherungssubphase nach Mahler) wurden als besonders kritisch für das Entstehen dieser Störungen angenommen. Das Überwiegen solcher innerer und äußerer belastender Faktoren erschwert die Entwicklung eines stabilen *Bindungsstils* sowie eines kohärenten Selbst- und Objektbezuges.

Die *Borderline-Struktur* lässt sich somit als Resultat einer *mangelnden Integration* gegensätzlicher Impulse, Strebungen, affektiver Zustände, kognitiver Einschätzungen sowie von Selbst- und Objektaspekten verstehen. Innere Konflikte können nur schwer erlebt werden und werden stattdessen interpersonell aufgespalten. So vertritt der Patient oft einen Pol des Konfliktes (z. B. den Wunsch nach Nähe), während auf dem Weg projektiver Identifizierung der andere Pol (z. B. der Wunsch nach Abstand) an den Interaktionspartner delegiert wird. Subtile, oft nonverbale Zeichen (z. B. Krause 1988) vermitteln dabei dem Interaktionspartner seine „Rolle": So lässt ihn z. B. ein wahrgenommenes Drängen des Patienten auf Antwort oder Präsenz automatisch auf Abstand gehen. Der Patient kann manifest die Enttäuschung über die „Distanziertheit" des Therapeuten beklagen, selbst bei sich nur den Nähewunsch spüren, latent aber weiß er das Gleichgewicht interpersonell durch das Verhalten des Interaktionspartners gewahrt.

Kernberg (1978; Kernberg et al. 1993) hat dieses Nebeneinanderbestehen aufgespaltener Selbst- und Objektaspekte als *Identitätsdiffusion* beschrieben, das heißt, die Patienten verfügen über kein sicheres Identitätsgefühl im Sinne einer integrierten Vorstellung von sich und signifikanten Anderen. Diese Borderline-Struktur hat Kernberg als *Borderline-Persönlichkeitsorganisation* beschrieben.

Im Gegensatz zu einer *psychotischen Persönlichkeitsorganisation* sind die Selbstrepräsentanzen aber hinreichend von den Objektrepräsentanzen differenziert, sodass die Ich-Grenze zwischen Selbst und Nichtselbst aufrechterhalten bleibt. Im Gegensatz zu einer *neurotischen Persönlichkeitsorganisation* sind die „guten" und die „schlechten" Selbst- und Objektbilder aber nicht zu einem integrierten Selbst und einem integrierten inneren Konzept anderer verbunden, sondern in vielfältigen widersprüchlichen, unverbunden nebeneinander bestehenden, affektiv-kognitiven inneren Bildern verblieben. So erlebt der Borderline-Patient sich selbst und andere als in extreme Gegensätze aufgeteilt, die voneinander getrennt gehalten werden: Menschen sind oft klischeehaft entweder stark oder schwach, gut oder böse, abhängig oder unabhängig, hilfreiche Engel oder erschreckende Teufel, wobei die jeweilige Selbstwahrnehmung und Wahrnehmung der Objekte rasch ins Gegenteil umschlagen kann. Die Spaltung betrifft dabei immer das Selbst *und* die Objekte. In der Konzeption Kernbergs besteht die „innere Welt" des Menschen aus einer Vielzahl unterschiedlicher *Objektbeziehungseinheiten*, d. h., bestimmte Selbstimagines (Selbstbilder) sind mit entsprechenden Objektimagines durch einen bestimmten Affekt verbunden. Die Spaltung bewirkt bei Patienten, dass sie sich selbst z. B. nur als bedürftig und den Therapeuten nur als eine Person erleben können, die ihnen bösartig Hilfe vorenthält. Dies kann als die Reaktivierung einer frühen Objektbeziehungseinheit gesehen werden, in der dem Patienten das Erleben ambivalenter Gefühle noch nicht möglich war. Diese *Spaltung* muss vom Patienten aufrechterhalten werden, da er die guten Seiten in sich und anderen immer wieder als etwas erlebt, was durch die eigene heftige prägenitale Aggression gefährdet ist. Die Abspaltung eines „nur bösen" Bereichs in sich selbst und anderen ermöglicht es, einen „nur guten" Bereich in sich und anderen zu bewahren, der aufgrund der Spaltung scheinbar nicht vom „bösen" Bereich kontaminiert werden kann.

Dieses Überwiegen der Spaltung ist ein wichtiges Anzeichen dafür, dass der Patient vorwiegend *primitive* Abwehrmechanismen verwendet, was ihn von Patienten mit einer neurotischen Persönlichkeitsorganisation unterscheidet. Bei der *neurotischen Persönlichkeitsorganisation* überwiegen „reifere" Abwehrmechanismen wie Verdrängung, Reaktionsbildung, Isolierung, Intellektualisierung und Rationalisierung. Diese reiferen Abwehrmechanismen bewahren das Ich vor innerpsychischen Konflikten, indem sie die bewusste Wahrnehmung von unlustvollen, peinlichen oder bedrohlichen Vorstellungen und Affekten verhindern. Das „Verdrängte" bleibt aber im Unbewussten präsent: Die Aggression wird z. B. in der Reaktionsbildung in eine betont friedfertige Haltung umgeformt. Die Kontrolle, die in dieser Haltung oft ausgeübt wird, erhält allerdings nach wie vor – als Kompromissbildung – einen Anteil des eigentlich abgewehrten aggressiven Affektes.

Bei den primitiven Abwehrmechanismen dagegen gibt es diese deutliche Unterscheidung in *bewusst* und *unbewusst* nicht mehr, sondern die unterschiedlichen Affekte, Persönlichkeitsbereiche und Bewusstseinszustände existieren *parallel* zueinander – dies entspricht der Beobachtung, dass bei Borderline-Patienten die bei neurotischen Patienten noch unbewussten Prozesse viel offener zutage treten. Die psychische „Ordnung" und temporäre Stabilität, d.h. der Schutz vor Konflikten, die durch widersprüchliche Affekte oder Persönlichkeitsanteile verursacht werden, soll durch eine andere Form von „Kontaktbarriere" (Bion 1970) erreicht werden. Diese *Kontaktbarriere* wird hauptsächlich durch die Spaltung erreicht. Sie erspart dem Ich die Konfliktwahrnehmung und damit das Erleben von Angst, indem durch sie widersprüchliche Bilder und Erlebnisweisen des Selbst und Wahrnehmungen von anderen *aktiv auseinander gehalten* werden. Wenn diese für Borderline-Patienten notwendige Spaltung in Belastungssituationen versagt, können sie in schwere Konfusions- oder Verwirrungszustände geraten, in denen zwischen Liebe und Hass nicht mehr unterschieden werden kann und das konfuse Selbst sowie die konfusen Objekte als in zahlreiche verschiedene Selbst- und Objektfragmente zersplittert erlebt werden können (vgl. Rosenfeld 1981). Der Preis für eine gelingende Spaltung ist jedoch die Ausbildung scharf kontrastierender Persönlichkeitsbereiche, ohne dass der Patient ein Konfliktbewusstsein mit einer empfundenen Ambivalenz gegenüber seinen eigenen Einstellungen oder den äußeren Objekten hätte. Die Schwächung seiner Ich-Funktionen, die aufgrund der Spaltung eintritt, erschwert es dem Patienten auf diese Weise, sich realitätsgerecht auf sich verändernde Interaktionssituationen einzustellen.

Gekoppelt mit dem Abwehrmechanismus der *Spaltung* ist die *projektive Identifizierung* (vgl. z.B. Klein 1946, 1962; Ogden 1982; Sandler 1987), mit deren Hilfe der Patient unbewusst nicht akzeptable abgespaltene Gefühle und Selbstbilder in andere Personen verlegt. Der Begriff *Projektion* meint dabei die Externalisierung eigener Anteile, der Begriff Identifizierung bedeutet, dass die andere Person mit diesem Teil identifiziert wird und ihn auch selbst bei sich empfindet. Im Unterschied zu reinen Projektionen werden in der projektiven Identifizierung Befindlichkeit und das Verhalten der anderen Person tatsächlich verändert. Auf diese Weise versucht der Patient das, was er bei sich selbst verleugnen und zurückweisen muss, in anderen aufzubewahren und „in sicherem Abstand" zu kontrollieren. Aber auch gesunde Ich-Anteile wie z.B. die Fähigkeit zu Sorge und Realitätseinschätzung können in ein Objekt projiziert und auf diese Weise vor den eigenen destruktiven Anteilen geschützt werden. Spaltung und projektive Identifizierung treten immer zusammen auf.

Neben diesen beiden häufigsten primitiven Abwehrmechanismen sind noch weitere charakteristisch für Borderline-Patienten: In der *primitiven Idealisierung* wird der andere nur noch als ideales gutes Objekt ohne jede frustrierende Eigenschaft wahrgenommen. In der *Entwertung*, die immer mit der Idealisierung alterniert, wird der andere als völlig wertloses, unzureichendes Objekt erlebt, das all seiner guten Seiten entkleidet ist. Die *omnipotente Kontrolle* soll bewirken, dass jede eigenständige Bewegung des anderen verhindert wird und der Patient die eigene Person als omnipotentes Selbst im Gegensatz zum entwerteten und verachteten anderen erlebt. Vor allen Dingen narzisstische Patienten nutzen diesen Abwehrmechanismus mit dem Ziel, ihren fragilen Selbstwert zu stabilisieren.

Der Abwehrmechanismus der *Verleugnung* schließlich unterstützt vor allen Dingen die Spaltung. Er zeigt sich z. B. in Folgendem: Ein Patient kann sich durchaus daran erinnern, dass die momentanen Wahrnehmungen, Gedanken und Gefühle in völligem Gegensatz zu denjenigen stehen, die vor kurzer Zeit noch bestanden, ohne dass diese Erinnerung jedoch seine gegenwärtige Erlebnisweise beeinflussen könnte. *Verleugnung* äußert sich oft auch als ein eigentümliches Fehlen von Besorgnis, Angst oder irgendeiner emotionalen Reaktion angesichts eines Konflikts oder einer Bedrohung, sodass das kognitive Realisieren der Situation im Gegensatz zur Verleugnung ihrer emotionalen Bedeutung steht. Wichtig ist hierbei, dass auch dieser Abwehrmechanismus immer in Kombination mit dem Abwehrmechanismus der Spaltung auftritt.

Mit diesem Blick auf die *innere Welt der Objektbeziehungen* des Patienten wird das oben beschriebene Borderline-Dilemma der nicht gelingenden *Verbundenheit* mit einem äußeren Objekt und seiner inneren Repräsentanz noch verständlicher: Äußere Objekte werden als Träger der externalisierten Selbst- und Objektanteile des Patienten (sowohl guter wie auch schlechter) dringend benötigt, da sich der Patient ohne diese Externalisierungsmöglichkeit innerlich bedroht und zutiefst beunruhigt fühlt. Gleichzeitig braucht er Kontrolle über diese Objekte, die er zu Behältern eigener projektierter Anteile „gemacht" hat, ein Kontakt in „sicherer Distanz" also, sonst verlöre er diese Anteile, wie es in psychotischen Prozessen oft geschieht.

Diese unbewussten Austauschprozesse verdeutlichen, dass der Patient auf Borderline-Niveau keine Beziehung zu einem Objekt tolerieren kann, welches er als wirklich eigenständig und getrennt empfinden würde. Erst die Erfahrung der eigenen *Vollständigkeit* (durch die Zurücknahme der vielfältigen Projektionen) und der Anerkennung der *Getrenntheit* von anderen Objekten erlaubt aber die Erfahrung einer wirklichen *Verbundenheit* und damit ein Zurücktreten der massiven Ängste vor Verlassen-Sein und Überwältigung.

Zur strukturellen Differenzialdiagnose

Neben diesen strukturellen *Gemeinsamkeiten* weisen Borderline-Patienten allerdings auch deutliche *Unterschiede* auf. So gibt es Patienten, bei denen eher tiefe Selbstzweifel, Unsicherheit und Anlehnungswünsche dominieren, während andere wiederum durch selbst schädigendes Verhalten, Wutanfälle und der Drohung mit Behandlungsabbruch auffallen. Meines Erachtens ist es daher sinnvoll, das Borderline-Spektrum weiter nach *Untergruppen* zu differenzieren. *Ein* solcher Differenzierungsversuch nutzt in der Tradition von Kernberg die Möglichkeit, innerhalb der Borderline-Persönlichkeitsorganisation verschiedene *Strukturniveaus* zu unterscheiden.

Borderline-Patienten auf einem *niederen Strukturniveau* erfüllen die Kriterien des DSM-IV für eine *Borderline-Persönlichkeitsstörung* und stellen den „harten Kern" der Borderline-Patienten dar mit den basalen Schwierigkeiten von Beziehungsgestaltung, Realitätsbewältigung und Affektintoleranz. Sie haben oft Schwierigkeiten, überhaupt eine ambulante Therapie durchzuhalten und bedürfen meines Erachtens zumeist einer initialen stationären Psychotherapie und einer modifizierten Behandlungstechnik der analytischen Psychotherapie mit Grenzsetzung und Vertragsgestaltung. Auch schwerer gestörte narzisstische Patienten mit offenen Borderline-Zügen befinden sich auf diesem Niveau.

Auf einem *mittleren Strukturniveau* finden wir oft Patienten mit einer narzisstischen Persönlichkeitsstruktur auf Borderline-Niveau. Diese Patienten verfügen über ein *Größen-Selbst*, d.h. eine Fusion von idealen und realen Selbstanteilen, die dem Patienten eine temporäre größere Stabilität als anderen Borderline-Patienten ermöglicht, da das illusionär aufgeblähte Selbstgefühl ihn zeitweise vor depressiven Einbrüchen und Ängsten schützen kann. Diese Patienten können somit einen gesünderen Eindruck machen, dekompensieren in Krisen jedoch oft massiv und können durch ihre dominant narzisstische Problematik einen besonderen Widerstand gegen Veränderung entwickeln (vgl. auch Rosenfeld 1981 und Kap. 2, S. 43).

Hier finden sich auch die Patienten, die nur bei starken Belastungen und Krisen auf einem offenen Borderline-Niveau zu sein scheinen und die über ausreichend kompensatorische und sublimatorische Fähigkeiten (z.B. im künstlerisch-kreativen Bereich) verfügen, um sich und die Objekte vor zu heftiger Aggression oder Beziehungsabbruch zu schützen. Viele Patienten mit einer reiferen Persönlichkeitsstruktur (z.B. infantile, hysterische oder dependente Persönlichkeitsstrukturen) innerhalb des Borderline-Spektrums finden sich auf diesem Strukturniveau. Diese Patienten sind oft auch mit einer wenig modifizierten Technik der analytischen Psychotherapie oder der Psychoanalyse im engeren Sinne zu behandeln.

Generell gilt für alle Untergruppen, dass Borderline-Patienten nicht *immer alle* Anzeichen einer Borderline-Störung zeigen, sondern in krisenfreien Intervallen – vor allen Dingen, wenn sie dem mittleren Strukturniveau angehören – einen deutlich gesünderen und eher „neurotischen“ Eindruck machen können. So kann es gerade in ambulanten Therapien passieren, dass sich ein anfangs als „neurotisch“ eingeschätzter Patient erst im Verlauf der ersten Behandlungsmonate, charakteristischerweise z. B. kurz vor oder nach Ferientrennungen oder massiveren Enttäuschungen am Therapeuten, als Borderline-Patient „zu erkennen gibt“. In solchen Momenten treten die Borderline-Mechanismen deutlich in den Vordergrund und dienen dazu, angesichts der jetzt aufgetretenen massiven Ängste (z. B. vor Objektverlust) das psychische Gleichgewicht des Patienten zu sichern.

Außerhalb einer solchen Phase der Destabilisierung und Krise kann bei Beginn einer Therapie eine spezifische *Gegenübertragung* deutlich auf das mögliche Vorliegen einer Borderline-Störung hinweisen. Stellt sich im Rahmen einer Psychotherapie oder Psychoanalyse besonders rasch ein Gefühl von besonderer Vertrautheit, Intimität, emotionaler Intensität und einer ganz „speziellen Beziehung“ (Wishnie 1975; vgl. auch Kap. 9, S. 156) zum Patienten her, so kann dies als ein Signal dafür gewertet werden, dass der Patient den Therapeuten dazu „verführt“, unmittelbar eine vertraute Beziehung herzustellen, ohne den – bei neurotischen Patienten üblichen – Prozess eines allmählich miteinander Vertraut-Werdens und des damit verbundenen Bewusstseins des Noch-fremd-Seins und der darin enthaltenen *Getrenntheit* aushalten zu müssen.

Prognose

Welche Konsequenzen ergeben sich aus dieser Konzeptualisierung für die *Prognose*? Aus dem vorher Gesagten ergibt sich, dass in der Regel Patienten mit einer Störung auf einem mittleren Strukturniveau bessere Prognosen als jene auf einem niederen Strukturniveau haben. Andererseits sind auch hier Leidensdruck und Motivation entscheidend. Innerhalb des Gesamtbereichs der Borderline-Persönlichkeitsorganisation sind die *Extravertierten* Persönlichkeitsstörungen (Histrionisch, Narzisstisch, Zyklotym, Hypomanisch und Borderline im Sinne des DSM-IV) oft leichter zu erreichen als die *Introvertierten* Störungen (Paranoide, Hypochondrische, Schizotypische und Schizoide Persönlichkeitsstörung). Die Persönlichkeitsstörungen am extravertierten Pol zeigen zwar ein höheres Maß an Agieren und selbstverletzendem Verhalten – dies ist aber oft durch eine Manual-geleitete Therapie mit Strukturen und Verträgen gut einzugrenzen, weil diese Patienten gleichzeitig oft eine gute Fähigkeit haben, einen Kontakt als hilfreich zu erleben, sich durch den Therapeuten beruhigen zu lassen und sich in eine therapeutische Beziehung einzulassen. Patienten mit Persönlichkeitsstörungen innerhalb des Borderline-Spektrums auf dem introvertierten Pol wirken zwar zunächst weniger manifest gestört, sind aber durch die therapeutische Beziehung oft weniger erreichbar sowie zurückgezogener und überraschen den Therapeuten deshalb auch öfters durch nicht abzusehende massive Suizidversuche oder Suizide (vgl. Giernalczyk 1999).

Für die gute Prognose spricht neben der Bereitschaft, destruktives Verhalten innerhalb der Therapie aufzugeben, eine Fähigkeit, die man als „Likability" (Stone 1990) beschreiben könnte, d. h. die Fähigkeit des Patienten, Sympathie und Zuwendung von anderen zu erreichen. Für die therapeutische Praxis ist die Bereitschaft des Patienten, sich mit seinen destruktiven Verhaltensweisen konfrontieren zu lassen, von großer Bedeutung. Damit ist die Fähigkeit gemeint, die Beobachtungen und Bemerkungen des Therapeuten aufnehmen und bedenken zu können, auch wenn sie dem eigenen momentanen Selbstempfinden entgegenstehen und durch die notwendige Störung des eigenen narzisstischen Gleichgewichts Affekte wie Angst oder Ärger hervorrufen. Patienten, die über diese basale *Spannungstoleranz* nicht verfügen, Kritik unmittelbar und ausschließlich als bösartigen Angriff auf sich erleben und den eigenen Anteil an Konflikten bzw. aufkommende Gefühle von Schuld als katastrophalen Einbruch in Selbstgefühl und Stabilität erleben, müssen ein solches Gefühl von Schuld oft durch eine massive Projektion von Schuld und Schuldzuweisung abwehren und können therapeutisch oft nur sehr schlecht erreicht werden. Eng mit der *Konfrontationsbereitschaft* verbunden ist die Fähigkeit, sich tatsächlich *emotional berühren* zu lassen und aus dem *Handeln* in einen Zustand des *Nachdenkens* zu kommen. Schließlich sind künstlerische oder sublimatorische Fähigkeiten, also der Einsatz der *Kreativität*, oft ein guter Indikator für einen Therapieerfolg.

Spezielle Formen der Objektbeziehungsgestaltung bei Borderline-Patienten

Bindung durch Besorgnis und die Kontrolle der Objekte

Herr A., ein 26-jähriger Patient mit Borderline-Störung, kommt wegen chronischer Suizidalität, heftigen Auseinandersetzungen mit seiner Partnerin bei gleichzeitiger Unfähigkeit, allein zu sein, sowie massiven depressiven Einbrüchen in Behandlung. Er hat bereits mehrere psychosomatische und psychiatrische stationäre Aufenthalte sowie eine im Streit mit der Analytikerin abgebrochene Psychoanalyse hinter sich, als er sich zu diesem neuen Behandlungsversuch entschließt. In der vorangegangenen Analyse hatte er zunächst eine starke Idealisierung der Analytikerin mit der Phantasie, sich von ihr als Kind adoptieren zu lassen und quasi „einzunisten", entwickelt; dies führte schließlich dazu, dass er die Analytikerin immer stärker kontrollierte und deren Wohnung fast zwanghaft „umkreiste". Nach einer langen Phase einer sehr „gewährenden" Haltung der Analytikerin fühlte sich der Patient durch die – in seinem Erleben – unvermittelt einsetzende Grenzsetzung der Analytikerin massiv zurückgewiesen, entwickelte starke paranoide Phantasien auf der Couch und regredierte massiv. Aufgrund dieser Vorerfahrung entschloss ich mich zu einer zweistündigen analytischen Psychotherapie im Gegenübersitzen (in Kap. 3, S. 52, werde ich näher begründen, warum für schwerer gestörte Borderline-Patienten die Arbeit im Gegenübersitzen bei zwei bis drei Stunden pro Woche einem klassischen Psychoanalyse-Setting vorzuziehen ist).
In den Stunden wechselten Momente eines initial guten Verstehens und meiner Freude an seiner frischen, zuweilen provokativen Art mit Momenten großen Misstrauens des Patienten und meinem Gefühl des Beobachtet- und Kontrolliert-Werdens. Ebenso wechselten rasch Behandlungsphasen, in denen sich der Patient kaum lebensfähig fühlte mit solchen, in denen er zu einer erfolgreicheren Lebensführung und einem höheren Maß von Integration innerhalb der Behandlungsstunde in der Lage war. Bei seiner Arbeit in einer Behörde, die er gerade begonnen hatte, setzte er sich voller Elan und Identifikation für seine Klienten ein, geriet dabei aber immer wieder in Gefahr, „Feldzüge" für deren Wohl gegen seinen Vorgesetzten und Machtkämpfe mit seinen Kollegen zu führen. Dementsprechend erwartete er das Gespräch über seine Probezeit mit der Frage einer Festanstellung mit großer Angst und Sorge.

Nach diesem Probezeitgespräch kommt Herr A. in die Therapiestunde und berichtet erfreut, dass das Gespräch entgegen seiner Erwartung äußerst positiv verlaufen sei. Er schildert die guten Rückmeldungen von Vorgesetztem und Kollegen und deren Ermutigung, sich selbstbewusst zu verhalten. Schließlich konstatiert er, dass er im Moment eigentlich gar keine Probleme habe, beruflich ginge es gut und privat sei er auch zufrieden. Nach einiger Zeit hält er inne, schaut mich prüfend an und meint schließlich, dass irgendetwas heute anders sei, ich ihm anders vorkomme, dass er das Gefühl habe, dass ich nicht so recht bei der Sache sei. Vielleicht würde ich mich ja auch fragen: „Was erzählt der heute wieder. Tut so, als ob es ihm gut ginge, hat wohl keine Probleme!“
Ich deute, dass diese Erwartung, was ich sagen könnte, wohl eigenen inneren kritischen Anteilen entspreche, und der Patient bestätigt, dass er eigentlich immer, wenn er sich besser fühle, solche kritischen Stimmen höre. Er erinnert dazu, dass sich die Eltern im Grunde kaum je über seine Erfolge gefreut, ja überhaupt kaum Notiz von ihm genommen hätten. Einzig und allein, wenn er krank gewesen sei, habe sich die Mutter intensiver um ihn gekümmert. So sei er auch chronisch krank gewesen, habe unter einer Colitis gelitten.
Ich sage dem Patienten, dass er Recht gehabt habe, dass ich in der Tat in einer anderen Stimmung als in den letzten Stunden gewesen sei – aber nicht weniger engagiert und interessiert, sondern weniger besorgt.
Der Patient schaut mich verwundert an, etwas unsicher, und meint dann, ob denn dies nicht automatisch bedeuten würde, dass ich mich weniger für ihn interessiere? Dann kann er deutlich den Zusammenhang dieser Erwartung zu den Erfahrungen insbesondere mit seiner Mutter sehen. Dies entspannt ihn, und es scheint ganz neu für ihn zu sein, dass es auch eine andere Form von Verbundenheit als die Besorgnis des anderen für ihn geben könne. Er lehnt sich zurück, schaut etwas verträumt in eine Lampe, die ein angenehmes Licht ausstrahlt, und meint: „Dies ist eine Stimmung wie Weihnachten.“ Wir beide sitzen schweigend; ich fühle mich wohl, genieße die Atmosphäre. In diesem Schweigen spüre ich eine angenehme, mühelose Verbundenheit mit Herrn A.
Nach etwa 30 Sekunden verdüstert sich plötzlich die Miene von Herrn A., und er meint, dass eigentlich Weihnachten zu Hause nie schön gewesen sei, eher mühsam und voller Streit. Es schließt sich eine ganze Kette von Assoziationen über die familiäre Atmosphäre, die Kühle und Desinteressiertheit dort an. Die Stimmung zwischen uns wird distanzierter.
Ich deute: „Für einen Moment haben Sie eine Verbundenheit mit mir in diesem angenehmen ‚Weihnachtsgefühl‘ erlebt, unangestrengt und nah, etwas, was Sie vielleicht sogar genießen konnten. Aber dann, habe ich den

Eindruck, wurde es Ihnen zu nah, zu unkontrollierbar, zu ungewohnt, und Sie haben Ihre Stimmung rasch verändert, indem Sie sich wieder in die konfliktreiche und kühle ‚Weihnachtsatmosphäre' zu Hause versetzt haben." Der Patient nickt und meint, dass ihm das Genießen dieser Momente verboten erschienen wäre, zu offen, und er in der Vergegenwärtigung der scheußlichen Atmosphäre zu Hause auf eine eigentümliche Art und Weise auch wieder Sicherheit empfunden habe.

Mit diesem Beispiel möchte ich meine *zentrale Hypothese* belegen, dass das grundlegende Problem von Borderline-Patienten darin besteht, *Verbundenheit* mit einem Objekt zu erleben, zuzulassen und zu bewahren. Da diese Verbundenheit auf äußerst quälende Weise als nicht ausreichend oder aber als eindringend und bedrohlich erlebt wird, binden Borderline-Patienten ein Objekt häufig ersatzweise durch den im anderen erzeugten Affekt der *Beunruhigung* bzw. der *Besorgnis*[1]. Die *Beunruhigung* wird in der Gegenübertragung zum Beispiel daran spürbar, dass Therapeuten während der Ferien, Wochenenden und zwischen den Stunden häufig an ihre Patienten und die Gefahr selbstdestruktiver Akte oder Suizidversuche denken müssen. Diese Beunruhigung ist häufig eher diffus, nicht auf eine bestimmte Vorstellung gerichtet und wird vom Therapeuten als eine Angst davor erlebt, was der Patient *machen* und in welche hilflose Lage der Therapeut dadurch geraten könnte. Es ist also auch eine Angst *vor* dem Patienten.

Der Affekt der *Besorgnis* ist demgegenüber weniger drängend, differenzierter und mehr von der Sorge *um* den Patienten bestimmt. In vielen Fällen kann innerhalb von Therapien ein Wechsel vom Affekt der Beunruhigung zu einem solchen der Besorgnis beobachtet werden. Dies entspricht einer Reifung des Patienten innerhalb der therapeutischen Beziehung und beim Therapeuten einem Akt des *Containing* (Bion 1962; Lazar 1993; vgl. auch Kap. 8, S. 133 ff.), innerhalb dessen der Therapeut die massiven Verlassenheits- und Verschmelzungsängste des Patienten in sich aufnehmen, erleben, darüber nachdenken und schließlich modifzieren kann.

Die kommunikative Übermittlung dieser Ängste und die Erregung von Beunruhigung oder Besorgnis selbst ist das Ergebnis einer projektiven Identifizierung, in der die Patienten einen *eigenen* elterlichen Objektaspekt in die Behandler projizieren und diese mit dem damit verbundenen Besorgnisaffekt

---

1 Für den Hinweis auf die wichtige Unterscheidung der beiden Begriffe danke ich Dr. Erhard Künzler.

kontrollieren. Sie können damit die Bindung auch über Trennungszeiten aufrechterhalten, können sich aber selten vorstellen, dass ein Objekt von sich aus und unkontrolliert motiviert sein könnte, in Verbindung mit ihnen zu bleiben. Dies entspricht einer häufigen Erfahrung mit elterlichen Objekten, dass diese irritierbar, innerlich abwesend oder in ihrer Zuwendung höchst sprunghaft waren. Die negative Begleiterscheinung, ständig für Beunruhigung oder Besorgnis sorgen zu müssen und mit dem Objekt durch einen eher quälenden Affekt verbunden zu sein, nehmen viele Borderline-Patienten in Kauf, da die damit verbundene Interaktion vorhersehbar und damit kontrollierbar ist.

Auf diesen *Bindungsmechanismus* kann erst dann verzichtet werden, wenn der Therapeut ausreichend stark als *inneres Objekt* im Patienten etabliert ist und dieses auch in Trennungszeiten vom Patienten aktiviert und erlebt werden kann. Meine Hypothese ist, dass in der Bildung dieser *Objektkonstanz* die innere Repräsentation des Patienten im Therapeuten der Repräsentation des Therapeuten im Patienten *vorausgeht*. Als ersten Schritt für die Bildung der *eigenen* Objektkonstanz brauchen Borderline-Patienten die Erfahrung, dass sie im Therapeuten auch noch während der Trennungszeit präsent sind. Dies kann auch daran erlebt werden, dass Borderline-Patienten häufig nach Ferienunterbrechungen fragen, ob man sich ihrer erinnert, manchmal an sie gedacht oder sie vielleicht doch völlig vergessen habe.

Natürlich ergibt sich hier die Frage, ob Borderline-Patienten wirklich *eigene* basale Besorgnis abspalten und in den Therapeuten projizieren oder ob es sich nicht vielmehr um eine primäre mütterliche Besorgnis des Therapeuten im Umgang mit einer noch unreifen Persönlichkeit handelt. Mir scheint aber, dass auch in Fällen schwerer Traumatisierungen in den Lebensgeschichten von Borderline-Patienten zumindest so viele – reale oder phantasierte – positive Objekterfahrungen gemacht werden konnten, dass die *basale* Fähigkeit zur Sorge und Besorgnis erworben werden konnte. Diese Errungenschaft ist aber immer wieder durch die Aktivierung der paranoid-schizoiden Position gefährdet und muss deshalb vor der eigenen Destruktivität geschützt und an ein externes „sorgendes Objekt" abgegeben werden.

Mit diesem Fallbeispiel möchte ich weiterhin zeigen, dass durch die *Deutung* dieser Dynamik und die *Selbstvergewisserung* des Patienten, dass er selbst beim Therapeuten innerlich repräsentiert ist, zeitweise eine offenere, „zugelassene" und nicht „erzwungene" Form der Verbundenheit möglich wird. Dazu war es notwendig, dass ich dem Patienten selektiv meine *Gegenübertragung* zur Verfügung stellte und ihm damit eine *Klärung* seiner Wahrnehmung und eine Differenzierung zwischen den Affekten und Einstellungen von *weniger interessiert* versus *weniger besorgt* ermöglichte. Dies stellt – meines Erachtens – einen wichtigen Unterschied gegenüber der Behandlung neurotischer Patienten dar: Während dort ein längeres Ausgestalten der Übertragungsphantasie über den Therapeuten sinnvoll und erwünscht ist, brauchen Borderline-Patienten gerade in Momenten der negativen Übertragung eine rasche Klarifizierung, um ihre innere Wirklichkeit mithilfe der interaktionellen Wirklichkeit korrigieren zu können.

Diese bei Borderline-Patienten häufige Verkennung der Affekte und Einstellungen ihres Gegenübers hängt zum einen mit der oben im Abschnitt „Die Borderline-Struktur" beschriebenen *Abwehrorganisation* zusammen, die durch Spaltung und Projektion bzw. projektive Identifizierung gekennzeichnet ist; zum anderen aber liegt diese Verkennung auch in der spezifischen *Familiendynamik* von Borderline-Patienten begründet. In ihren Familien haben Borderline-Patienten oft zu wenig Bestätigung bzw. Korrektur für richtige oder falsche Wahrnehmungen erhalten (vgl. auch Linehan 1996). Dies bezieht sich sowohl auf die Benennung von Affekten und Zuständen des Selbst wie auch der Objekte. So erlebten Borderline-Patienten als Kinder in ihren Familien häufig, dass eigentlich richtige Wahrnehmungen zurückgewiesen wurden („Du bist nicht müde, sondern faul; ich bin nicht ärgerlich, sondern ganz freundlich; ich bin nicht traurig, sondern in Gedanken"). Dadurch wurde es den späteren Borderline-Patienten erschwert, die Richtigkeit oder Verzerrung der eigenen Selbst- bzw. Fremdwahrnehmung an der Wahrnehmung ihrer wichtigen frühen Bezugspersonen zu überprüfen und damit zu bestätigen oder zu korrigieren. Daraus resultiert dann bei den erwachsenen Borderline-Patienten entweder ein übermäßiger Zweifel an den eigenen Wahrnehmungen oder eine unangemessene Überzeugtheit von der Richtigkeit der eigenen Wahrnehmungen – oft wechseln auch beide Selbst-Zustände rasch miteinander ab.

Die durch die klärende und deutende therapeutische Sequenz ermöglichte angenehme Situation des Genießens, des *Verbunden-Seins* und der Entspannung konnte von dem Patienten jedoch nur kurz erlebt werden, da diese Beziehungssituation rasch neue Ängste weckte. Diesmal nicht vor dem *Verlust* des Objektes, sondern vor der *Verschmelzung* mit dem Objekt bzw. dem Eindringen des Objektes in ihn selbst. Da gemeinsames Genießen generell auch ein regressives, entgrenzendes und fusionäres Element hat – wie es z.B. in besonderem Maße für das sexuelle Erleben gilt –, ist eine entsprechende Sicherheit im Gefühl der eigenen Grenzen, der Unabhängigkeit vom Objekt und der Eigenständigkeit des Objekts – also seines Ganzobjekt-Charakters – erforderlich, um einen intimen Kontakt, einen gemeinsamen Genuss und eine zeitweise enge Verbundenheit als angenehm erleben zu können. Da aber gerade diese Voraussetzungen bei Borderline-Patienten fehlen, kann Intimität so rasch massive Ängste vor Verschmelzung hervorrufen. An dieser Stelle provozieren Borderline-Patienten dann häufig eine Missstimmung, einen Vorwurf, einen Streit, um die Beziehung wieder in ein vertrauteres Fahrwasser zu bringen. In unserem Fallbeispiel ist es die Vergegenwärtigung einer unangenehmen Beziehung zur Ursprungsfamilie, die diesen Stimmungswechsel und den vertrauteren Beziehungskontext ermöglicht. Erst ein beständiges Durcharbeiten dieser Dynamik, die sich sowohl auf einer Makro- als auch auf einer Mikroebene zwischen und innerhalb der Stunden ereignet, ermöglicht schließlich eine dauerhaftere Modifikation des oben beschriebenen Grunddilemmas von Borderline-Patienten. Auf den Aspekt der mit der „scheußlichen Atmosphäre" verbundenen „eigentümlichen Sicherheit" möchte ich weiter unten eingehen.

Die Umkehr von Aktiv und Passiv und die Macht der Manipulation

In einer Supervisionssitzung mit dem Team einer therapeutischen Wohngemeinschaft für Jugendliche und junge Erwachsene berichtet eine Therapeutin über die Behandlung einer 18-jährigen Borderline-Patientin mit Bulimie.
Sie äußert, dass sich die Problematik der Patientin zugespitzt habe. Weiterhin lasse sie heimlich ihrer Essstörung freien Lauf, habe neulich mit zwei anderen Mitbewohnern, die mit ihr eine „Gang" innerhalb der Gesamtgemeinschaft bildeten, entgegen dem Verbot eine Flasche Wein geleert und halte sich durchgängig nicht an die vereinbarten Regeln. Insbesondere betreffe dies die Vereinbarung, dass sie nicht ohne Absprache mit den Betreuern neben der Schule Nebenjobs aufnehme. Es sei aber herausgekommen, dass sie mehrmals am Nachmittag und abends eine Stelle als Babysitterin angenommen habe. Die Patientin hatte schließlich versprochen, diese Stelle aufzugeben.
In der letzten Supervisionssitzung war besprochen worden, dass die Patientin nun stärker mit ihren Regelbrüchen konfrontiert werden solle. Dies hatte aber dazu geführt, dass die Therapeutin für die Patientin in die Rolle der Verfolgerin kam und der Patientin immer wieder einen Regelbruch nachweisen musste. Der Konflikt kulminierte, als die Therapeutin durch einen Kontrollanruf bei der Familie, bei der die Bewohnerin als Babysitterin arbeitete, erfuhr, dass die Bewohnerin ihre Tätigkeit dort nicht aufgegeben, sondern nur reduziert habe. Als sie die Bewohnerin damit konfrontierte, dass diese ihr die Unwahrheit gesagt habe, als sie ihr versichert habe, nun mit diesem Job aufzuhören, geht die Bewohnerin zum Gegenangriff über: Sie würde so gerne endlich über ihre Essstörung und über ihre Lebensgeschichte sprechen, könne dies aber nicht mit der Therapeutin, da sie kein Vertrauen mehr zu ihr habe, denn diese begegne ihr ständig nur mit Misstrauen. Sie überlege sich, ob sie nicht besser mit einem anderen therapeutischen Mitar-

beiter über ihre Probleme reden könne. Unter diesen Umständen hätten wohl weitere gemeinsame Gespräche keinen Sinn.
Die sehr engagierte Therapeutin ist deprimiert, fühlt sich abgelehnt sowie schlecht und vermutet, dass dies wohl dem eigenen Erleben der Patientin entspreche. Als sie einige Zeit nach der Patientin das Zimmer verlässt, fällt ihr aber auf, dass diese ganz im Gegensatz zu ihrer eigenen Stimmungslage fröhlich pfeifend durchs Haus streift.
Die Therapeutin empfindet sich ausgegrenzt, befürchtet, vor den anderen Teammitgliedern schlecht dazustehen, spürt aber auch Ärger gegenüber dem Manöver der Patientin. Ein anderes Teammitglied, das die Bewohnerin auf der Ferienfreizeit, die kurz vorher stattfand, erlebt hatte, beschreibt, dass diese immer abends, wenn es zu einem näheren Kontakt unter den Jugendlichen gekommen sei, unter einem Vorwand ihren Schlafplatz in ihrem Zelt aufgesucht habe, also offensichtlich dem nahen und persönlichen Kontakt mit der Gruppe ausgewichen sei.

Für die Patientin dient der Job als Babysitterin dazu, der schwierigen Beziehungssituation in der Gruppe auszuweichen und auf vertraute Beziehungsmuster zurückzugreifen. Gegenüber dem Kind kann sie sich selber mütterlich stark fühlen, mit der Mutter des Kindes kann sie orale Wünsche quasi nebenbei befriedigen. Dem möglichen inneren Konflikt, in den sie mit der Regel der Wohngemeinschaft (kein Job ohne Absprache) gerät, und dem möglichen Über-Ich-Druck angesichts ihres Betrugs entgeht sie dadurch, dass sie interaktionell abwehrt. Aus der *aktiven Rolle* („Ich betrüge und zerstöre dadurch das Vertrauen der Therapeutin“) geht sie in eine *passive Opferrolle* („Die Therapeutin ist misstrauisch und zerstört dadurch *mein* Vertrauen“). Die *Schuld* wird so auf die „verfolgende“ Therapeutin verschoben, während die Patientin sich selber empören und dadurch die Schuldgefühle abwehren kann. Weiterhin wird die Angst, wegen ihres Vergehens mit Liebesentzug bestraft zu werden, ebenfalls projektiv identifikatorisch in die Therapeutin verlagert; auch hier kommt es wieder zu einer Rollenumkehr zwischen aktiver und passiver Position, diesmal allerdings umgekehrt: Die Patientin geht aus der passiven Position („Ich könnte mit Liebesentzug bestraft werden“) in eine aktive Position („Du Therapeutin enttäuschst mich, zerstörst mein Vertrauen; deswegen will ich nicht mehr mit dir weiterarbeiten“). Das Gefühl des Verlassen-Werdens und damit die *Verlassenheitsangst* wird somit an die Therapeutin weitergegeben, die diese auch tatsächlich intensiv empfindet. *Sie* fühlt sich schlecht, deprimiert und hat das Gefühl, versagt zu haben. Der Beleg für den Erfolg dieser interpersonellen Abwehr liegt in der fröhlichen Stimmung, die die Patientin nach dieser Episode zeigt.

Wie kommt es nun, dass diese offensichtliche *Manipulation* erfolgreich ist? Durch den Angriff bringt die Patientin die Therapeutin automatisch in eine *Defensivposition*. Sie ist mehr damit beschäftigt, die Schuldvorwürfe der Patientin zu verarbeiten, als die offensichtliche Ungeheuerlichkeit der Passiv-Aktiv-Verdrehung zu bemerken und darauf mit einem adäquaten Ärger zu reagieren.

Die therapieerfahrene Patientin benutzt weiterhin ein typisches Lockmittel: Sie würde ja so gerne über ein wichtiges therapeutisches Thema (die Essstörung) und signifikante Geheimnisse aus der Lebensgeschichte sprechen, wenn dies die therapeutische Beziehung denn erlauben würde. Damit besticht sie die Therapeutin quasi und versucht, sie dazu zu bringen, auf das Verhandeln der Regelverstöße zu verzichten. Es ist ein *Bündnisangebot*, das in etwa so lautet: „Du und ich, wir übersehen gemeinsam mein Agieren und mein ‚Doppelleben'; dafür können wir auch eine harmonische therapeutische Beziehung mit tiefen und wichtigen Gesprächen haben. Du konfrontierst mich nicht mit meinem unehrlichen Verhalten, dafür gebe ich dir nicht das Gefühl, eine schlechte Therapeutin zu sein und andere Teammitglieder dir vorzuziehen."

Die Manipulation ist u. a. also deswegen wirksam, weil sie auf latente *Konkurrenzgefühle* innerhalb jedes Teams, speziell den unbewussten Wunsch nach Bevorzugung gerade durch narzisstische und Borderline-Patienten zurückgreift. Die Drohung des Abbruchs der therapeutischen Beziehung schließlich rührt an die *Verlassenheitsängste* und die *Ängste vor Liebesverlust*, die – wenngleich in schwächerem Ausmaß – Therapeuten oft mit ihren strukturell Ich-gestörten Patienten gemeinsam haben. Dadurch wird ein fast automatisches defensives Reagieren beim Therapeuten provoziert, das zu Beschwichtigungen und Zudecken der Konfliktspannung führen kann.

Die *Deutung* dieses manipulativen Objektbeziehungsmusters sollte nicht vorwürflich geschehen; primär wäre die Patientin im Rahmen einer *Konfrontation* darauf hinzuweisen, dass sie sich des beschämenden Gefühls, ertappt worden zu sein, und der drohenden Schuldempfindung dadurch zu entledigen versucht, dass sie die Therapeutin in die Rolle derjenigen bringt, die Schuld hat und enttäuscht. Daran könnte sich eine *Deutung* anschließen, das Empfinden von Schuld sei für sie offensichtlich so unerträglich, dass sie dies sofort von sich abweisen müsse, vielleicht um nicht in Gefahr zu geraten, vor sich selbst als *ganz* schlecht und böse dazustehen *und* – in ihrer Phantasie – der „Willkür" des therapeutischen Teams ausgeliefert zu sein.

Die Dynamik von Macht und Ohnmacht und die Angst vor Schuld und Autonomie

In der Supervisionssitzung einer psychiatrischen Psychotherapiestation berichtet die Therapeutin sichtlich angestrengt und belastet über folgende Konfliktsituation, die sich nach einer Therapieunterbrechung zugespitzt habe:
Ihre 21-jährige Patientin mit einer Borderline-Persönlichkeitsstörung bringe sich seit Jahren massive Schnittverletzungen am Arm bei. Sie habe sich vor kurzem zum fünften Mal durch Schnitte am Arm verletzt und sei auf die Aufnahmestation zurückverlegt worden; jetzt stehe die erneute Übernahme an. Von Mal zu Mal seien die Selbstverletzungen schlimmer geworden.
Ab ihrem dritten Lebensjahr sei die Patientin von ihrem Vater sexuell missbraucht worden. Nach der mittleren Reife habe sie eine Ausbildung zur Kinderpflegerin begonnen, sei dort aber gescheitert. Ein anderes Teammitglied ergänzt, dass sie wohl selbst eines der zu pflegenden Kinder sein wollte. Sie habe in der Arbeit keine Grenzen setzen und Autorität ausüben können. Danach hätten sich verschiedene stationäre Aufenthalte in Psychosomatischen und Psychiatrischen Kliniken angeschlossen, seit einem Jahr sei sie in der Behandlung auf der jetzigen Psychotherapiestation.
Nach einer anfänglichen Hochphase mit der engagierten Therapeutin komme es immer wieder zu Krisen und Spannungszuständen, in denen die Patientin sich schneide, um sich selbst zu beruhigen. Auslöser seien oft die begleitenden Familiengespräche, die von der Therapeutin und dem Oberarzt durchgeführt würden. In diesen Familiengesprächen herrsche oft ein enormer Druck. Die Eltern, besonders der Vater, seien sehr vorwurfsvoll, machten der Tochter Vorhaltungen, dass sie noch nichts aus sich gemacht habe, ebenso träfen die Therapeutin auch telephonisch massive Vorwürfe der Eltern, dass sie nicht besser auf die Tochter aufpasse.
Nach dem Urlaub und einer durch Krankheit verlängerten Fehlzeit von insgesamt sechs Wochen kommt die Therapeutin zurück. Die Patientin ist eisig, vorwurfsvoll, fühlt sich verlassen und enttäuscht. Die Therapeutin hat zunehmend den Eindruck, nichts falsch machen zu dürfen, fühlt sich extrem kontrolliert: „Ein falsches Wort, und alles wäre explodiert!" Eine Zeit lang macht sie dies mit, erlebt sich als beschwichtigend und zurückhaltend, fühlt sich immer unwohler, der Druck steigt. Schließlich macht sie sich Luft und sagt der Patientin, dass diese sie erpresse, ihr ja nichts zuzumuten. Die Patientin reagiert wütend, sagt, dass sie dieser Vorwurf fertig mache, rennt aus der Stunde. Einige Zeit später kommt sie mit tiefen Schnitten, blutüberströmt, vor das Zimmer der Therapeutin und beginnt, sich weiter zu schneiden, und schreit dabei: „Das ist es doch, was Sie wollten, dass ich mich hier

zugrunde richte!“ Die Therapeutin und ein hinzugeeilter Pfleger müssen sie massiv vom Impulsdurchbruch abhalten, und die Therapeutin schildert voller Bestürzung, dass sie direkt die blutenden, zerschnittenen Arme der Patientin habe anfassen müssen. In dieser Situation habe sie eine extreme Ohnmacht erlebt.
Andere Teammitglieder bringen ergänzende Berichte: Die Bezugsschwester, die ebenfalls längere Zeit fort war, berichtet, dass sie die Patientin nach diesem Vorfall mehrmals auf der Aufnahmestation besucht habe. Auch sie sei zunächst vom Ärger der Patientin getroffen worden. Diese habe schließlich berichtet, dass sie die Bezugsschwester quasi aus ihrem Gedächtnis gelöscht habe. Sie kenne das von sich, sie habe das immer getan, wenn sie eine Trennung erlebe. Zum Beispiel habe sie zwei sehr gute Freundinnen gehabt, die schließlich weggezogen seien, aber nach wie vor zu ihr Kontakt hätten halten wollen, beispielsweise über Briefe oder sporadische Besuche. Sie habe sich dem aber verweigert, den Kontakt unterbrochen, die beiden „gelöscht“. Zu ihrem eigenen Erstaunen registriere sie nun, dass sie zum ersten Mal wieder Kontakt zu jemandem, diesmal der Bezugsschwester, aufgenommen habe.
Nach einiger Zeit fragt die Bezugsschwester ruhig, aber fest, ob sich die Patientin eigentlich auch Gedanken gemacht habe, was sie in der Station und bei den Mitarbeitern durch ihr Verhalten angerichtet habe? Die Patientin fragt zunächst erstaunt, ob das denn wirklich etwas bewirkt habe, ist dann aber erschrocken und etwas betreten, als ihr die Bezugsschwester schildert, dass sie viel Ärger und Ohnmacht durch ihr Verhalten ausgelöst habe.
Die Supervisionsgruppe wendet sich nach diesem Bericht wieder der Therapeutin zu und fragt, was sie denn besonders belaste. Nach einigem Nachdenken meint sie, dass sie vor allen Dingen unter den ständigen Vorwürfen und Beschuldigungen durch die Eltern der Patientin leide, sich kaum zur Wehr setzen könne. Dazu falle ihr die Episode ein, dass die Krankenkasse vorgeschlagen habe, die Tochter zu berenten. Daraufhin habe sie den Krankenkassenvertreter angerufen und ihn im Beisein der Patientin niedergemacht, „zur Socke“ gemacht. Dies habe sie sehr befriedigt, und trotzdem habe sie ein komisches Gefühl dabei gehabt.

An dieser Stelle gelingt es in der Supervisionsgruppe, mehrere Fäden miteinander zu verknüpfen. Offensichtlich gibt es im Familiensystem nur die Möglichkeit, oben oder unten zu sein, in Kontrolle der Situation oder manipuliert und ausgeliefert, „Despot“ oder „Socke“. In der eingangs geschilderten Begegnung mit der Therapeutin versuchte die Patientin, ihrem Erleben des *Verlassen-Seins* und damit ihrer Phantasie, der Willkür der Therapeutin unterworfen zu sein, dadurch zu begegnen, dass sie selber in die *kontrollierende*

„despotische" *Position* ging; dies erlebte die Therapeutin in ihrer Gegenübertragung als extreme Einengung und Abtötung ihrer Lebendigkeit. Die direkte Konfrontation, dass die Patientin sie „erpresse", wurde von dieser als massiver Vorwurf aufgenommen. Dies führte zum Absturz aus der Despotenposition in die Ohnmachtsposition. Die Patientin war plötzlich mit dem gesamten Schuldgefühl, zerstörerisch zu sein, konfrontiert, musste sich als ganz schlecht erleben und wehrte dieses nicht erträgliche Gefühl ab, indem sie sich zum „anklagenden Opfer" machte und mit dem Gestus „Zeige deine Wunden" als wandelnder Vorwurf vor die Therapeutin trat. Die eigentlich ersehnte „intimere" Begegnung, die vorher verfehlt wurde, fand nun in der Berührung der Wunden durch die Therapeutin statt – ein höchst zwiespältiges Erlebnis.

An dieser Stelle fällt einem Teammitglied ein, dass die Patientin ja durchaus einige Fortschritte gemacht habe, sich zum Beispiel besser gekleidet und geschminkt habe, aber offensichtlich immer, wenn es um Selbstständigkeit gehe, zurückschrecke. Ein anderer wirft ein, dass die Patientin einmal gesagt habe, dass sie unmöglich das wollen könne, was der Vater wolle, in dem Fall also Gesundung und beruflichen Erfolg.

Wenn die Patientin *Eigenständigkeit* bewahren will, darf sie in ihrem System also nicht in die *progressive Position* von Selbstständigkeit und Selbstverantwortung gehen, sondern muss in der *regressiven Position* der Scheiternden und des Opfers bleiben.

Hier wirft ein Teammitglied plötzlich ein, dass es ihm komisch vorkomme, dass bisher während des einjährigen Aufenthaltes in den begleitenden Familiengesprächen das Thema des möglichen sexuellen Missbrauchs noch nie angesprochen worden sei.

Offensichtlich besteht innerhalb des Behandlungsteams die bisher unausgesprochene Phantasie, dass die Konfrontation mit dieser Aussage der Patientin für die Familie unerträglich und unzumutbar wäre und die Therapie dadurch gefährdet sein könnte. Es liegt nahe, dies als Ausdruck einer projektiven Gegenidentifizierung (Grinberg 1979) zu werten, innerhalb derer das Team auf den starken Druck der Familie reagiert, eine mögliche schlimme Schuld nur ja nicht anzusprechen. Da diese Schuld innerhalb der Familie nicht erlebt und verarbeitet werden kann, wird sie im Familiensystem und dem umgebenden Stationssystem im Sinne einer interaktionellen Abwehr „herumgereicht", wobei sich der gerade Beschuldigte durch eine rasche Gegenanklage davon freizumachen sucht. Die regressive Verweigerung von Entwicklung und das Festhalten an der Opferrolle (innerhalb der Familie, der Partnerschaft, der Klinik, der Berufswelt, ja des gesamten gesellschaftlichen Umfeldes) dient für die

Patientin deshalb auch der Vermeidung einer progressiven Position, bei deren Einnahme sie durch autonome und selbstverantwortliche Handlungen möglicherweise selber schuldig werden könnte. In ihrer Phantasie könnte dies beispielsweise bedeuten, durch eine offene Auseinandersetzung über den sexuellen Missbrauch innerhalb der Familie ein Tabu zu verletzen, den Vater zu schädigen und den Zusammenhalt der Familie zu bedrohen.

Dieses Fallbeispiel verdeutlicht eine weitere *Hypothese*, die zum besseren Verständnis der inneren Welt und der Beziehungsgestaltung von Borderline-Patienten beitragen könnte: Ich habe den Eindruck, dass Borderline-Patienten häufig die Befürchtung haben, nichts *bewirken* zu können, und dass sie deshalb in Beziehungssituationen so häufig versuchen, die Position des *Mächtigen* zu erringen. Dies entspricht im Bereich der *inneren Welt* dem Versuch, sich durch *Omnipotenz* (vgl. Rosenfeld 1981) stark und unabhängig zu fühlen. Ohnmacht bedeutet demgegenüber die Furcht erregende Gefahr, verlassen und verletzt zu werden, und kann deshalb leicht als drohende *Vernichtung* erlebt werden. *Omnipotenz* und *Machtposition* schützen andererseits auch – wie oben ausgeführt – vor dem immerfort drohenden Gefühl, in Wirklichkeit nichtswürdig, ganz *schlecht*, ja sogar *böse* zu sein. Diese rasch aktivierbaren primitiven Über-Ich-Vorläufer und destruktiven Selbstaspekte werden vor allen Dingen durch ein Gefühl von *Schuld* hervorgerufen, das deswegen weniger als Bestürzung und Bedauern über das Schädigen anderer denn als drohende Vernichtung des eigenen Selbst erlebt wird.

Dieses Beispiel zeigt weiterhin, wie Therapeuten durch ihre *eigene* Neigung zu Schuldgefühlen (in diesem Fall z. B. angesichts des massiven Drucks der Eltern und der langen „Fehlzeit“) in diese Beziehungsdynamik leicht einbezogen werden können und dann in Gefahr sind, die zu einer Reflexion und Neuorientierung notwendige *Distanz* zu verlieren. Aber auch die *Vermeidung* des *Mitagierens* um jeden Preis wäre wenig hilfreich, da dies eine *zu* distanzierte Haltung zum Patienten und einen Verzicht auf die kommunikative Funktion der Inszenierungen des Patienten und ihrer Dechiffrierung durch die Wahrnehmung der Gegenübertragung bedeutete. Angesichts dieser Situation sind eine offene und reflexionsbereite Teamarbeit und eine Beratung durch Supervision unerlässlich (vgl. auch Kap. 7, S. 163 ff.). Die Chance der *Teamarbeit* liegt u. a. darin, dass der Patient *gleichzeitig* unterschiedliche Objektbeziehungen eingeht und es damit auch in Zeiten von Krisen möglich ist, wenigstens *eine* gute Beziehung zu erhalten. Hier handelt es sich dann um eine *Spaltung* im Dienste der Aufrechterhaltung einer guten Beziehung (vgl. auch Kap. 8, S. 132 ff.). So konnte die Bezugsschwester die Patientin im Gespräch durchaus erfolgreich mit ihrem Verhalten konfrontieren. Voraussetzung dafür war, dass dieses Gespräch in einer positiven Grundstimmung und einer gewissen affektiven Distanz zum Geschehen vonstatten ging. Außerdem konnte die Bezugsschwester die innere Verbindung zur Patientin aufrechterhalten, da sie nicht die

Konfrontation der „Erpressung“ als Befreiungsversuch aus den Nöten der eigenen Gegenübertragung verwenden musste.

Die Aufgabe der *Supervision* war es nun, dem Team dabei zu helfen, diese komplexe Dynamik und die eigenen damit verbundenen Rollen zu verstehen und es durch diesen Akt der *stellvertretenden Integration* der Patientin zu ermöglichen, die Spaltung selber aufzugeben. Analytische Team-Supervision als eine wichtige Form der angewandten Psychoanalyse hat also eine *triangulierende Funktion* und kann dadurch entscheidend dazu beitragen, die eigene Verwicklung zu erkennen und einen beobachtenden Außenstandpunkt einzunehmen (vgl. auch Kap. 9, S. 161 ff.).

Die Polarität von Stärke und Verletzlichkeit und die Einladung zum Kampf

Der schon in der ersten Vignette erwähnte Patient Herr A. berichtet etwa einen Monat nach der anfangs referierten Stunde aus einer Teamsitzung an seiner Arbeitsstelle. Er wirkt äußerst aufgebracht und lässt keinen Zweifel daran, dass er allen Grund zur Empörung habe. Im Verlauf der kontroversen Teamsitzung hätten sich mehrere aus der Abteilung und schließlich auch der Vorgesetzte gegen ihn gerichtet, hätten ihm Vehemenz und Dominanz vorgeworfen und schließlich „eindeutig ihre Grenzen überschritten“.
So habe der Vorgesetzte ihn dafür kritisiert, dass er sich übertrieben und unter Missachtung der Verantwortungsbereiche seiner Kollegen um seine Klienten kümmere, statt sich an die Vorgaben der Behörde zu halten. Es wird auch deutlich, dass sich der Patient durch die Bemerkung eines Kollegen, er würde immer so „gescheit daherreden”, entwertet fühlte, dies aber nicht mitteilen konnte, sondern direkt zurückschoss. Dadurch kam eine Eskalation in Gang, die schließlich auch den Vorgesetzten dazu veranlasste, den Patienten brüsk zurechtzuweisen.
Durch die Vehemenz von Herrn A. fühle ich mich selbst eingeschüchtert und habe wohl eine ähnliche Gegenübertragung wie die Therapeutin im vorherigen Fallbeispiel: „Ein falsches Wort, und alles könnte explodieren!“ Gleichzeitig empfinde ich den Patienten als selbstgerecht und habe den Eindruck, dass er in Identifikation mit einem omnipotenten Teil seiner Persönlichkeit seinen eigenen Beitrag zu der Eskalation in der Abteilungssitzung nicht sehen kann. In dieser Situation lähmt mich aber meine eigene Ängstlichkeit in der Gegenübertragung, eine entsprechende Übertragungsdeutung zu formulieren, die in etwa so hätte lauten können: „Jetzt ist es gerade wichtig, dass ich auf keinen Fall an Ihrer Sicht des Konfliktes zweifle, da ich sonst automatisch auch zu einem der Verfolger werden würde!“ Statt-

dessen wähle ich einen „Kompromiss“ aus meinem Impuls, der Omnipotenz des Patienten entgegenzutreten, und meiner Ängstlichkeit, seine Vernichtungswut auf mich zu ziehen. Im Sinne einer stützenden Intervention gebe ich ihm zu bedenken, ob es nicht auch die Alternative gegeben hätte, dem Kollegen zu vermitteln, dass er sich entwertet gefühlt habe, statt direkt zurückzuschießen. Darauf antwortet Herr A. vehement, dass dies doch lächerlich sei; es sei schließlich Aufgabe des Vorgesetzten, darauf zu achten, dass Konflikte nicht eskalieren.
Jetzt passiert in der Stunde offensichtlich das, was auch in der berichteten Besprechung stattfand: Ich fühle mich in meinem Einwand von dem Patienten weggewischt, erlebe ihn als triumphierend, stark und habe den Eindruck, nun selbst sehr massiv werden zu müssen, um weiter durchzudringen. An dieser Stelle könnte das Gespräch leicht polarisieren und eskalieren: Ich wäre in Gefahr, Herrn A. zu massiv und unvermittelt mit seiner eigenen destruktiven Aggressivität und der mangelnden Einfühlung in die anderen Teammitglieder zu konfrontieren, während Herr A. sich immer mehr in seiner Haltung verschanzen würde, sich ja ganz „zu Recht“ gegen An- und Übergriffe gewehrt zu haben.
Indem ich mich für einen Moment innerlich aus der heftigen Interaktion zurückziehe und versuche, „mit mir selbst ins Gespräch zu kommen“, gelingt es mir, etwas Abstand zum Geschehen zu erlangen, und mir fällt auf, wie sich die Teamdynamik in der Übertragung wiederholt. Ich deute Herrn A., ich hätte den Eindruck, dass sich nun auch zwischen uns das ereignen würde, was er eben aus der Abteilungsbesprechung berichtet habe, dass auch wir ganz leicht in einen Kampf geraten könnten. Mir falle weiterhin auf, dass dabei die Rollen zwischen uns rasch wechselten – mal sei er der Starke, „Verfolgende“, und ich käme in die Position, mich vor seiner Vehemenz schützen zu müssen, dann wiederum fühle er sich von mir massiv angegriffen und verfolgt und habe den Eindruck, sich gerade noch „seiner Haut wehren zu können“. Eine Verständigung in dieser Situation sei dann kaum mehr möglich. Jetzt kann der Patient selber innehalten, die Kampfstimmung verändert sich, und er schaut – ganz im Gegensatz zu seiner vorherigen Stimmung – besorgt und fragt mich, ob er mich jetzt etwa belastet und gekränkt habe.

Mit dieser Fallvignette möchte ich ein weiteres, für Borderline-Patienten typisches Muster der Objektbeziehungsgestaltung illustrieren: Zunächst befindet sich der Patient in der Situation von Kritik in seiner starken, triumphierenden Seite der Persönlichkeit und lädt andere zum „Kampf“ ein, da er in dieser Situation zur Polarisierung von Positionen neigt. Irgendwann, wenn andere ein Zeichen von Verletztheit geben, kippt diese Position innerlich, der

Patient fühlt sich schuldig und schlecht, wird nun seinerseits verletzbar und empfindlich. Nach außen wird das aber nicht sichtbar; die Mitkämpfer dringen nach wie vor in ihn ein, er selbst fühlt sich schutzlos, sodass es entweder mit großer innerer Anstrengung zu einer weiteren Eskalation kommt (d. h., der Patient beginnt, „um sich zu schlagen"), oder aber er knickt depressiv ein, weint und kann sich gegen Verletzung nicht wehren. Am Beginn einer solchen Eskalation steht oft eine kommunikative Verfehlung: In der Abteilungsbesprechung fühlt sich der Patient in seinem kritischen Engagement für das Team nicht gewürdigt, kann dabei aber nicht die aversive Wirkung seiner Schärfe und Vehemenz auf die anderen sehen; in der Stunde mit mir fühlt er sich in seiner „berechtigten Wut" nicht verstanden. Mein vorschnelles Argumentieren aus der „depressiven Position" (sich auch in andere einfühlen, sehen, was man bei ihnen ausrichtet) führt bei dem Patienten zu einer verstärkten Identifikation mit der „paranoid-schizoiden Position" (sich zu Recht empören und verfolgt fühlen).

Die unintegrierten polarisierten Seiten der Persönlichkeit von Borderline-Patienten bzw. die entsprechenden Interaktionsstile können also eine interaktive Eskalation bewirken. Dabei kommt es zu einem raschen Wechsel von Momenten der Stärke und Momenten der Verletzlichkeit. Meine Hypothese ist, dass viele Borderline-Patienten Vehemenz, Aggression und die Fähigkeit zur Polarisierung wie einen manischen Mechanismus oder ein Suchtmittel benutzen. Herr A. beschrieb diesen Zustand einmal wie „das Reiten auf einer großen Woge. Ich fühle mich ganz oben, ganz mächtig und dabei irgendwie auch ruhig und getragen." Dieser manische Mechanismus erlaubt also das Gefühl einer illusionären Unabhängigkeit und Omnipotenz für die Dauer des eigenen Affektsturms gegenüber den quälenden Gefühlen von Abhängigkeit, Angewiesen-Sein und Verletzlichkeit. Vermutlich wird dieser psychologische Vorgang endokrinologisch begleitet durch die Ausschüttung entsprechender, die Kampfbereitschaft fördernder Botenstoffe, sodass auch dadurch ein Wohl- und Sicherheitsgefühl ausgelöst wird. Somit wird verständlich, warum Borderline-Patienten auf diese berauschende und zugleich beruhigende Omnipotenz der „paranoid-schizoiden Position" nur schwer verzichten können. Ein Schritt zur Integration, bei der sie gleichzeitig ihr eigenes Selbst, andere und die verschiedenen inneren Persönlichkeitsanteile berücksichtigen, führt in der Tat zu einer „Ernüchterung" mit Gefühlen von Abhängigkeit und Verletzlichkeit.

Veränderung als Bedrohung und die Angst vor Bindungs- und Identitätsverlust

Angesichts des offensichtlichen Leidens von Borderline-Patienten, wie es auch in den obigen Fallbeispielen deutlich wird, gerät man leicht in die Position, die Heilung des Patienten *zu* dringlich zu wünschen und dabei zu übersehen, dass schwer gestörte Patienten oft eine extreme *Angst vor Veränderung* haben. Veränderung ist ja nicht nur etwas Ersehntes, ein Mehr an Freiraum und Verhaltensmöglichkeiten, sondern wird von diesen Patienten unbewusst auch als *Gefährdung* ihres *psychischen Gleichgewichtes* erlebt. Die interpersonelle Spaltung und Projektion sollen dann das Gleichgewicht wiederherstellen. Dies wird besonders dann spürbar, wenn der Patient seine *Veränderungswünsche* projektiv identifikatorisch an den Analytiker *delegiert*. Joseph (1975/1989) hat beschrieben, wie diese Patienten ihren aktiven, interessierten und besorgten Teil des Selbst in den Therapeuten projizieren, der diesen dann ausdrücken soll: Er soll den Druck spüren, die Notwendigkeit, aktiv zu sein, und den Wunsch, etwas zu erreichen. Als Resultat entsteht eine *Kollusion*: Der Patient befindet sich dauerhaft in der *regressiven* und der Analytiker in der progressiven Position (Willi 1975).

Ein *aktiver Veränderungswunsch* wird von diesen Patienten auch deshalb vermieden, weil er in ihrer Phantasie die *Verbindung* zu wichtigen inneren und äußeren Objekten bedrohlich gefährden würde. Veränderung würde bedeuten, sich als von anderen *getrennt* und eigenständig wahrzunehmen, und damit das für diese Patienten oft quälende Gefühl provozieren, auf andere *angewiesen* zu sein, da man sich ja nicht mehr automatisch als mit ihnen symbiotisch verbunden phantasieren kann. Der *Widerstand* gegen Veränderung kann so auch als die Schwierigkeit verstanden werden, pathologische Bindungen an innere Objekte aufzugeben. Ogden (1986a) hebt in seiner luziden Diskussion dieser Frage hervor, dass Fairbairn (1944, 1958) der erste war, der Widerstand in diesem Sinne verstanden und besonderen Nachdruck auf die *Bindung* an das *schlechte innere Objekt* gelegt hat. Der Wiederholungszwang und der Widerstand entsprechen so der unbewussten Überzeugung, dass ein schlechtes Objekt immer noch besser ist als gar kein Objekt. Der Patient nutzt so verzweifelt jede Verbindung zu einem äußeren oder inneren Objekt – auch zu solchen, die als schlecht erlebt werden –, um nicht in Zustände von *Vernichtungsangst* zu geraten. Die enge Verbindung zu diesem Objekt wird weiterhin durch den dringlichen Wunsch und die Überzeugung unterstützt, man selbst könne das schlechte Objekt so verändern, dass es zu einem guten wird. Als externalisierten Lösungsversuch kann man dies oft an hochpathologischen Partnerbindungen beobachten, bei denen gerade die für einen Außenstehenden illusionär erscheinende Hoffnung, den Partner ändern zu können, zur Stabilität der Beziehung beiträgt. Diese starke Fixierung auf die *Veränderung des*

Partners kann weiterhin natürlich auch als Abwehr eigener Veränderung genutzt werden: „Erziehungsversuche", beständig nörgelnde Kritik und Unzufriedenheit am Partner („Ich kann nicht, weil du ...!") können so der Vermeidung eigener Entwicklungsschritte und der damit verbundenen Risiken dienen.

Riviere (1936) und Rey (1988) haben gezeigt, wie Patienten, die Therapie manifest für sich selbst wünschen, oft unbewusst ihre inneren (elterlichen) Objekte in Therapie bringen. Der unbewusste Wunsch, diese beschädigten *inneren Objekte zu heilen*, weil z. B. die Sehnsüchte nach einer guten Mutter so stark oder Schuldgefühle, ihr geschadet zu haben, so groß sind, kann den therapeutischen Prozess blockieren. Eigene Wünsche, Abgrenzungsbedürfnisse und Wachstumsimpulse können dann schuldhaft als egoistisch erlebt werden. Wird diese Dynamik der Verpflichtung und Opferung nicht aufgedeckt, kann der therapeutische Prozess massiv blockiert werden.

Oft wird schließlich eine Veränderung befürchtet, weil sie als *Identitätsverlust* erlebt wird. Viele Borderline-Patienten nehmen an, innerlich „ganz schlecht" und unzumutbar zu sein. Eine Patientin drückte dies einmal so aus, dass sie glaube, innerlich einen „schwarzen verfaulten Kern" zu haben. Konstruktives Verhalten wird demgegenüber – auch wenn es aus therapeutischer Sicht als authentisch erscheint – häufig als *Anpassung* und nur äußere Schicht erlebt. Empfinden sich diese Patienten im Kontakt als „böse" und werden sie von anderen als destruktiv wahrgenommen, so kann dies wie eine Bestätigung für die eigene Selbstsicht und damit als beruhigend erlebt werden.

Eine Patientin beschrieb dies folgendermaßen: „Wenn mich ein Mann schlecht behandelt und sagt, dass ich nichts tauge und zutiefst schlecht bin, tut mir das zwar weh, ich fühle mich aber auch irgendwie zuinnerst erkannt. Es ist so, als ob ich so froh wäre, dass sich jemand von meinem Äußeren nicht täuschen lässt und mich wirklich so sieht, wie ich bin, dass ich mir von so jemandem dann fast alles bieten lasse."

So, wie sich diese Patientin auf eine quasi „perverse Weise" durch die destruktive und entwertende Sicht des Partners in ihrem Selbstgefühl bestätigt und stabilisiert erlebt und deswegen daran festhalten muss, können sich Patienten durch eine vom Therapeuten forciert vorgebrachte benignere Sicht ihres Selbst bedroht fühlen:

Eine Patientin, die wegen Ängsten, Depressivität und Alkoholabusus um Therapie nachsuchte, schilderte ihre Ängste vor einer Veränderung folgendermaßen: Obwohl es schlimm sei, ein Leben zu führen, in dem sie nur dahinvegetiere, kaum etwas unternehme, nur für ihre Arbeit lebe und keine

Kontakte mehr habe, sich machtlos, ausgeliefert und ungeschützt fühle, so sei ihr bei allem Leiden an diesen Zuständen auch etwas Vertrautes, das ihr Sicherheit und das Gefühl, ich zu sein, vermittle. Das Schlecht-Gehen sei ihr schon immer bekannt gewesen. Nach einer Veränderung befürchte sie, dass sie sich selber fremd werden könne. Die auffällige *Passivität* der Patientin in der Stunde diente so der Versicherung, dass der Therapeut die Patientin nicht „verändern" kann, was für die Patientin gleichbedeutend mit „Manipuliert-Werden" war. Nur so konnte sie der Gefahr entgehen, „wie der Therapeut zu werden" und sich ihm im Sinne eines falschen Selbst *anzupassen*.

Eine Veränderung wird also in der Phantasie dieser Patientin als *Identitätsverlust* und Verlust an Sicherheit erlebt. Selbst eine Identität als Scheiternde und Wertlose sowie die Vertrautheit unangenehmer Affekte scheinen dabei immer noch erträglicher zu sein als das Risiko, sich selbst nicht mehr spüren zu können bzw. sich fremd zu werden.

Die Auflösung dieses Widerstandes erweist sich als schwierig und kann – meines Erachtens – am ehesten dann gelingen, wenn das tief greifende Dilemma von Borderline-Patienten immer wieder interpretiert wird: auch an schlechten inneren oder äußeren Bindungen und einem entsprechenden Identitätsgefühl für ihr psychisches Überleben festhalten zu müssen und *gleichzeitig* darunter zu leiden. Es ist ein wichtiger Durchbruch – oft in den späteren Phasen einer Analyse oder psychoanalytischen Psychotherapie – wenn Patienten über diesen „schwarzen verfaulten Kern" gegenüber dem Therapeuten *sprechen* können, ohne von der Angst bestimmt zu sein, deswegen sofort verachtet und verlassen zu werden. Was vorher projektiv identifikatorisch agiert werden musste, kann jetzt im therapeutischen Dialog bedacht und ausgedrückt werden. Dies bedeutet für viele schwer gestörte Patienten eine neue und existenzielle Erfahrung: dass quälende Vorstellungen, Gedanken oder Ängste zur Wahrung des psychischen Gleichgewichts nicht notwendig abgespalten und ausgestoßen werden müssen, sondern dass es tatsächlich eine Verarbeitung innerhalb einer Beziehung gibt, die fruchtbares Denken ermöglicht. Die Beschreibung, das Ausdrücken in Worten, das Verknüpfen von Assoziationen und die Antwort durch die Einfälle des Therapeuten gestalten dabei einen *Symbolisierungsprozess*, wie er ähnlich z.B. auch in der Kunsttherapie zu beobachten ist. Das Verbalisieren schafft also sowohl *innere Verbindungen* im Denken und Fühlen des Patienten und damit ein Gefühl der Bemächtigung als auch eine Verbindung zum inneren und äußeren Objekt des Therapeuten im gemeinsamen fruchtbaren Nachdenken und Sprechen.

Wenn auf diese Weise die Gefühle der inneren Wertlosigkeit und Schlechtigkeit innerhalb der therapeutischen Beziehung einen Platz bekommen, kann auch der Teil des Patienten stärker werden, der sich entwickeln will und durch die haltende und interpretierende Beziehung zum Therapeuten bessere innere Objekte aufbauen möchte.

Dieser Widerstand gegen Veränderung bezieht seine Kraft somit aus dem Gefühl einer *existenziellen Bedrohung* durch den Verlust der *Bindung* an ein wichtiges inneres Objekt oder den Verlust des eigenen basalen *Identitätsgefühls*. Natürlich spielen auch andere Widerstandsformen eine Rolle, die von den oben beschriebenen nicht immer leicht zu unterscheiden sind, die Behandlung oft ebenfalls erschweren, aber nicht ganz so tief greifende Ängste zur Ursache haben. Insbesondere handelt es sich dabei um einen Widerstand gegen Veränderung, der aus der *negativ-therapeutischen Reaktion* oder einer *masochistischen* Problematik zu erklären ist.

Im Fall der *negativ-therapeutischen Reaktion* ist es vor allen Dingen der unbewusste *Neid* (vgl. Kap. 2) des Patienten auf die Kapazität des Therapeuten, ihm helfen zu können. Das Ausbleiben therapeutischer Fortschritte außerhalb der Analyse, eventuell begleitet von Vorwürfen des Patienten, bei eigentlich guten Fortschritten innerhalb der Therapie, und damit die negativ-therapeutische Reaktion treten besonders dann auf, wenn der Patient seine *Abhängigkeit* von dem guten Objekt wahrnimmt und – an der Schwelle zur depressiven Position – dessen unabhängige Existenz, seine guten und schlechten Eigenschaften und seine Beziehungen auch zu *anderen* Objekten akzeptieren muss. Gerade dann also, wenn ein Schritt der Integration ansteht und die *Getrenntheit* vom Objekt wahrgenommen wird, kann Neid besonders stark erlebt werden. Insbesondere narzisstische Patienten auf Borderline-Niveau neigen zu dieser starken Form von Neid – ein Neid darauf, dass der Therapeut tatsächlich Grund hat, stolz zu sein, einem schwierigen Patienten helfen zu können; da v.a. narzisstische Patienten dazu neigen, sich Erkenntnisse und Ideen anderer anzueignen, drückt sich dieser Neid im Rahmen einer Projektion eigener Persönlichkeitszüge häufig als die Vorstellung aus, der Therapeut könnte sich seinerseits die Fortschritte seines Patienten aneignen, sie als eigene ausgeben und sich selbstsüchtig damit „schmücken".

Im Gegensatz dazu spielt bei Borderline-Patienten der Widerstand gegenüber Veränderung aus unbewusst *masochistischen* Motiven eine geringere Rolle. Dies scheint mir eher ein für *neurotische* Störungen typischer Widerstand zu sein, der sich u.a. durch die innere Überzeugung entwickelt, dass einem ein Fortschritt nicht zusteht, bzw. der mit der unbewussten *Befriedigung* zusammenhängt, die aus der Fortdauer von z.B. quälenden Beziehungen oder mangelndem beruflichen Erfolg gezogen werden kann. Auch scheint mir die für Borderline-Patienten typische Fixierung an die *Opferrolle* weniger ein Ausdruck unbewussten Masochismus zu sein, sondern eher – wie oben beschrieben – der Vermeidung von Autonomie, Verantwortung und der Empfindung von Schuld zu dienen.

Zusammenfassung

- Das grundlegende Dilemma von Borderline-Patienten besteht darin, dass sie weder kontinuierlich in Beziehungen sein noch ohne sie leben können. Borderline-Patienten brauchen ihre Objekte in besonderer Weise als Träger externalisierter Selbst- und Objektanteile. Daraus folgt die Intensität der projektiv-identifikatorischen und introjektiven unbewussten Beziehung zu diesen Objekten. Spezifisch ist, dass Patienten auf Borderline-Niveau keine Beziehung zu einem Objekt tolerieren können, das sie als wirklich eigenständig und *getrennt* empfinden würden. Erst die Erfahrung der eigenen Vollständigkeit (durch die Zurücknahme der vielfältigen Projektionen) und der Anerkennung der Getrenntheit von anderen Objekten erlaubt aber die Erfahrung einer wirklichen Verbundenheit und damit ein Zurücktreten der massiven Ängste vor Verlassen-Sein und Überwältigung.
- Entsprechend lautet meine zentrale Hypothese, dass Borderline-Patienten eine grundsätzliche Schwierigkeit damit haben, *Verbundenheit* mit einem Objekt zu erleben, zuzulassen und zu bewahren. Da diese Verbundenheit auf äußerst quälende Weise als nicht ausreichend oder aber als eindringend und bedrohlich erlebt wird, binden Borderline-Patienten ein Objekt häufig ersatzweise durch den im anderen erzeugten Affekt der Beunruhigung bzw. der Besorgnis.
- Borderline-Patienten werden oft als Meister der *Manipulation* empfunden und können vor allen Dingen jüngere und wenig erfahrene Therapeuten in starke Bedrängnis bringen, sodass es Therapeuten schwer fällt, ihren eigenen Standpunkt in einer nicht rigiden Weise zu bewahren. Die Manipulation ist u. a. deswegen so wirksam, weil sie auf latente *Selbstwertdefizite* bei einzelnen Therapeuten und *Konkurrenzgefühle* innerhalb von Behandlungsteams zurückgreifen kann. In einer Umkehrung von passiver zu aktiver Position lösen Borderline-Patienten bei ihren Behandlern häufig Befürchtungen vor Abbruch der therapeutischen Beziehung aus. Dies rührt an die Verlassenheitsängste und die Ängste vor Liebesverlust, die – wenngleich in schwächerem Ausmaß – Therapeuten oft mit ihren strukturell Ich-gestörten Patienten gemeinsam haben. Dadurch wird beim Therapeuten ein fast automatisches defensives Reagieren provoziert, das zu therapeutisch schädlichem Beschwichtigen und Zudecken der Konfliktspannung führen kann.
- Die häufig beschriebenen *Machtkämpfe* zwischen Therapeuten und Borderline-Patienten, in denen es zu einer starken Aufspaltung von Macht- und Ohnmachtpositionen kommt, leiten sich meines Erachtens auch davon ab, dass Borderline-Patienten häufig die Befürchtung haben, nichts *bewirken* zu können, sodass sie folgerichtig in Beziehungssituationen häufig

versuchen, die Position des Mächtigen zu erringen. Dies entspricht im Bereich der inneren Welt dem Versuch, sich durch *Omnipotenz* (vgl. Rosenfeld 1981) stark und unabhängig zu fühlen. Ohnmacht bedeutet demgegenüber die Furcht erregende Gefahr, verlassen und verletzt zu werden, und kann deshalb leicht als drohende Vernichtung erlebt werden. Omnipotenz und Machtposition schützen andererseits auch vor dem immerfort drohenden Gefühl, eigentlich ganz schlecht, ja sogar böse zu sein.

- Die unintegrierten polarisierten Seiten der Persönlichkeit von Borderline-Patienten bzw. die entsprechenden Interaktionsstile können eine *interaktive Eskalation* bewirken. Dabei kommt es zu einem raschen Wechsel von Momenten der Stärke und Momenten der Verletzlichkeit. Die Vehemenz, Aggression und Fähigkeit zur Polarisierung werden dabei von vielen Borderline-Patienten wie ein *manischer Mechanismus*, fast wie ein Suchtmittel benutzt.
- Borderline-Patienten weisen oft eine massive unbewusste *Angst vor Veränderung* auf. Neben der Angst vor dem Gewahr-Werden des Getrennt-Seins von Objekten, die mit einer Veränderung symbiotischer Phantasien verbunden ist, ist dies oft die Angst vor dem Verlust der Bindung an ein negatives, aber wichtiges inneres Objekt, dessen Verblassen als existenzielle Bedrohung wahrgenommen wird („Besser ein schlechtes als gar kein Objekt“!). Darum bedroht diese Veränderung auch das eigene basale Identitätsgefühl, das oft mit dem Gefühl der inneren Wertlosigkeit und Schlechtigkeit unauflösbar verbunden zu sein scheint, eben einer Bindung überhaupt „nicht wert“ zu sein.

2 Neid, Narzissmus und Kampf gegen Abhängigkeit

Einführung

Speziell Patienten mit starken narzisstischen Zügen oder einer Narzisstischen Persönlichkeitsstörung zeigen eine besondere Komplikation im therapeutischen Behandlungsverlauf: Gerade in Phasen, in denen sie den Therapeuten als hilfreiches Objekt erleben können, das substanziell zu therapeutischem Fortschritt und einer Veränderung beitragen kann, wird gleichzeitig heftiger Neid stimuliert, auf ein solches Objekt angewiesen zu sein und die als hilfreich erlebten Eigenschaften nicht selbst zu besitzen. Angesichts einer solchen therapeutischen Falle ist es von Nutzen, sich intensiver mit dem Konzept von Neid und entsprechenden therapeutischen Konsequenzen zu befassen.

Ausgehend von M. Kleins klassischer und für dieses Thema grundlegenden Arbeit „Neid und Dankbarkeit“ (1957) kann Neid folgendermaßen definiert werden: „Neid ist ein ärgerliches Gefühl, dass eine andere Person etwas besitzt und genießt, was in den Augen des Neiders ersehnt wird. Der neidische Impuls ist es, diesen Besitz wegzunehmen, an sich zu bringen oder zu verderben. Darüber hinaus beschreibt Neid – im Gegensatz zur *Eifersucht* – eine Zweierbeziehung“ (Klein 1957, S. 183). Wichtig ist dabei das Element der *Gier*: Der Drang, etwas unbedingt haben zu wollen und es sich anzueignen zu müssen. Es geht dabei weniger um den beneideten Besitz eines bestimmten Attributes an sich (etwas, was z. B. schön, reich, berühmt oder mächtig macht), sondern um das dem Beneideten unterstellte erhöhte *Selbstwertgefühl*, das „Hochgefühl“, das aus der Sicht des Neiders durch die Erfahrung mit dem beneideten Attribut entsteht. Meltzer (1978) fasst die Fortentwicklung der Theorie M. Kleins durch W.R. Bion folgendermaßen zusammen: Neid entsteht weder durch den Container (also das Objekt, den Beneideten) noch durch das Contained (das

Attribut des Beneideten), sondern nur durch ihre erfolgreiche Verbindung, ihr Zusammenwirken (S. 109). Beneidet wird also die *Beziehung* zwischen dem Beneideten und seinem Objekt (Lazar, persönliche Mitteilung).

Damit beneidet der Neider auch die Möglichkeit, mit einem Attribut zufrieden zu sein, sich daran zu freuen, und die Fähigkeit, etwas mit Bedeutung und Intensität zu besetzen.

Während in der bislang zitierten kleinianischen Tradition Neid vor allen Dingen in seinen destruktiven und pathologischen Formen und Konsequenzen gesehen wird, betonen Ich- und Selbst-psychologische Autoren (z.B. Joffe 1969; Lichtenberg 1983) die *entwicklungsnotwendige* Seite von Neid. So kann Neid Wünsche mobilisieren, eine bewunderte Eigenschaft oder ein solches Attribut selbst zu haben und somit ein mächtiger Entwicklungsmotivator werden. Generell könne Neid als *eine* der Reaktionen auf den seelischen Schmerz verstanden werden, der durch die Wahrnehmung der Diskrepanz zwischen Real-Selbst und Ideal-Selbst auftritt (Joffe 1969, S. 543). Neid kann so – im Gegensatz zu einer depressiven Reaktion auf diese Diskrepanz – dazu anspornen, das narzisstische Gleichgewicht wieder herzustellen. Die Neidreaktion enthält zumindest die *Hoffnung*, das beneidete und mit einem erhöhten Selbstwertgefühl assoziierte Attribut selbst besitzen zu können.

Die Entwicklung des Konzeptes „Neid"

Freud und Abraham wiesen als erste auf die Bedeutung des Neides im Bereich von Entwicklungspsychologie und Psychopathologie hin. Freud benutzte das Konzept Neid in seiner Theorie des Penisneides (1918), in dem der beneidete und gewünschte Penis beim jungen Mädchen einen eigenen erlebten Mangel kompensieren soll. Feindseligkeit wird dabei sowohl gegenüber dem beneideten Besitzer des begehrten Attributs als auch gegenüber den Personen (das ist vor allen Dingen die Mutter) empfunden, die als verantwortlich für den erlittenen „Schaden" des Mädchens angesehen werden. Auch Freud betonte dabei die narzisstische Bedeutung (1925), die dem Penis zugeschrieben wird.

Die Generalisierung des Penisneides als zentrales Entwicklungsmerkmal der weiblichen psychosexuellen Entwicklung ist mittlerweile sehr umstritten. Wichtig in der Freudschen Konzeption scheint mir aber die Vorstellung einer konkret-körperlichen (unbewussten) Phantasie als Ursprung des Neides zu sein. Hier gibt es einen Berührungspunkt zu M. Klein, die später in ähnlich konkret-körperlicher Weise den Ursprung des Neides in der frühen Beziehung zur mütterlichen Brust sieht.

Abraham (1921) sah den Ursprung des Neides im oral-sadistischen Entwicklungsstadium und betonte den Kontrast zur Freigiebigkeit, die er dem oral-saugenden Stadium zuordnete. Ähnlich wie Eisler (1922) verband Abraham (1920) die Konzepte Neid und Aggression. Er betonte die Bedeutung der Feindseligkeit gegenüber der Person, die ein begehrtes Objekt besitzt, und den Impuls, dieses zu rauben.

Eine zentrale Bedeutung bekam Neid als Konzept erst 1957 durch Klein in ihrer Arbeit „Neid und Dankbarkeit". Erst relativ spät, als Letztes ihrer basalen Konzepte eingeführt, ist es seitdem zentral vor allen Dingen für die kleinianische und postkleinianische Tradition der Objektbeziehungstheorie. Bott Spillius (1993) berichtet, dass Klein ihre Ideen zum Neid aus der Analyse einiger besonders schwieriger Patienten entwickelte. In ihrer Arbeit mit „Richard" (vgl. Klein 1961), einem 10-jährigen Jungen, habe sie erlebt, dass der Patient sie besonders nach hilfreichen Phasen der Therapie angriff und entwertete. Dies geschah v. a. in Momenten, in denen in Richards Phantasie sie als Therapeutin und seine Mutter die nährende Brust, die auch geistige Nahrung (z. B. Interpretationen) enthält, nicht nur ihm, sondern auch anderen gaben. Von daher sah Klein Neid als einen der Hauptfaktoren für die *negative therapeutische Reaktion*, die gerade dann eintritt, wenn eine hilfreiche analytische Arbeit vom Patienten nicht anerkannt werden kann.

In Anlehnung an Abraham definierte Klein Neid als „oral-sadistischen und anal-sadistischen Ausdruck destruktiver Impulse, die vom Beginn des Lebens wirken und eine konstitutionelle Basis haben" (1957, S. 176). Sie sah Neid damit als eine Manifestation des Todestriebes, den sie – in Anlehnung an Freud – als eine instinkthafte innere destruktive Macht beschrieb, die als Furcht vor Vernichtung erlebt wird.

Zentral ist dabei die Vorstellung, dass – wie im Beispiel von „Richard" – nicht ein primär als „schlecht" oder „frustrierend" erlebtes Objekt angegriffen wird, sondern ein als überlegen und im Grunde *gut* erlebtes. So führt Neid zu Angriffen auf den guten Charakter des Objekts und kann – worauf neben Klein vor allen Dingen auch Joseph (1986) hinweist – zu massiven Schwierigkeiten führen, etwas aufzunehmen, anzunehmen und zu lernen. Denn annehmen hieße akzeptieren, dass das Objekt etwas besitzen oder *weitergeben* kann, über das der Neider eben nicht verfügt und das er sich nicht omnipotent aneignen kann. Dabei besteht die Gefahr, dass durch die Angriffe auf den guten Charakter des Objektes eine Verwirrung zwischen guten und schlechten Objektaspekten entsteht, die sogar Prozesse von Differenzierung und Entwicklung des Denkens behindern kann.

Die Tatsache, dass Neid von den Kleinianern als angeborener, primärer Instinkt, Ausdruck des Todestriebes und von Beginn des Lebens an wirksam betrachtet wurde, rief massive und empörte Gegenreaktionen anderer psychoanalytischer Schulen, damals vor allen Dingen der Ich-Psychologie, hervor. Joffe (1969) fasst in seiner Arbeit anlässlich eines Symposiums der Britischen

Psychoanalytischen Gesellschaft zum Thema Neid und Eifersucht aus demselben Jahr die Kritik und Gegenposition einer Ich-psychologischen Denktradition zusammen: Neid wird als komplexe Einstellung gesehen, die Teil der normalen Entwicklung ist und in enger Verbindung zu anderen Einstellungen wie Besitzdenken steht. Neid ist verbunden mit Aggression und Zerstörung, aber die aggressive Komponente und die damit verbundenen Phantasien stammen aus allen Entwicklungsphasen und sind nicht nur oral bestimmt. Statt als primärer Trieb wird Neid als eine sekundäre motivierende Kraft gesehen, die positive und adaptative Konsequenzen innerhalb der Entwicklung hat, aber auch zu einer malignen Pathologie führen kann. Joffe (1969) hebt vor allen Dingen die Verbindung zu Narzissmus und Selbstwertgefühl hervor (S. 544).

Wie generell in der Kritik der Ich-Psychologie gegenüber kleinianischen entwicklungspsychologischen Vorstellungen wird eine so frühe „Fähigkeit zu Neid“ massiv bezweifelt. Ein derart komplexes Gefühl setze Fähigkeiten wie die der Unterscheidung zwischen Selbst und Objekt und zwischen phantasierter Wunscherfüllung und halluzinatorischer Wunscherfüllung, zwischen innerer und äußerer Realität voraus. Ein ausreichendes Maß an Sekundärprozess sei daher eine notwendige Vorbedingung.

Entsprechend sehen Frankel und Sherick (1977) in einer empirisch orientierten Kinderbeobachtung mit Vorschulkindern Neid im eigentlichen Sinne auch erst in der Mitte des zweiten Lebensjahres und vor allen Dingen dann im dritten Lebensjahr. Sie definieren Neid im engeren Sinne als den Wunsch, die guten Gefühle zu erleben, die in der Vorstellung des Neiders ein anderer durch den Besitz geschätzter Attribute oder Dinge hat. Bei kleineren Kindern zwischen einem und anderthalb Jahren sehen die Autoren noch keine genügende Selbst-Objekt-Differenzierung. Menschen und Dinge würden noch als Teil der eigenen Persönlichkeit behandelt. Es gehe hier weniger um Neid, sondern mehr um das einfache Bedürfnis, etwas, was einen interessiere, zu besitzen, während der Nichtbesitz als Verletzung des eigenen Wohlbefindens und damit der narzisstischen Balance erlebt werde. Hier könne bestenfalls von *Vorläufern* von Neid gesprochen werden. Im Alter von anderthalb bis zwei Jahren gebe es eine deutliche Schwelle, weil hier ein Wettbewerb um die Aufmerksamkeit der Pflegepersonen auftrete und die Wahrnehmung der Aufmerksamkeit, die auf andere Kinder gerichtet ist, zu deutlichen Neidreaktionen führe.

Dreißig Jahre nach den erbitterten Debatten stellt sich die Situation anders dar: Innerhalb der kleinianischen Theoriebildung wird der Akzent weniger auf die Entwicklung des Neides im Kleinkindalter gelegt, sondern eher auf seinen klinischen Ausdruck (vgl. Bott Spillius 1993). Manche Kleinianer wie Meltzer (1988) nehmen sogar eine Revision entwicklungspsychologischer Stadien und Vorstellungen vor: Meltzer meint inzwischen, dass das Erleben der guten Beziehung zur Mutter zunächst Momenten der depressiven Position entspricht und es erst später zu konfliktbedingten Zerfallserscheinungen der paranoid-schizoiden Position wie Spaltung, Projektion und projektiver Identifikation kommt.

Umgekehrt haben auch Nicht-Kleinianer, vor allen Dingen die Freudianer der britischen psychoanalytischen Vereinigung, viele Konzepte der Kleinianer in ihren Denkansatz integriert. Die Diskussion wird jetzt mehr durch die Bedeutung von Neid in der Behandlung schwer gestörter Patienten (Persönlichkeitsstörungen, insbesondere Narzisstische und Borderline-Störungen) bestimmt.

Die Rolle des Neides in der narzisstischen Beziehungsdynamik

Neid tritt besonders dann auf, wenn der Patient seine *Abhängigkeit* von einem guten Objekt wahrnimmt und – an der Schwelle zur depressiven Position – dessen unabhängige Existenz, seine guten und schlechten Eigenschaften und seine Beziehungen auch zu anderen Objekten akzeptieren muss; gerade dann also, wenn ein Schritt der Integration ansteht und die *Getrenntheit* vom Objekt wahrgenommen wird, kann Neid besonders stark erlebt werden. Für den Therapeuten spürbar wird dies häufig in einer Unfähigkeit des Patienten zu lernen, Hilfe anzunehmen und dankbar sein zu können (Joseph 1986).

Der Drang, schmerzhaften Gefühlen auszuweichen, die mit dieser Integration und dem Wahrnehmen, dass es früher kein wirklich gutes Objekt gegeben haben mag, verbunden sind, führt zu verschiedenen Abwehroperationen:

- der *Verleugnung* der guten Eigenschaften des Objekts, sodass dann weniger Bewunderung und Abhängigkeit empfunden werden müssen,
- der *Projektion* des Neides, sodass der Neid bei anderen Personen wahrgenommen wird, während man sich selbst als nicht neidisch erlebt,
- der *Idealisierung* des beneideten Objekts, in der der andere so überhöht wird, dass ein Vergleich mit der eigenen Person nicht nötig wird,
- der *Entwertung* des beneideten Objektes und seiner beneideten Eigenschaften, sodass das vorher Beneidete plötzlich als wertlos und damit „uninteressant“ erscheint (diese Entwertung nimmt gegenüber dem Therapeuten interaktionell oft die Form an, dass der Patient zu verstehen gibt, einen Gedanken als nicht besonders neu oder hilfreich zu empfinden bzw. ihn schon selbst gedacht zu haben),
- der *Identifikation* mit dem idealisierten Objekt mit dem Ergebnis, dass der

Neider Eigenschaften (wie Deutungen, Erkenntnisse etc.) des beneideten Objekts quasi übernehmen kann, sich selbst als Erschaffer dieser Gedanken erleben kann, ohne aber wirklich kreativ mit ihnen arbeiten zu können (vgl. auch Bott Spillius 1993; Joseph 1986; Klein 1957).

In der *Gegenübertragung* wird massiver Neid des Patienten oft dadurch spürbar, dass es dem Therapeuten nicht möglich wird, seine Position auch zu genießen, sich an seiner Arbeit zu erfreuen, das Gefühl einer „guten Arbeit" zu bekommen; dies hängt mit der projektiv-identifikatorisch vermittelten Problematik des neidischen Patienten zusammen, anderen Erfolg und Genuss nicht gönnen zu können und nicht fähig zu sein, Dankbarkeit zu erleben (vgl. Joseph 1986).

Bott Spillius (1993) unterscheidet zwei verschiedene Formen von Neid: einen Ich-dystonen, zunächst unbewussten Neid, der bei Erreichen der *depressiven Position* zu massivem Erleben von Schuld führt, wenn der Patient seinen Neid schließlich bewusst erleben kann. Dies kann der Fall sein, wenn Patienten ihre narzisstische Balance durch Entwertungen des Therapeuten wiederherstellen oder „gute" Therapiestunden ein quälendes Gefühl von Abhängigkeit erzeugen. Im Gegensatz dazu gibt es eine Gruppe von Patienten, in denen der Neid sehr viel offensichtlicher für den Beobachter, aber manchmal auch für den Neider selbst ist. Bott Spillius bezeichnet diese Form des Neiderlebens als *reuelos* („impenitent"). Hier leide der Patient nicht an Gefühlen von Schuld und Verantwortung, wenn er seines Neides gewahr wird. Ganz im Gegenteil empfindet er seinen Ärger als legitime Beschwerde über jemanden, der ihn schlecht behandelt oder ihm etwas vorenthält. Das Objekt wird nicht als eigentlich gut erlebt, sondern der Patient erlebt sich selbst bei einem legitimen Angriff auf ein Objekt, das es verdient, gehasst zu werden. Insbesondere bei schweren Narzisstischen Störungen tritt diese Form des Neides auf. Neid wird hier durch den Modus der *paranoid-schizoiden Position* bestimmt mit einem Rückzug in paranoide Tendenzen als einer Abwehr gegen depressive Ängste.

Die *Bewältigung* von Neid kann also nur im Modus der depressiven Position geschehen. Sie ist mit der Fähigkeit zu Schuldempfinden und Schmerz darüber verbunden, dem Objekt, aber vielleicht auch anderen Objekten in der Vergangenheit etwas „angetan" zu haben; sie ist oft auch von Trauer darüber begleitet, dass kein wirklich gutes Objekt in der eigenen Geschichte zur Verfügung gestanden hat. Es sind die Errungenschaften der depressiven Position wie Einfühlung in den anderen, Anerkennung der Unterschiede, der Getrenntheit und des Angewiesen-Seins auf andere, die schließlich Neid bewältigen helfen. Daraus erwächst dann die Fähigkeit zur *Dankbarkeit*, die das große Gegengewicht zum Neid darstellt.

II Behandlungstechnik

3 Grundlagen der Behandlungstechnik

Einführung

Die Arbeit mit Borderline-Patienten stellt eine besondere Herausforderung für die Psychotherapie dar. Suizidalität und Selbstverletzung, starkes Agieren und Behandlungsabbrüche, schwer zu kontrollierende Regression und heftige Gefühle in der Gegenübertragung sind Komplikationen, die zu unterschiedlichen behandlungstechnischen Konsequenzen geführt haben. Zum einen gibt es die Tendenz, an einem hochfrequenten Psychoanalyse-Setting festzuhalten, wie sie etwa in der US-amerikanischen Ich-psychologischen Tradition von Abend et al. (1994) und in der britischen kleinianischen Tradition u. a. von Steiner (1993), Rosenfeld (1987) und Rey (1994) vertreten wird. Während Abend et al. noch am ehesten an den Grundsätzen einer Neurosenbehandlung festhalten und Borderline-Störungen entsprechend als eine schwere Neurosenform ansehen, hat die kleinianische Behandlungstechnik eine spezielle *Perspektive* auf die Behandlung schwerer Persönlichkeitsstörungen entwickelt. So spricht z. B. Joseph (1989) von „Enactments" in Übertragung und Gegenübertragung, in denen sich die Störung des Patienten zeige, Steiner (1993) von der „Borderline-Position" als einem Rückzugsort, in dem Patienten eine vorübergehende Stabilität erlangen können. Die Fokussierung auf Übertragungsdeutungen soll dazu beitragen, die destruktiven inneren und äußeren Objektbeziehungen des Patienten im Hier und Jetzt der Beziehung zum Analytiker fassbar und deutbar zu machen (vgl. auch Weiss 2000).

In der objektbeziehungstheoretischen Auffassung und Fokussierung auf die Übertragung ähnelt Kernbergs (vgl. z. B. Clarkin et al. 2001) Ansatz dem kleinianischen, unterscheidet sich von ihm aber durch eine Modifikation des therapeutischen Settings, der Gestaltung des Rahmens und des Umgangs mit der technischen Neutralität. Angesichts der oft nur schwer kontrollierbaren Destruktivität der Patienten empfiehlt Kernberg eine stärkere Strukturierung des Behandlungs-Settings, vor allen Dingen in der Anfangsphase der Therapie, einschließlich eines Therapievertrages und einer Einigung auf eine Hierarchie von Themen, die innerhalb der Behandlungsstunde besprochen werden sollen. Auch hält er bei der Gruppe der schwerer gestörten Borderline-Patienten auf niederem Strukturniveau eine modifizierte Technik der psychoanalytischen Psychotherapie im Gegenübersitzen bei zwei bis drei Stunden pro Woche für indiziert. Damit könne der Neigung zu Übertragungsregressionen und Ausagieren besser entgegengearbeitet werden, da sich der Patient weniger in paranoiden Phantasien verlieren könne und dem Therapeuten eine bessere Nutzung des nonverbalen Wahrnehmungskanals möglich sei.

In der Bevorzugung der psychoanalytischen Psychotherapie im Gegenübersitzen und einer strukturierteren therapeutischen Technik weist André Green (2000) eine Ähnlichkeit zu Kernbergs Ansatz auf; allerdings stellt er die (kleinianische und kernbergianische) zentrale Fokussierung auf die Übertragungsdeutung infrage. Er betont in stärkerem Maße die Aufgabe, dem Patienten entgegen seiner Tendenz zu Wahrnehmungs- und Denkstörungen einen Zugang zu seinem Unbewussten über die *verschiedenen* Handlungsfelder – einschließlich des somatischen Bereichs oder der äußeren Realität des Patienten – zu eröffnen. Im Unterschied zu Kernberg und kleinianischen Autoren betont er auch stärker den Nutzen *supportiver* Techniken, wie z. B. Patienten auch zwischen den Stunden oder bei Abwesenheiten telefonisch zur Verfügung zu stehen.

Einige empirische Untersuchungen (Høglend 1993, 1996; Piper et al. 1993, 1996) stützen diese Position und weisen darauf hin, dass interpersonelle Interpretationen mit supportivem (die Bewältigungsmöglichkeiten der Patienten stärkenden) Charakter zunächst zu einem besseren Ergebnis führen als frühe intrapersonale Deutungen.

Bei aller Unterschiedlichkeit der therapeutischen Ansätze kann man aber Waldinger (1987) darin folgen, dass einige *zentrale Elemente* einer Borderline-Psychotherapie als allgemein anerkannt gelten dürften:

- der Aufbau eines stabilen Behandlungsrahmens,
- eine eher aktive therapeutische Haltung,
- ein haltender Raum für die Wut des Patienten,
- ein konfrontativer Umgang mit selbstzerstörerischem Verhalten,
- das Herstellen einer Verbindung zwischen Gefühlen und Handlungen,
- das Setzen und Einhalten von Grenzen,
- die Wahrnehmung der Gegenübertragung,
- der Fokus auf die Intervention im „Hier und Jetzt".

Aspekte einer psychodynamischen Grundhaltung

In meiner *eigenen* analytischen Haltung beziehe ich auf unterschiedliche Weise die oben erwähnten Ansätze ein. Als Basis des therapeutischen Vorgehens orientiere ich mich an Kernbergs Konzept der „übertragungsfokussierten analytischen Psychotherapie“ (Transference Focused Psychotherapy, abgekürzt TFP; Clarkin et al. 2001). Ich habe den Eindruck, dass die folgenden Faktoren eine hilfreiche Orientierung und Ausrichtung der therapeutischen Arbeit ermöglichen:

- die Klarheit der Gestaltung des Settings, der therapeutischen Aufgabe und des Fokus auf die Aktivierung charakteristischer primitiver Objektbeziehungseinheiten in der Übertragung
- die regressionsbegrenzende und die Interaktion betonende Arbeit im Gegenübersitzen

Angesichts der oft bedrängenden Gefühle von Angst, Ohnmacht, Ärger und Verwirrung, die in der eigenen Gegenübertragung erlebt werden, sowie des vielfältigen Agierens der Patienten kann diese klare Orientierung wie ein Kompass fungieren, der das Navigieren in stürmischen Zeiten erleichtert. Die Manualisierung des Verfahrens erlaubt zudem eine bessere Lehr- und Lernbarkeit sowie eine Möglichkeit zur empirischen Erforschung, die gerade im Vergleich mit anderen therapeutischen Verfahren, wie z. B. der kognitiv-behavioralen Orientierung (Linehan 1996), von Bedeutung sind. Verständlicherweise entstehen bei diesen Modifikationen auch Bedenken, ob dabei womöglich die Tiefe des analytischen Verstehens und die individuelle Rekonstruktion lebensgeschichtlicher Zusammenhänge verloren gehen könnten. Ich denke aber, dass die hier kurz umrissene Methode vor allen Dingen in der Anfangsphase der analytischen Therapie entscheidend dazu beitragen kann, destruktives Agieren, maligne Regression und Behandlungsabbrüche zu vermeiden, während ihre strukturierenden Parameter in den späteren Phasen der Behandlung in den Hintergrund rücken und eine Bearbeitung der Problematik unter Einbeziehung der Genese möglich wird.

Während Kernbergs Konzept für mich Rahmen und Basis darstellt, orientiere ich mich in der Mikroanalyse des therapeutischen Prozesses von Moment zu Moment innerhalb der Behandlungsstunde an der kleinianischen Behandlungstechnik, wie sie insbesondere von Steiner (1993) und Joseph (1989) ausgearbeitet wurde.

In Abweichung von beiden Ansätzen habe ich allerdings den Eindruck, dass vor allem die schwerer gestörten Borderline-Patienten *Defizite* in ihren Fähigkeiten zur Lebensbewältigung (z. B. Umgang mit Freundschaften, Beziehungen und Konflikten am Arbeitsplatz, Lern- und Arbeitsverhalten) haben, die nicht nur Ausdruck innerer Konflikte sind, sondern auch der Tatsache entsprechen, dass bestimmte Lebensbewältigungsmechanismen nicht gelernt wurden, da überhaupt ein soziales Lernen in der Peergroup nur fragmentarisch stattgefunden hat. Dies bedeutet, dass von Zeit zu Zeit auch *supportive*, Ich-stärkende Interventionen notwendig sind, bei denen dem Patienten z. B. geholfen wird, Fertigkeiten zur Selbstberuhigung, zur Selbstfürsorge und zur Rollengestaltung in beruflichen wie privaten Kontakten zu lernen. Ein solches Vermitteln von Fertigkeiten kann entweder im Wechsel mit einen übertragungsfokussierten Arbeiten in interpersonell „ruhigeren" und speziell diesem Zweck gewidmeten Behandlungsstunden geschehen oder z. B. in der Kombination einer analytisch orientierten Einzeltherapie mit einer psychoedukativen Gruppe zum Erwerb von Fertigkeiten („Skill Training") nach dem Muster der Skill Training Groups von M. Linehan (1996).

In einem weiteren Punkt erkenne ich eine wichtige Differenz zum Ansatz von Kernberg: Ähnlich wie Dulz (1999) sehe ich den zentralen Affekt bei Borderline-Patienten nicht in der *Aggression* bzw. der Wut, sondern in den vielfältigen *Ängsten*, basal den Ängsten vor Vernichtung und Verlassen-Werden. Der Affekt der Wut nimmt demgegenüber meines Erachtens einen sekundären Stellenwert ein und kann als Reaktion auf eine subjektiv erlebte Gefährdung des eigenen Gleichgewichts, als Abwehr massiver Ängste bzw. als „manischer Mechanismus" (vgl. Kap. 1, S. 36) auftreten. Als solcher erlaubt er eine rasche und äußerst wirksame Befreiung aus einem Zustand drohender Ohnmacht und Unterlegenheit und ist deshalb ähnlich „erfolgreich" wie das selbst verletzende Schneiden für das Beenden eines dissoziativen Zustandes. Von daher stellen natürlich die verschiedenen Äußerungen der bei Borderline-Patienten stets rasch verfügbaren Wut eine besondere Komplikation der Behandlung und – hier stimme ich mit Kernberg überein – einen besonderen Fokus der Behandlung dar.

Einfühlung in die innere Realität und Repräsentanz der äußeren Realität

Innerhalb der analytischen Diskussion um die Behandlungstechnik von Borderline-Patienten dürfte ein gemeinsamer Nenner wahrscheinlich darin bestehen, durch die Aktivität des Therapeuten zunächst eine *stellvertretende Integration* von abgespaltenen, projizierten und aktiv auseinander gehaltenen Persönlichkeitsanteilen, Wahrnehmungen, Affekten und Erlebnisweisen des Patienten zu ermöglichen. Innerhalb der kleinianischen Tradition ist diese therapeutische Funktion als eine Beziehung von *Container* und *Contained* (vgl. Bion 1962; Lazar 1993) beschrieben worden.

Stärker als in der Behandlung neurotischer Patienten scheint es mir für die analytische Behandlung von Borderline-Patienten charakteristisch zu sein, dass sich der Therapeut beständig in der schwierigen Situation befindet, die *Spannung* zwischen unterschiedlichen *Polen* auszuhalten und fruchtbar zu machen. So besteht z. B. eine der therapeutischen Aufgaben darin, sich in die *innere Welt* der Patienten einzufühlen, daran teilzuhaben und sich auch eine eigene Faszination für die archaischen Erlebnisweisen zuzugestehen; gleichzeitig sollte der Therapeut aber immer auch – im Gegensatz zur Behandlung neurotischer Patienten – Repräsentant von *äußerer Realität* und notwendigen *Normen* (z. B. sich und andere nicht zu schädigen, verantwortlich mit einer Arbeitssituation umzugehen, die Wirkung des eigenen Verhaltens auf andere zu beachten) sein. Dies ist natürlich eine innerhalb der analytischen Diskussion kontrovers diskutierte Empfehlung – ich halte sie aber deshalb für wichtig, weil vor allen Dingen schwerer gestörte Borderline-Patienten beständig in Gefahr sind, in verhängnisvoll selbst- oder fremddestruktiver Weise mit der äußeren Realität umzugehen. Dies kann u. a. im Zusammenhang damit gesehen werden, dass Borderline-Patienten zwar grundsätzlich über eine Fähigkeit zur *Realitätsprüfung* verfügen, also außerhalb von kurzen Übertragungspsychosen nicht wahnhaft reagieren, sondern Konfrontationen mit ihrer einseitigen Sicht der Realität in der Regel gut annehmen können, aber andererseits starke Defizite in der *Realitätseinschätzung* haben.

Dies hängt u. a. mit ihrer Schwierigkeit zusammen, sich probeweise auch mit der Sicht anderer identifizieren zu können, nämlich mit der abwehrbedingten Abschottung gegenüber alternativen Sichtweisen auf Situationen.

Muss der Therapeut zeitweise zu einem Repräsentanten der äußeren Realität werden, so bedeutet dies natürlich auch eine temporäre Aufgabe der *technischen Neutralität* (vgl. dazu Kap. 5, S. 85), innerhalb derer der Therapeut idealerweise gleich weit von allen inneren Kräften des Patienten entfernt sein sollte. Stattdessen identifiziert er sich in besonderer Weise mit der Seite der Realitätseinschätzung und Selbstfürsorge. Diese Abweichung von der technischen Neutralität sollte allerdings immer wieder interpretiert werden. Eine Deutung könnte in etwa folgendermaßen lauten: „Im Moment verhalten Sie sich so, dass ich Ihren Teil der Sorge und Umsicht für sich selbst aktiv übernehmen muss. Indem sie ihn so an mich übergeben, können Sie sich scheinbar frei fühlen davon und durchaus lustvoll oder aber sorglos ganz ihre destruktive Seite leben."

Die „therapeutische Passung": Annehmen und Veränderungsorientierung

Eine weitere mit einer inneren Spannung verbundene therapeutische Aufgabe besteht darin, sich bei Beginn der analytischen Therapie einerseits nicht von dem starken Druck des Patienten zu sofortigem Handeln mitreißen zu lassen, sondern zunächst mögliche *Ziele* und den klaren *Rahmen* der Therapie mit dem Patienten ausführlich festzulegen; andererseits geht es zu Beginn auch darum, durch eigene *emotionale Präsenz,* eine *aktive Haltung* und die Thematisierung der entstehenden Ängste dem Patienten zu ermöglichen, rasch eine *hilfreiche therapeutische Beziehung* zu etablieren. Dies kann zwar – wie in Kap. 1 (S. 20 ff.) beschrieben – auch Züge einer unrealistisch schnellen Annäherung und einer partiellen gegenseitigen Idealisierung tragen und Ausdruck eines teilweise illusionären Vertrauensvorschusses durch den Patienten sein; Patienten brauchen dies aber oft, um sich überhaupt in das Abenteuer einer therapeutischen Beziehung begeben zu können und ein Objekt mit Zügen eines „hilfreichen und guten Objektes" ausstatten zu können. Von daher ist ein ausreichendes Maß an gegenseitiger Sympathie und eine gute *Passung* schon zu Beginn der Therapie in der Behandlung von Borderline-Patienten von besonderer Bedeutung. Starke Irritationen und Schwierigkeiten schon in der Anfangsphase lassen sich später selten in bessere Bahnen lenken. Auf der Basis eines solchen basal guten Beziehungsgefühls kann der Patient dann mit größerer Sicherheit sein meist bald nach Therapiebeginn oder den ersten Enttäuschungen einsetzendes *inneres Dilemma* von Nähe und Distanz und das Problem wirklicher Verbundenheit entfalten.

Die „therapeutische Passung" wird durch eine analytische Haltung gefördert, in der der Therapeut scheinbar polare Gegensätze wie *Annehmen* des Patienten und *Veränderungsorientierung*, Stützen und wohlwollendes Fordern, Sicherheit in der eigenen Haltung und Flexibilität gegenüber dem Patienten in die Balance bringt. Dies hilft, einer *therapeutischen Falle* zu entgehen, die in den Beispielen in Kap. 1 (S. 22 ff.) deutlich wurde: Aufgrund der archaischen Kommunikationsweisen von Projektion, Spaltung und Identifizierung weisen die Patienten dem Therapeuten oft *einseitige Rollen* und Verhaltensweisen zu. Dementsprechend kann es ihm leicht, aber zunächst unbemerkt passieren, entweder einen betont Grenzen setzenden Ansatz zu vertreten, der aber die Gefahr der Rigidität in sich birgt, oder extrem gewährend zu werden im Sinne einer wohlwollenden „Nachentwicklung", aber damit den Patienten auch auf eine „Opferposition" festzulegen. Neben der eigenen Bereitschaft zu einer bestimmten Haltung entspringt dies einer *projektiven Gegenidentifizierung* (Grinberg 1979), innerhalb derer der Therapeut die ihm vom Patienten zugeschriebene Rolle oder Haltung unbewusst tatsächlich übernimmt und ausübt.

Interpersonelle Orientierung und Strukturierung des Settings

Borderline-Patienten brauchen eine hohe *Beziehungsintensität* mit einem deutlichen Reagieren des Therapeuten auf seine verbalen und nonverbalen Äußerungen, weil sie im Kontakt rasch wegdriften, sich verwirren und sich ohne klare mimisch-gestische Rückmeldung in paranoiden Phantasien verlieren können. Gegenüber den eigenen inneren archaisch-bedrohlichen Objektbildern brauchen sie die Überprüfung durch die Klarifizierung des Therapeuten als differentem Objekt. Dazu gehört, den Patienten in einer richtigen Wahrnehmung zu bestärken, aber seine vielleicht falsche oder verzerrte Interpretation der wahrgenommenen Situation zu korrigieren – ein Beispiel dazu habe ich in Kap. 1 in der ersten Fallvignette (S. 22 ff.) beschrieben. Damit bekommt diese Variante der analytischen Borderline-Therapie auch einen – im Vergleich zur Behandlung neurotischer Patienten – stärkeren *interpersonellen* oder *interaktionellen* Aspekt, der sich vor allen Dingen darin ausdrückt, dass Wahrnehmungen des Patienten bestätigt oder korrigiert werden, Nachfragen (warum man z. B. etwas gesagt oder wie man zu einem Eindruck gekommen sei) immer wieder auch beantwortet und Interaktionssequenzen innerhalb der Stunde als beispielhaft für Verwicklungen des Patienten auch in der Außenwelt nachgezeichnet und analysiert werden.

Neben der Frage, wie *interpersonell* und wie *supportiv* die therapeutische Haltung sein sollte, ist vor allen Dingen die Frage, ob angesichts massiver Destruktivität und angesichts des Agierens bei stärker gestörten Borderline-Patienten das Setting und die therapeutischen Aufgaben *strukturiert* werden sollten, Gegenstand einer kontroversen Debatte innerhalb der analytischen Diskussion. Innerhalb der Tradition der kleinianischen Behandlungstechnik wird davon ausgegangen, dass eine hohe Behandlungsfrequenz (jeweils fünf Stunden) und ein sehr aktives Deuten der destruktiven Tendenzen des Patienten innerhalb der Übertragungsbeziehung eine ausreichend haltende und die Destruktivität eindämmende Wirkung haben. Auch die beständige Ansprache eines zumindest potenziell beobachtenden, an seiner eigenen Entwicklung interessierten Teils der Persönlichkeit des Patienten mit dem *über* seine kindlichen, destruktiven, abhängigen und wütenden Anteile gesprochen wird, soll dem Patienten helfen, mehr Kontrolle über seine destruktiven Impulse zu gewinnen. Bei weniger frequenten analytischen Therapien, die in der Realität der Versorgung das Gros der Borderline-Behandlungen stellen, fällt diese Bedingung für die Eindämmung von Destruktivität jedoch weg; weiterhin zeigt sich meiner Erfahrung nach, dass schwerer gestörte Borderline-Patienten vor allen Dingen in der Anfangsphase der Therapie, bevor die Beziehung zum Therapeuten selbst eine wichtige haltende Funktion bekommt, noch nicht ausreichend in der Lage sind, Übertragungsdeutungen *alleine* so gut zu nutzen und zu integrieren, dass sie diese auch ausreichend zur Kontrolle selbstdestruktiver Impulse verwenden können.

Äußerer Leitfaden und innere Haltung

Eine an Kernbergs Methode der übertragungsfokussierten Psychotherapie orientierte *Behandlungsvereinbarung* beinhaltet die Verpflichtung des Patienten, zentral an der Vermeidung selbstdestruktiver Akte mit dem Therapeuten zu arbeiten. Zusammen mit einer *Hierarchisierung der Therapieziele* in Krisensituationen kann sie meines Erachtens entscheidend dabei helfen, den *Rahmen* der Therapie als drittes Element zu nutzen. Der Rahmen als dem Dritten sind beide, Therapeut wie Patient, unterworfen, und er symbolisiert für beide Verlässlichkeit und gegenseitige Verpflichtung. Diese zeitweise Externalisierung einer Ich-Funktion, die als Beachtung von Vereinbarungen und Regeln reintrojiziert werden kann, hilft gerade Ich-schwachen Patienten in Krisensituationen deutlich, eine für ihre Entwicklung notwendige Stabilität zu erhalten.

Aus diesen Gedanken leitet sich ein äußerer Leitfaden der analytischen Sitzungen ab, der an einer *Prioritätenliste* orientiert sein sollte (vgl. Clarkin et al. 2001; Lohmer 1996):

- Erste Priorität sollte dabei immer die Manifestation von *Suizidalität* oder *selbstdestruktivem Verhalten* haben. Erwähnt der Patient solche Impulse oder sind sie zu beobachten, so sollte der Therapeut die technische Neutralität verlassen und eindeutig Partei für die Notwendigkeit des Schutzes vor selbstdestruktiven Impulsen ergreifen. Damit macht er dem Patienten auch klar, dass es dessen Aufgabe ist, Möglichkeiten für eine weniger schädigende Spannungsbewältigung zu finden oder sich bei einer nicht kontrollierbaren Situation in stationäre Behandlung zu begeben. Lässt der Therapeut sich in einer solchen Situation zu sehr von den oftmals chaotischen Einfällen des Patienten leiten, so gelingt es dem Patienten zwar, wie in Kap. 1 (S. 24 ff.) beschrieben, den Therapeuten in Beunruhigung zu versetzen, er kann sich aber gleichzeitig der Verantwortung für sein eigenes Verhalten entziehen.
- Zweite Priorität sollte dem *therapiegefährdenden* Verhalten zukommen. Dies betrifft alles, was das Arbeitsbündnis im Rahmen der Therapie bedroht, aber auch ein chronisch entwertendes Verhalten, das es dem Therapeuten auf Dauer schwer macht, mit einem Patienten zu kooperieren. Ebenfalls ein Aspekt therapiegefährdenden Verhaltens ist der Missbrauch der Therapie, indem der Therapeut z. B. als „ohnmächtiger Zeuge" des Untergangs benutzt wird, dem der Patient in einem destruktiv-narzisstischen Triumph vorführt, über welche Möglichkeiten der Selbstschädigung

er verfügt, ohne dass der Therapeut in die Lage versetzt würde, ihm wirkungsvoll helfen zu können.
- Die dritte Priorität stellt *Vermeidungs- und Fluchtverhalten* dar. Dies kann z. B. darin bestehen, dass der Patient eine verantwortliche Lebensführung verhindert, aber auch kontinuierlich ausweicht, statt sich mit schwer erträglichen Gefühlen auseinander zu setzen.

Ist keine dieser Gefahren für den Patienten oder die Behandlung präsent, fällt eine thematische Strukturierung weg, und das Gespräch folgt den normalen Grundsätzen des analytischen Settings.

Diesem äußeren Leitfaden entspricht meines Erachtens eine *innere Haltung* des Therapeuten, die eine Verbindung von persönlichem Engagement und reflektierender Distanz darstellt (vgl. auch Kap. 5). Diese drückt sich unter anderem darin aus, sich eine hohe Durchlässigkeit für *eigene* Empfindungen, auch heftige und beunruhigende Gegenübertragungserfahrungen, sowie die bewussten und unbewussten Kommunikationsweisen des Patienten zu erhalten; dies beinhaltet auch eine Bereitschaft zu regressiven Momenten der *Ungetrenntheit* im psychischen Erleben mit dem Patienten, die wiederum mit einer sicheren Fähigkeit zur Abgrenzung und Grenzsetzung balanciert werden sollte. Weiterhin bedeutet dies die sorgsame Wahrnehmung der „Enactments“ und der „Pushs and Pulls“ (Joseph 1989), also der Versuche des Patienten, den Therapeuten in eine bestimmte *Rolle* zu bringen. Diese kontinuierliche Analyse und Deutung des jeweiligen *Objektbeziehungsmusters*, das der Patient herzustellen versucht, lässt den Patienten partnerschaftlich am Denken des Therapeuten teilhaben und ermöglicht dem Therapeuten gleichzeitig immer wieder, aus seiner inneren Verwicklung in dieses Muster und dem daraus resultierenden *Handlungsdruck* auszusteigen. Damit gewinnt er, entgegen den Versuchen des Patienten, einen Zustand der *Ungetrenntheit* herzustellen, immer wieder seine innere Freiheit des Denkens und – im Sinne einer *inneren Triangulierung* – die Möglichkeit, mit einer eigenen beobachtenden Instanz in einem kontinuierlichen Dialog über die Beziehungssituation zum Patienten zu sein.

Übertragungsfokussierte Psychotherapie (TFP) und Dialektisch-behaviorale Therapie (DBT)

(zusammen mit Corinna Wernz)

Die hier vorgestellte Variante der analytischen Psychotherapie mit Borderline-Patienten, die in wesentlichen Punkten an der „übertragungsfokussierten Psychotherapie" von Kernberg (Clarkin et al. 2001) orientiert ist, hat mit der „dialektisch-behavioralen" Borderline-Therapie, wie sie insbesondere von Linehan (1996) entworfen wurde, wichtige *Gemeinsamkeiten* und hat darin von dieser auch gelernt; dies betrifft insbesondere den Einsatz von klarer *Zieldefinition*, *Behandlungsverträgen* und den Umgang mit *selbstdestruktiven Verhaltensweisen*. Durch Strukturierung der Behandlung und Fokussierung auf selbstdestruktives Verhalten besonders in der Anfangsphase der Behandlung wird das Behandlungs-Setting zu einem wichtigen Ich-stützenden Element, das dem Patienten in seinem inneren Kampf zwischen Entwicklung und Destruktion hilft, sich immer wieder innerlich auf die Seite der Entwicklung zu stellen. Die von mir in Abweichung von den Grundzügen der TFP empfohlene – und innerhalb der analytischen Diskussion durchaus kontrovers diskutierte – Stärkung von Bewältigungsmechanismen greift direkt die Arbeitsweise des „Fertigkeitentrainings" der DBT auf.

Mit Marsha Linehans Ansatz einer „dialektisch-behavioralen" Behandlung von Borderline-Störungen (1996) hat sich zum ersten Mal ein wirkungsvoller verhaltenstherapeutischer Behandlungsansatz in einem Feld etabliert, das bisher klar von psychoanalytischen Ansätzen – insbesondere dem von Otto F. Kernberg (z. B. 1993) – dominiert war. Zwar gab es schon bisher verhaltenstherapeutische Ansätze zur Therapie von Persönlichkeitsstörungen, wie z. B. den kognitiven Ansatz von Beck (1993), oder auch Ansätze, die sich der interpersonellen Psychotherapie (z. B. Fiedler 1995) zurechnen, doch keiner bot bisher etwas derart Eigenständiges und – empirisch belegbar – Wirkungsvolles wie der Ansatz von Linehan.

Die Essentials von DBT

Den Unterschied zu herkömmlichen verhaltenstherapeutischen, interpersonellen, aber auch modifizierten psychoanalytischen Ansätzen sehen wir in der Kombination von drei *Wirkfaktoren*:

- die hohe Beziehungsintensität,
- das Lehren von Bewältigungsmechanismen („Fertigkeiten"),
- die Öffnung zu alternativen Sinnstrukturen durch eine Zen-buddhistische Orientierung.

Basis der erfolgreichen Therapie ist die rasche Etablierung einer emotional starken, *tragenden Beziehung* zum Patienten. Diesem Grundsatz würden sich sicherlich auch alle anderen therapeutischen Schulen anschließen, sodass es sich lohnt, die spezifische Beziehungsgestaltung bei Linehan genauer zu untersuchen. Dazu gehört ihr dialektisches Grundverständnis der therapeutischen Beziehung, in dem scheinbar polare Gegensätze wie Annehmen des Patienten („radikale Akzeptanz") und Veränderungsorientierung, „Nähren" und wohl wollendes Fordern, „Zentriertsein" in der *eigenen* Person und Flexibilität in Balance gebracht werden.

Im interpersonellen Stil von Linehan stellt sich der Therapeut freigebiger und weniger begrenzt zur Verfügung, als es z. B. in den meisten psychodynamischen Ansätzen der Fall ist, zeigt aber eine klare „Aufgabenorientierung" im Sinne der Bewältigung schwieriger Lebenssituationen und gerät weniger in die Falle eines „leidenden Aushaltens und Mitempfindens", wie es in mancher missglückenden analytischen Therapie der Fall ist. Es ist dies eine zuweilen erfrischend amerikanische „Matter-of-Fact"-Haltung, die sich z. B. in Linehans Grundsatz ausdrückt: „Patienten haben vielleicht nicht alle ihre Probleme selbst verursacht, aber sie müssen sie trotzdem selber lösen!"

Linehan demonstriert und beschreibt eindringlich, dass Borderline-Patienten eine hohe *Beziehungsintensität* brauchen. Linehan stellt diese Intensität her, indem sie deutlich auf den Patienten reagiert, z. B. ihre Besorgnis, aber auch ihre Freude über Fortschritte zu erkennen gibt, dabei aber ein sehr hohes Maß an *Kontrolle* über die therapeutische Situation behält. Beständig fokussiert sie den Dialog, zeigt dem Patienten fortwährend sein Ausweichen, zwingt ihn, sich mit seinen destruktiven Verhaltensmustern auseinander zu setzen. Sie *validiert* richtige Wahrnehmungen des Patienten und engt gleichzeitig seinen Verhaltens- und Gestaltungsspielraum in der therapeutischen Situation ein. Dieser Kontrolle dienen eine Vielzahl therapeutischer Rahmenbedingungen und die starke Strukturierung der Behandlung, wie z. B. auch die Benutzung von Karten, in denen der Patient wöchentlich besondere Vorkommnisse festhält. Mit ihrer hohen Grundaffektivität reißt die Therapeutin den Patienten gleichsam aus seiner Gleichgültigkeit und Verleugnung gegenüber den selbstzerstörerischen Aktionen, stellt sich als Objekt zur Verfügung, fordert aber auch ein hohes Maß an aktiver verantwortlicher Mitarbeit. Sie balanciert damit Eigenschaften, die einen fürsorglichen Charakter haben, wie Besorgnis und Mitgefühl mit Appellen an die erwachsenen Anteile des Patienten wie den Glauben an seine Selbststeuerungsfähigkeit. Im günstigen Fall wird die therapeutische Beziehung so zu einer Arena, in der ein zeitweise spielerisch-kämpferischer Dialog stattfindet, der den Behandler dazu herausfordern kann, auf die oft hohe rhetorische Fähigkeit von Borderline-Patienten mit einer seinerseits raschen rhetorischen Flexibilität und Argumentationsfähigkeit einzugehen – dies kann durchaus einen lustvollen Aspekt beinhalten, wie er etwa auch in Formen des systemischen Intervenierens vorkommen kann.

Linehan legt großen Wert darauf, eine Theorie anzubieten, die es dem Therapeuten ermöglichen soll, den Patienten zu *mögen*. Sie kritisiert an vorhandenen analytischen Ansätzen eine unnötige immanente Pathologisierung und moralische Verurteilung der Patienten und sieht in den von Analytikern beschriebenen Spaltungs- und Projektionsvorgängen eher eine Antwort auf Therapeutenfehler.

Den Stärken des Linehanschen Ansatzes stehen auch Schwächen gegenüber. Linehan neigt unserer Ansicht nach dazu, den Patienten tendenziell euphemistisch zu sehen und systematisch die aggressiven Objektbeziehungsaspekte zugunsten der destruktiven Selbstaspekte zurückzustellen, propagiert damit aber unseres Erachtens eine verkürzte Vorstellung der menschlichen Verfasstheit. Sie selbst ist zutiefst überzeugt von der Richtigkeit dieses Menschenbildes, das – unabhängig von seiner „objektiven Richtigkeit" – zunächst erleichternd auf die therapeutische Kontaktgestaltung einwirkt. Das Primat einer wohlwollend-akzeptierenden Innensicht des Patienten ohne Unterstellung destruktiver Objektbeziehungsmuster, wie sie etwa in Kap. 1 beschrieben wurden, verhindert jedenfalls eine initiale Konfliktspannung, die durch die starke Selbstwertproblematik (und damit Kränkbarkeit des Patienten) und die damit einhergehende latente Kampfbereitschaft entstehen könnte. Stattdessen kann der Patient sein oft an Minderwertigkeit orientiertes und destruktives Selbstbild durch Selbstwert-stützende Rückmeldungen, Erklärungen und Ratschläge des Therapeuten ausbalancieren.

Die Gefahr bei dieser Haltung besteht darin, dass der Patient die Facetten seiner eigenen Destruktivität und seiner entsprechenden Objektbeziehungsmuster zu wenig kennen lernt und diese damit – jenseits aller momentanen Anpassung – unmodifiziert weiter bestehen.

Der *zweite Wirkfaktor* betrifft die Rolle des Lehrens von *Fertigkeiten* („Skills"). Linehan hebt selbst hervor, dass sich DBT durch die Bedeutung des Lehrens (Ratschläge geben, Rollenspiele machen, Rückmeldungen geben) in starkem Maße von anderen Therapien unterscheidet, die nicht verhaltenstherapeutisch vorgehen. Während manches im DBT-Stil der Beziehungsgestaltung auch von kompetenten analytischen Therapeuten in ähnlicher Weise gemacht wird oder gemacht werden könnte, kann Linehan dieses *Fertigkeitentraining* natürlich leichter in ihr Behandlungskonzept integrieren, als dies in einem analytischen, übertragungsfokussierten therapeutischen Konzept möglich ist. Im Rahmen von DBT ist das Training von Fertigkeiten der „konventionellste" Teil, der auf vorhandene verhaltenstherapeutische Methoden rekurriert. Spezifisch scheint uns auch hier zu sein, wie einfallsreich sie mit dem Patienten Methoden der Selbstberuhigung oder Selbststimulierung exploriert (vgl. z. B. ihr Fertigkeiten-Manual). Da Borderline-Patienten aufgrund ihrer Störung viele Sozialisationserfahrungen nicht machen konnten (z. B. wie man sich in Gruppen bewegt, sich in Arbeitsverhältnissen verhält, mit Spannungen, Frustration, Ärger, innerer Erregung umgeht), benötigt man ein systematisiertes Lernen, das dazu geeignet ist, dieses Defizit zu beheben. Linehan empfiehlt, das Lehren von Bewältigungsmechanismen in Gruppen durchzuführen und von der Einzeltherapie zu trennen, da sonst Krisenintervention und therapeutische Beziehungsarbeit immer wieder in Konflikt mit dem „Lehrprogramm" geraten. Mit dieser „Doppelstrategie" kann Linehan also die bisherigen Probleme einer herkömmlichen verhaltenstherapeutischen oder analytischen Behandlungsstrategie überwinden. Wurde in einer konventionellen Verhaltenstherapie bisher das Erlernen neuer Bewältigungsmechanismen durch die massive Beziehungspathologie des Patienten andauernd „gestört", so gab es in vielen analytischen Therapien nur unzureichend Hilfe bei der Entwicklung neuer Verhaltensweisen; ganz abgesehen davon fällt es vielen analytischen Therapeuten schwer und erscheint als mit ihrer Arbeitsweise unvereinbar, dem Patienten gegenüber auch die Rolle eines „Coach" einzunehmen. Durch die Zweiteilung von Fertigkeitentraining in der Gruppe und lösungsorientierte Einzeltherapie weist Linehan beiden Bedürfnissen ihren spezifischen Ort zu.

Der *dritte* wesentliche Wirkfaktor ihres therapeutischen Ansatzes, der *Zen-buddhistische Hintergrund*, wird von Linehan manchmal eher vorsichtig und am Rande erwähnt, spielt aber für ihre eigene Haltung eine große Rolle. Es ist dies die Haltung des „wise mind", des Lernens, über sich nachzusinnen, Ruhe zu finden, innere Balance und neue Orientierung zu gewinnen: eine Haltung, die dem Borderline-Patienten durch ihre starke Orientierung an überindividuellen Werten auch dabei hilft, aus seinem gleichsam natürlichen „Egozentrismus" herauszufinden und sein Eingebundensein in größere Welt- und Sinnzusammenhänge zu sehen. Damit kann sie aber auch sein Interesse an „der Welt der anderen" wecken. Auf analytischer Ebene hat dies eine Ähnlichkeit zu kleinianischen Vorstellungen von der *depressiven Position*, mit der ja auch bestimmte Moral- und Wertvorstellungen in den psychoanalytischen Diskurs eingeführt werden.

Was können DBT und psychodynamische Ansätze voneinander lernen?

Psychodynamisch orientierte Therapeuten können sich von DBT zu einer aktiveren therapeutischen Haltung mit einer deutlicheren Validierung der Patientenwahrnehmung, weniger Angst vor der Inanspruchnahme des Patienten z. B. mit Telefonkontakten und auch affektiv deutlicheren Interventionen anregen lassen. Auch die Aufklärung des Patienten über die Wirkungsweise seiner Störung könnte eine größere Rolle einnehmen. Ebenso stellt die Ermutigung, die Gegenübertragung direkter einzusetzen, gleichzeitig aber auch einen sportlich-spielerischen Charakter des Dialogs mit einer – wenn notwendig – nachdrücklichen Betonung der *Besorgnis* zu kombinieren, eine wichtige Anregung dar. Und schließlich müssen auch analytische Therapeuten eine Möglichkeit finden, das Erlernen von Fertigkeiten in ihr Therapiekonzept zu integrieren.

Umgekehrt weisen die Stärken psychodynamischer Therapieansätze auf die Schwächen von DBT hin. Der bisher festgestellte Haupteffekt von DBT liegt in der Möglichkeit, selbstdestruktives Verhalten zu begrenzen. Die Merkmale „Depressivität" und „Selbstkonzept" erweisen sich im Bereich von DBT als relativ veränderungsresistent. DBT kann den Therapeuten dazu verführen, dem Patienten vermeintlich immer schon einen Schritt voraus zu sein, und die starke normative Orientierung an „gesunden Verhaltensweisen" muss geradezu die Einschätzung der jeweils spezifischen Psychodynamik des Patienten behindern. Analytische Verfahren sind hier natürlich im Vorteil, weil sie induktiv und rekonstruktiv statt deduktiv arbeiten und immer wieder aufs Neue die subtilen Formen des problematischen Umgangs mit sich und den Objekten im Rahmen einer differenzierten Übertragungsanalyse herausarbeiten.

Der wichtigste *Unterschied zu Linehans Ansatz* besteht darin, dass die maladaptiven Muster des Patienten im Umgang mit sich selbst und anderen als etwas betrachtet werden, das zwangsläufig in der therapeutischen Beziehung aktiviert wird und mit dem am besten dadurch gearbeitet werden kann, dass es als spezifische Übertragung, d. h. Einbeziehung des Therapeuten in die innere Welt des Patienten, betrachtet und gedeutet wird. In Linehans Ansatz hat der Therapeut demgegenüber (ähnlich wie auch in der klassischen Gestalttherapie) die Rolle eines „Coach", der den Patienten begleitet und konfrontiert, aber darum bemüht ist, nicht in die „Szene" des Patienten einbezogen zu werden. Durch die Fokussierung auf das „Hier und Jetzt" des Geschehens einer therapeutischen Beziehung erhält der Patient in der analytischen Therapie die unmittelbare Möglichkeit, seine maladaptiven Muster zu erleben, eine reflektierende Distanz zu ihnen zu entwickeln und durch die Beziehung zum Therapeuten eine andere Vorstellung seiner selbst, der Objekte und der möglichen

Beziehungsmuster zu gewinnen. Weiterhin kann es dadurch auch zu einer *strukturellen Veränderung* kommen: Durch die unmittelbar und emotional erlebte Erfahrung *mit* dem Therapeuten kommt es zu einer Internalisierung dieser Erfahrung und damit zu einer Modifikation der inneren Selbst- und Objektbilder, die schließlich zu einer modifizierten „inneren Welt" des Patienten führen: weniger paranoid, mehr von der Fähigkeit zur Ambivalenz und einer vollständigeren und „milderen" Sicht auf sich und andere geprägt.

Übertragungsfokussierte Psychotherapie und Traumatherapie

Ich habe in der Einleitung zu diesem Buch bereits kurz dargestellt, dass es im Bereich der Borderline-Therapie bei einer zentralen Debatte um die Frage geht, ob Borderline-Störungen, sei es im Sinne des umfassenderen Konzepts der Borderline-Persönlichkeitsorganisation oder der Borderline-Persönlichkeitsstörung im engeren Sinne, wirklich als *Persönlichkeitsstörungen* aufzufassen sind (vgl. Kernberg 2000; Paris 2000) *oder* nicht vielmehr als *chronische Posttraumatische Belastungsstörung* (PTBS), wie es etwa van der Kolk (1999) und Reddemann und Sachsse (2000) vorschlagen. Die Befürworter dieser Hypothese weisen darauf hin, dass etwa 70% der Borderline-Patienten in ihrer Kindheit einen schweren chronischen sexuellen Missbrauch oder schwere körperliche bzw. emotionale Misshandlungen erlitten haben – ein wesentlich höherer Prozentsatz als bei allen anderen Persönlichkeitsstörungen. Aus dieser Perspektive heraus werden viele Borderline-spezifischen Symptome als Ausdruck oder Folge von *dissoziativen Phänomenen* verstanden, die ihrerseits wieder als Abwehrmöglichkeiten der Traumabewältigung dienen. Selbstverletzungen werden als „wirksame" Möglichkeit zur raschen Beendigung dissoziativer Phänomene gesehen, Spaltungsvorgänge als chronifizierte Form von Dissoziationen. Wird die Borderline-Pathologie so im Wesentlichen als eine *Traumapathologie* im Gegensatz zur psychodynamischen Hypothese einer *Entwicklungspathologie* aufgefasst, so hat dies auch bedeutsame Folgen für die Behandlungstechnik: Anstelle von konfliktzentriertem und übertragungsorientiertem Arbeiten geht es nun – gemäß den elaborierten Techniken der Traumatherapie – um ein dreiphasiges Therapiemodell mit dem Erlernen von Stabilisierungstechniken in der ersten Phase, der Traumasynthese, d. h. dem Wiedererinnern und Wiedererleben der traumatischen Situation unter Einschluss aller emotionalen und kognitiven Facetten im Beisein des Therapeuten, in der zweiten Phase und einer Phase der Trauer und Sinnfindung als Abschluss.

Der Therapeut dient nicht als Übertragungsobjekt, sondern mehr – vergleichbar dem Konzept Linehans – als „Coach“, der den Patienten in seiner Auseinandersetzung mit dem Täterintrojekt begleitet. Eine Hereinnahme der Täter-Opfer-Dynamik in die Übertragung sei schädlich, da sie die therapeutische Beziehung übermäßig belaste und statt Beruhigung unnötige Konflikte produziere.

Die Vertreter der psychodynamischen konflikt- und übertragungsorientierten Arbeitsweise (z. B. Dulz u. Jensen 2000; Kernberg 2000; Stone 2000) erkennen die Tatsache der Traumatisierung und die Notwendigkeit einer um die Traumadynamik erweiterten Sichtweise an, sehen Trauma und Traumaverarbeitung aber nur als einen, wenn auch wichtigen Aspekt der Gesamtätiologie der Borderline-Störung (vgl. Kap. 1, S. 15) und sehen große Varianzen innerhalb der Gesamtpopulation der Borderline-Patienten beim Umgang mit dem Trauma und der Verarbeitung des Traumas. Da – nach Kernberg (2000) – das Rollenpaar Opfer-Täter vom Patienten zwangsläufig in seinen Alltags- und damit auch in seiner therapeutischen Beziehung reproduziert wird, ist es unbedingt notwendig, dem Patienten seine Identifikation mit *beiden* Seiten zu vermitteln. Eine einseitige Festlegung des Patienten auf die „Opferseite“ könnte zu einer weiter bestehenden Spaltung und einem unbewusstem Agieren des Täteraspektes beitragen. Speziell die von Kernberg und anderen entwickelte Methode der übertragungsfokussierten Psychotherapie (vgl. Clarkin et al. 2001) mit ihrer Perspektive auf das Erkennen und Deuten dieser Rollenpaare könne dazu beitragen, die z. B. von Sachsse und Reddemann (2000) beklagte „quälende und unproduktive“ Therapie mit Borderline-Patienten erst gar nicht zustande kommen zu lassen.

In meiner *eigenen Bewertung* habe ich den Eindruck, dass die Traumatherapeuten zu Recht auf einen lange Zeit vernachlässigten Aspekt der Borderline-Pathologie hinweisen und dass es in der Tat sinnvoll und notwendig ist, traumaspezifische therapeutische Techniken zu entwickeln. Andererseits scheint auch eine Soziodynamik zu entstehen, wie sie relativ typisch für die Auseinandersetzung zwischen unterschiedlichen therapeutischen Schulen ist: Zunächst dominiert eine etablierte therapeutische Orientierung das Feld (hier die psychodynamische Orientierung mit ihrer jahrzehntelangen psychoanalytischen Erfahrung in der Therapie von schweren Persönlichkeitsstörungen). Neue therapeutische Orientierungen aus anderen Schulen entstehen und weisen zu Recht auf Defizite der das Feld dominierenden Orientierung hin (Linehans DBT auf die Notwendigkeit der Fokussierung der selbstdestruktiven Verhaltensweisen und des Trainings von Fertigkeiten, die Traumatherapie auf die Rolle des Traumas in der Ätiologie und die Notwendigkeit spezifischer Methoden zur Traumabehandlung). Die dominierende Theorie reagiert darauf zumeist mit einer „Immunisierungsstrategie“: „Die neuen Aspekte sind nicht wirklich relevant“ oder „Die neuen Aspekte sind nicht wirklich neu – auch wir haben das immer schon gemacht". Die neuen Orientierungen wiederum reagieren mit einer Gegenentwertung und einer massiven Attacke auf die Entwertung ihres eigenständigen und neuen Beitrages durch die dominierende Theorie. Hinzu kommt meist eine *Überdehnung* des Geltungsbereiches ihrer eigenen Theorie: Die Traumatherapie wird so zu einer Therapie stilisiert, die eigentlich für *alle* Borderline-Patienten notwendig und indiziert ist.

Erst nach einiger Zeit, wenn die Auseinandersetzung an Schärfe verliert, wird es auch möglich, voneinander zu lernen und einen in stärkerem Maße integrativen Standpunkt zu finden.

Im Sinne eines solchen *integrativen* Standpunktes habe ich den Eindruck, dass beide Seiten zum Teil über verschiedene *Subpopulationen* von Borderline-Patienten sprechen:

- Ohne mich hier auf Prozentzahlen festlegen zu können, gibt es sicherlich eine Population von phänotypisch als Borderline-Patienten erscheinenden Patienten mit einer komplexen chronischen Posttraumatischen Belastungsstörung, die nach einer Traumatherapie nicht mehr als Borderline-Patienten imponieren würden und somit in Gefahr sind, ohne diese Behandlung zu Unrecht als solche diagnostiziert zu werden; hier handelt es sich um Patienten, die vor allen Dingen durch dissoziative Mechanismen, selbstverletzendes Verhalten sowie hohe Angst und Depressivität auffallen, aber weniger durch die in Kap. 1 beschriebenen Borderline-spezifischen Objektbeziehungsmuster. So können sie auf der symptomatischen Oberfläche zunächst wie Borderline-Patienten wirken, sie sind aber in der Kontaktgestaltung kontinuierlicher und weniger destruktiv, stimmungsabhängig und projektiv als Patienten mit einer Borderline-Persönlichkeitsorganisation. Eine Ähnlichkeit kann allerdings darin bestehen, dass paranoide Eigenschaften stark ausgeprägt sind.
- Daneben gibt es eine Gruppe von Borderline-Patienten, die als Teil ihrer Gesamtpathologie, also zusätzlich zu ihrer Persönlichkeitsstörung, eine Posttraumatische Belastungsstörung aufweisen und von einer spezifischen Traumatherapie deutlich profitieren bzw. ohne diese in ihrer Entwicklung stagnieren würden.
- Weiterhin existiert eine Subgruppe von Borderline-Patienten, die zwar Traumata erlebt haben, ohne aber ein Posttraumatisches Belastungssyndrom entwickelt zu haben, und die von einer übertragungsfokussierten psychodynamischen Psychotherapie, wie sie in diesem Buch beschrieben wird, am besten profitieren.
- Und schließlich findet sich eine Gruppe von Borderline-Patienten, die zwar schwierige und belastende Familiensituationen, aber in ihrer Geschichte keine Traumata im engeren Sinne aufweisen und für die ebenfalls eine spezifische störungsorientierte psychodynamische Psychotherapie indiziert ist.

- Es ergibt sich somit eine Subgruppe mit einer deutlichen Überschneidung: Die Patienten mit einer Borderline-Persönlichkeitsstörung *und* einem Posttraumatischen Belastungssyndrom. Hier kann es in vielen Fällen indiziert sein, *beide* Behandlungsformen hintereinander anzuwenden. Eine gleichzeitige Anwendung von übertragungsfokussierter psychodynamischer Therapie und Traumatherapie erscheint als nicht sinnvoll. Stehen selbstdestruktives, selbst verletztendes und massiv agierendes Verhalten im Vordergrund, so erscheint es als sinnvoll, zunächst eine störungsorientierte psychodynamische oder dialektisch-behaviorale Therapiephase zu beginnen, um dem Patienten zu helfen, sein selbstdestruktives und Therapie-gefährdendes Verhalten einzudämmen und soweit zu einer therapeutischen Arbeitsbeziehung in der Lage zu sein, um von einer Traumatherapie profitieren zu können. Ist dieses Therapieziel erreicht, kann sich eine Traumatherapie anschließen, und es kann eine beziehungsorientierte psychodynamische Therapie als dritte Phase hinzukommen. Steht bei einem Borderline-Patienten dagegen die Traumadynamik mit Flashbacks, massiven Dissoziationen und Konstriktionen im Vordergrund, bei gleichzeitig guter Fähigkeit, sich auf eine therapeutische Arbeitsbeziehung einzulassen, sollte man initial mit einer Traumatherapie beginnen und sie dann bei Bedarf mit einer beziehungs- und konfliktorientierten psychodynamischen Therapie fortführen.

Erschwert wird die Entscheidung für die richtige Strategie durch eine häufige *Abwehrdynamik*: Eine Subgruppe von Borderline-Patienten leidet zwar *primär* unter traumatischen Erfahrungen, benutzt diese aber *sekundär* zu Abwehrzwecken. Diese Patienten identifizieren sich mit ihrer Rolle als „Trauma-Opfer“, führen diese Identität gleichsam wie ein Banner vor sich her und definieren sich in Kontakten weit gehend über diese Problematik. Sie werden zu *Experten* für dissoziative Symptome und stellen sicherlich einen nicht unbeträchtlichen Teil der Patienten mit einer so genannten „Multiplen Persönlichkeit“. Die Rolle „Trauma-Opfer“ oder „Multiple“ kann als Ersatz-Identität oft nur schwer aufgegeben werden – umso wichtiger ist es für den Therapeuten, *primär-authentisches Erleben* und *sekundär-manipulativen Einbau* dieses Erlebens in eine *Abwehrorganisation* zu unterscheiden und zu deuten.

Um *Differenzialindikationen* gut stellen zu können, erscheint es mir unbedingt notwendig, dass sich kognitiv-behaviorale und psychodynamische Therapeuten, die nicht schwerpunktmäßig als Traumatherapeuten arbeiten, auch mit der Differenzialdiagnostik Posttraumatischer Belastungsstörungen und den Grundsätzen der Traumatherapie vertraut machen. Auch in einer „normalen“ psychodynamischen Psychotherapie von Borderline-Patienten wird es immer wieder die Situation geben, in der ein Patient von massiven Affekten, Erinnerungen oder Impulsen überschwemmt wird. Hier erweisen sich die spezifischen Stabilisierungsmethoden der Traumatherapie (z. B. „Tresor", „sicherer innerer Ort", „innere Helfer", Distanzierung vom Erleben durch Videotechnik – vgl. Reddemann u. Sachsse 2000) als hilfreiche Methoden, um zu einer Ich-Stärkung, Stabilisierung und Stärkung des beobachtenden Ich-Anteils beizutragen.

Eine stärkere Offenheit auch psychodynamisch orientierter Therapeuten gegenüber Grundgedanken der dialektisch-behavioralen Therapie oder der Traumatherapie hilft sowohl unseren Patienten als auch der eigenen Kompetenzentwicklung – umgekehrt gilt das Gleiche für Verhaltens- oder Traumatherapeuten!

4 TFP und DBT im Dialog

(zusammen mit Markus Reicherzer)

Einführung

In diesem Kapitel, das neu für die zweite Auflage dieses Buches geschrieben wurde, möchten Markus Reicherzer und ich den Vergleich zwischen TFP und DBT, wie ich ihn zusammen mit Corinna Wernz in Kapitel 3 begonnen hatte, vertiefen. „TFP und DBT im Dialog“ heißt dieses Kapitel, weil es aus einem tatsächlichen Dialog zwischen Markus Reicherzer, ausgebildetem DBT-Therapeut und Trainer, und mir entstanden ist. Anlass der Zusammenarbeit war die in Deutschland erstmalige Kombination einer DBT-Fertigkeitengruppe, die von Markus Reicherzer und Jadwiga Dutsch geleitet wurden, mit TFP-Einzeltherapie. Die Gruppe der Einzeltherapeuten wurde von Claudia Bailer und mir supervidiert. In einer gemeinsamen Intervisionsgruppe wurde die Zusammenarbeit aufeinander abgestimmt.

Im Rahmen einer Diskussion über Stärken und Schwächen der verschiedenen Behandlungsverfahren ist naheliegend, auch über potenzielle synergistische Momente nachzudenken. Während berufspolitische und wissenschaftliche Interessen eher eine Konkurrenzsituation schaffen, stellt die praktische Arbeit der Kliniker einen Brückenschlag zwischen den therapeutischen Schulen her. Ein Vergleich beider Therapieverfahren erscheint in mehrerer Hinsicht sinnvoll. Erst bei genauerer Betrachtung der Unterschiede der jeweiligen Verfahrung kann es möglich werden *Differenzialindikationen* zu entwickeln. Eine Klärung und Verdeutlichung der Differenzen beider störungsspezifischen Verfahren kann helfen, die *verfahrensimmanenten Wirkfaktoren* zu betonen und verhindern, Grundprinzipien unüberlegt zu verlassen („Da wo DBT bzw. TFP drauf steht, ist auch DBT/TFP drin.“). Es wird zukünftig immer bedeutsamer werden, nicht zuletzt vor dem Hintergrund unserer derzeitigen Situation im Gesundheitssystem, die Wirksamkeit der Therapieverfahren empirisch nachzuweisen. Dies kann nur gelingen, wenn solche Grundprinzipien, Rahmenbedingungen und Regeln eingehalten werden. Zum anderen zwingt uns ein Vergleich zu einer intensiveren Beschäftigung mit dem jeweils anderen Verfahren. Unser gemeinsames Projekt war geprägt von gegenseitigem Interesse, Neugier und selbstkritischer Reflexion. Wir denken, dass der Blick über den eigenen Tellerrand die Möglichkeit neuer vielleicht noch effektiverer Wege oder aber nützliche *Modifikationen* der jeweiligen Therapieverfahren mit sich bringen kann. Manch theoretischer Unterschied mag sich zudem auf einer therapeutischen Handlungsebene als relativ unbedeutend herausstellen.

Charakteristika von TFP und DBT

Gemeinsamkeiten

Zunächst möchten wir einige grundlegende *Gemeinsamkeiten* beider Verfahren hervorheben: Beide Verfahren verbinden eine starke Strukturierung der Therapie mit einer hohen Therapeutenaktivität und Beziehungsorientierung. Die Strukturierung der Therapie umfasst vor allen Dingen klare *Rahmenbedingungen* und *Vereinbarungen*, eine *Fokussierung* auf selbst- und fremddestruktive Handlungen sowie eine Hierarchie der Dringlichkeit der zu behandelnden Themen in der Stunde.

Die hohe Beziehungsintensität (Stundenfrequenz von –ein bis zwei Einzelstunden pro Woche, teilweise Telefonkontakt, dialogische Struktur der Stunde mit raschem Eingehen auf den Patienten und Aufgreifen von dessen Beiträgen) „hält“ den Patienten in der Therapie, motiviert ihn zum Verzicht auf spannungsreduzierende selbstschädigende Verhaltensweisen und hilft bei der Etablierung neuer Beziehungserfahrungen, die den alten verinnerlichten Mustern entgegengestellt werden können.

In beiden Verfahren ist der gesunde Ich-Anteil des Patienten Adressat der Interventionen. Seine Kooperation wird immer wieder gesucht, die Verbindung mit ihm hervorgehoben (TFP z.B.: „Haben Sie nicht auch den Eindruck, dass ...“, „Dieses Problem müssen wir zusammen noch lösen ...“, „Hier gibt es einen Konflikt in Ihnen zwischen der Seite, die sich verändern will, und der Seite, die scheinbar aus guten Gründen an der Bulimie festhalten will!“ – DBT z.B.: „Ich kann Ihnen zeigen, wie man mit Schwierigkeiten am Berg umgehen kann, über ihn gehen müssen Sie jedoch selbst!“, „Wie haben Sie es diesmal geschafft, nicht davonzulaufen?“). Die Etablierung,

Pflege und Wiederherstellung des *Arbeitsbündnisses* spielt so eine größere Rolle als in der Therapie mit neurotischen oder psychotischen Patienten. Weiterhin bemühen sich beide Verfahren fortwährend um die *Balance* zwischen unterschiedlichen Polen: zum Beispiel die notwendige Flexibilität bei gleichzeitiger Strukturiertheit des Settings, Konfrontation problematischer Verhaltensweisen und Würdigung von Ängsten und Abwehrnotwendigkeiten (in der DBT: Veränderungsorientierung und Validierung). Schließlich kann man in beiden Verfahren einen Dreischritt von *Stabilisierung* (durch Begrenzung selbst- und therapiegefährdenden Verhaltens bzw. Förderung angemessener Bewältigungsmöglichkeiten), *Konfrontation* (mit abgespaltenen destruktiven Anteilen) und *Integration* (durch Gegenüberstellung der unterschiedlichen inneren Strebungen und Anteile) feststellen (vgl. hierzu auch Dammann 2004).

Diese Gemeinsamkeiten scheinen uns die herkunftsunabhängige *Basis* einer störungsorientierten Borderline-Therapie zu bilden und dürften vermutlich auch für den größten Varianzanteil der Wirksamkeit einer störungsorientierten Borderline-Therapie – egal welcher Schulrichtung – verantwortlich sein.

Konzeptueller Hintergrund

Zunächst sind beide Verfahren in ihrer Spezifität von der Herkunft aus ihren jeweiligen Therapieschulen her zu verstehen. *DBT* ist vom Grundverständnis her verhaltenstherapeutisch, indem sie auf lerntheoretische Grundlagen, Vermittlung von Fertigkeiten und das zentrale Instrument der Verhaltensanalyse zurückgreift; gleichzeitig überschreitet sie die Grenzen der klassischen Verhaltenstherapie durch die starke Arbeit auf der Beziehungsebene, die Nutzung unterschiedlicher therapeutischer Techniken benachbarter Therapieschulen (z.B. Hypnotherapie) und die spirituelle Dimension der Zen-buddhistischen Orientierung. *TFP* wiederum stellt eine Ich-psychologisch-objektbeziehungstheoretische Variante psychoanalytischer Psychotherapie dar. Die Verpflichtung der Ich-Psychologie gegenüber ist an der Bedeutung des Konzeptes der technischen Neutralität, der Zentralstellung der Deutung und dem Ausschluss supportiver Maßnahmen abzulesen. Der Einfluss der englischen Objektbeziehungstheorie ist vor allen Dingen in der Konzeptualisierung früher Abwehrmechanismen (Spaltung und projektive Identifizierung) sowie der Rolle der frühen Ängste und der inneren Destruktivität festzustellen. Angesichts dieser Tradition ist der Behandlungsstil jedoch ungewöhnlich aktiv, immer wieder fokussierend und – vor allen Dingen in Krisensituationen – weitaus strukturierender, begrenzender und konfrontierender als es im psychoanalytischen „mainstream“ üblich ist.

Stärken und Schwächen

Aus diesen unterschiedlichen Traditionen lassen sich nun auch die jeweiligen Stärken und Schwächen besser verstehen.

Die *Stärke der DBT* ist das starke partnerschaftliche Angebot, das dem Patienten gemacht wird. Der Patient wird als „mündiges Gegenüber" über seine Störung nach einem sozio-neurobiologischen Modell aufgeklärt und zum Experten seiner „Emotionsregulationsstörung" gemacht. Es ist gewissermaßen ein Kunstgriff, das „medizinische Krankheitsmodell" zur Distanzierung und damit zum Schutz vor Beschämungsgefühlen zu nutzen: Die Borderline-Störung wird – ähnlich wie zum Beispiel ein Diabetes – als quasi organische Störung oder Defekt gesehen, mit dem entsprechend „vernünftig" umgegangen werden muss. Durch diesen Kunstgriff erlebt der Patient eine Erweiterung seiner Handlungskompetenz (locus of control) anstelle des vorher überwiegenden Gefühls, Gefühlsschwankungen und Handlungsimpulsen passiv ausgeliefert zu sein (vgl. Dammann 2001, S. 240). Diesem Vorteil steht allerdings auch ein Nachteil gegenüber: Das Etikett „Borderline", das zunächst wie ein Makel erscheinen konnte, kann manchmal zu etwas wie einem Vorzug, etwas Besonderem werden, einer „Borderline-Identität" eben, an der – gerade weil sie identitätsstiftend ist – auch festgehalten wird.

Krankheitsaufklärung wird im Rahmen der TFP ansatzweise, aber nicht mit der gleichen Systematik gemacht – hier geht es eher darum, dem Patienten frühzeitig zu vermitteln, wie die Tatsache, dass eigene polarisierte und abgespaltene Anteile nicht integriert sind und sich in Beziehungen in heftigen und abrupten Wechseln zeigen, als typische „Borderline-Problematik" zu den kontinuierlichen Schwierigkeiten des Patienten führen. Die Stärke der TFP liegt also darin, dass der Fokus auf das interpersonelle Geschehen gerichtet wird, destruktive Anteile benannt werden und der Therapeut mit dem Patienten zusammen die innere Bühne seiner Objektbeziehungen mit all ihren Protagonisten beschreibt und damit zur Integration und einer strukturellen Veränderung beiträgt. Der Fokus ist hier also – im Gegensatz zu DBT – klar auf eine strukturelle Veränderung gerichtet; diese soll erreicht werden durch eine kontinuierliche Konfrontation mit den Verzerrungen, die durch die Übertragung aus der Innenwelt auf die Außenwelt passieren. Die *Stärke der TFP* liegt somit sicher in der starken Beziehungs- und Übertragungsorientierung, die hier die ganze Differenziertheit der Psychoanalyse in der Wahrnehmung, Benennung und Beschreibung des interpersonellen Beziehungsgeschehens einsetzt. Dementsprechend haben wir den Eindruck, dass z.B. Borderline-Patienten mit stark narzisstischen Zügen besser von TFP als von DBT profitieren können, während Patienten mit suchtartiger Selbstschädigung und Verhaltensexzessen durch das Fertigkeitentraining der DBT sicher eine wertvolle zusätzliche Hilfe bekommen, die in der TFP in dieser Weise nicht geboten wird. Überhaupt erscheint uns, dass die Ich-psychologische, letztlich noch vom Eissler'schen Parameterdenken geprägte Herkunft der TFP zu einer unnötigen Geringschätzung supportiver Maßnahmen zugunsten einer Überhöhung der „reinen Deutung" führt. Relevanter wäre hier die Unterscheidung, ob eine konkrete Hilfestellung, die Vermittlung einer Fertigkeit, ein konkreter Hinweis, eine deutliche Anerkennung oder Telefonkontakte einer notwendigen Ich-Stärkung im Dienste des therapeutischen Fortschritts dienen oder ob sie als Gegenübertragungsagieren, z.B. im Sinne der unreflektierten Förderung von Abhängigkeitswünschen und der Vermeidung negativer Übertragungsmanifestationen, zu verstehen sind.

Insgesamt gesehen haben wir den Eindruck, dass bei ausreichend motivierten, stark selbstschädigenden, suchtartig agierenden Borderline-Patienten die *DBT* in der *ersten Behandlungsphase* Vorteile hat. Die auch in diesem Artikel beschriebene starke Verknüpfung von Fertigkeitentraining und Einzeltherapie, die Selbstreflexion mit dem Medium der Verhaltensanalyse, die starke Aufforderung zum Üben und zum Rückgriff auf gelernte Fertigkeiten in Krisensituationen mobilisieren mehr Ressourcen des Patienten als in der klassischen TFP. Dagegen wirkt die zweite und dritte Phase der Borderline-Behandlung innerhalb der DBT weniger ausgestaltet. Hier kann es dann passieren, dass die subtileren Formen des Widerstands und der starken Besetzung auch destruktiver Verhaltensweisen im Rahmen der DBT nur schwer konzeptualisiert und konfrontiert werden können. Was zunächst die Stärke der DBT darstellt – nämlich die Störung als externes Objekt zu behandeln, auf das sich Therapeut und Patient beziehen, kann nun zu einer Beschränkung werden: Die DBT läuft hier Gefahr, die Chance der Arbeit auf der Beziehungsebene nicht ausreichend zu nutzen.

In der *mittleren und späten Behandlungsphase* hat wiederum die *TFP* ihre besonderen Stärken, da sie kontinuierlich den strukturellen Wandel, die Identitätsdiffusion und die vielfältigen Formen der Objektmanipulation thematisiert. Hier kommen der lange Atem psychoanalytisch geschulter Therapeuten und die Bereitschaft und Fähigkeit, sich immer wieder verwickeln zu lassen, diese Verwicklung zu erkennen und sie als weiteres Material für die „Beziehungsanalyse" zu nutzen, zur Geltung. Die konzeptuell bedingte Negierung des Phänomens der Übertragung in der DBT erweist sich unseres Erachtens hier als ähnlich starkes Hemmnis für die Entwicklung der therapeutischen Technik wie das Beharren der TFP auf der Annahme, dass intensive übertragungsfokussierte Deutungen alleine Verhaltensänderungen bewirken können, sodass Defizite in Fertigkeiten wie Selbstregulation von Affekten und Selbstberuhigung nicht als eigenständiges Problem gesehen werden.

Die Integration einer DBT-Fertigkeitengruppe in eine TFP-Einzeltherapie

In den Jahren 2001 und 2002 unternahmen wir (eine ausführliche Darstellung der Pilotstudie findet sich bei Reicherzer, Kraemer 2004) den Versuch, eine TFP Einzeltherapie um das Fertigkeitentraining zu ergänzen.

Ausgehend von der Überlegung, dass die TFP einen defizitären Störungsaspekt nicht berücksichtigt, lag hier eine Komplettierung nahe. Das Fertigkeitentraining der DBT bietet in den vier funktionellen Bereichen, der Achtsamkeit, dem Umgang mit Gefühlen, den zwischenmenschlichen Fertigkeiten und der Stresstoleranz ein umfassendes Paket, welches eben jenen Defiziten begegnet.

In die Studie wurden acht Patientinnen aufgenommen, von denen sieben sich unterschiedlich lang in ambulanter psychodynamischer Psychotherapie befanden. Die Einzeltherapeuten wurden regelmäßig supervidiert. Das Fertigkeitentraining lehnte sich sehr eng an das Trainingsmanual von Marsha Linehan an. Ebenfall regelmäßig fand eine Intervision der Einzeltherapeuten und Fertigkeitentrainer statt, um auftretende Schwierigkeiten rechtzeitig identifizieren zu können und an ihrer Lösung zu arbeiten. Ziel der Pilotstudie war es, die Machbarkeit einer solchen Integration zu überprüfen und konsekutiv notwendige Modifikationen der einzelnen Elemente zu diskutieren.

Einzeltherapeuten und Gruppentrainer erwiesen sich als interessiert und aufgeschlossen gegenüber der Arbeit des jeweils anderen Verfahrens, in der Einschätzung der Dynamik zwischen therapeutischem System (Einzeltherapeuten und Gruppentrainern) und Patientensystem (Einzeltherapien und Fertigkeitentraining) bestand eine hohe Übereinstimmung. Als schwierig erwies sich jedoch die notwendige *Vernetzung* der beiden Verfahren: Die Patienten versuchten immer wieder, aus der Trainingsgruppe eine Therapiegruppe mit der Besprechung von Krisen und der Klärung von Beziehungen zu machen und die Einzeltherapeuten hatten noch keine Systematik, die Übungen der Fertigkeitengruppe in ihren Stunden aufzugreifen und zu nutzen.

Folgende *Konsequenzen* ergeben sich daher für einen neuen, verbesserten Durchlauf eines solchen Experiments: Eine wesentliche Voraussetzung für eine fruchtbare Kombination ist *Flexibilität* auf Seiten der Therapeuten und Trainer. So können Unsicherheiten im eigenen Verfahren eine überzogene „Manualtreue“ nach sich ziehen, die einen kreativen Umgang mit der integrativen Aufgabe verhindern. Hilfreich scheint ein gewisses Maß an therapeutischer Freiheit auf dem Boden einer soliden theoretischen und praktischen Sicherheit bezüglich des eigenen Konzeptes.

Mangelndes Wissen auf Seiten der Therapeuten bezüglich des komplementären Verfahrens schwächen die jeweiligen therapeutischen Positionen. Es kann, ähnlich der Situation der Patienten selbst, als latentes Defizit verstanden werden und einen deutlichen Verlust an Effizienz bedeuten. Ganz im Sinne maximaler Effektivität sollte auch der Einzeltherapeut seine Patienten über das Fertigkeitentraining informieren und betonen, weshalb diese Therapieergänzung wichtig und sinnvoll ist. Er sollte zum Ausdruck bringen, dass er über die Inhalte des Trainings Bescheid weiß und von dessen Effektivität überzeugt ist.

Eng damit verbunden, muss die dem Patienten zu vermittelnde *Grundhaltung* gegenüber dem therapeutischen Prozess in den Fokus des therapeutischen Integrationsversuches gerückt werden. So werden *motivationale Aspekte* von den einzelnen Schulen unterschiedlich gehandhabt. DBT legt dabei großen Wert darauf, dass neu erlernte Fertigkeiten generalisiert werden und der Patient eine kontinuierliche Achtsamkeit gegenüber der inneren Verpflichtung, sich verändern zu wollen, aufrechterhält. Die stete Erneuerung dieser Verpflichtung so wie die Ermutigung, einen neuen Weg einzuschlagen, sind ein grundsätzliches Merkmal der DBT.

TFP steht hier noch stärker in der psychoanalytischen Tradition der freien Assoziation und der Konzentration auf das Geschehen *innerhalb* der Behandlungsstunde: Der Patient soll frei über die Themen seiner Wahl berichten, der Therapeut deutet mangelnden Einsatz für eine Veränderung z.B. als selbstschädigendes Verhalten, als ein Festhalten an inneren Objekten oder Mustern, die zwar schädigend sind, aber auch Sicherheit geben. Auf der Übertragungsebene wird er z.B. deuten, dass der Patient seine eigenen aktiven, eine Veränderung wünschenden Anteile an den Therapeuten delegiert, oder z.B. einen letztlich selbstdestruktiven Triumph darin genießt, den Therapeuten ohnmächtig zu machen. Bleiben solche interpretativen Bemühungen fruchtlos, rekurriert der Therapeut auf den Rahmen der Behandlung, die Behandlungsvereinbarung, in der das Commitment von Patient und Therapeut für eine Veränderung festgelegt ist. In der Praxis erweisen sich TFP-Therapeuten aber als geduldiger und abwartender gegenüber mangelndem Engagement des Patienten, als dies in der DBT üblich ist. Gerade aber die Einführung *eigenständiger Aktivitäten* des Patienten *außerhalb* der Therapiestunden (z.B. Übung von Fertigkeiten, Führen von Tagebüchern und Diarycards, Besuch von Selbsthilfegruppen) erfordert einen kontinuierlichen Fokus auf die Motivation des Patienten, *praktisch* an seiner Veränderung zu arbeiten. Borderline-Patienten entwickeln hier oft einen besonderen Widerstand, da dieses eigenständige Üben zum einen die Ich-Schwäche mit geringer Frustrations- und Spannungstoleranz aktiviert, zum anderen aber auch den Patienten in dem Wunsch frustriert, alleine durch eine symbiotische Nähe zum Therapeuten geheilt zu werden, ja geradezu ein Anrecht auf die Aktivität der Umwelt als Wiedergutmachung zu haben. Um bestehenden Defiziten wirkungsvoll zu begegnen, ist daher insbesondere zu Beginn einer Therapie die Einnahme einer solchen *aktiveren Haltung* bzw. das Verlassen der neutralen Position der analytischen Haltung sinnvoll und notwendig.

Klarheit muss herrschen über spezifische Regeln, Rahmenbedingungen und Behandlungsalgorithmen. Fehlende Absprachen und ungenügende Transparenz des integrativen Konzepts für den Patienten bereitet den Boden für mögliche Spaltungsprozesse und Therapie gefährdendes Verhalten.

Als eine wichtige Neuerung möchten wir vorschlagen, in Zukunft bei einer Kombination der Einzeltherapie mit einem Fertigkeitentraining das Instrument des *Wochenprotokolls* zu integrieren, um bei Beginn der Behandlungsstunde die Verbindung zum Fertigkeitentraining aktiv und klar herzustellen. In der Praxis könnte dies so aussehen, dass in der ersten der beiden wöchentliche TFP-Stunden der Patient sein Wochenprotokoll („Diarycard“) mitbringt, sodass Patient wie Therapeut rasch sehen können, welche problematischen Verhaltenweisen in der letzten Woche vom Patienten beobachtet wurden, welche emotionalen Befindlichkeiten dabei wichtig waren, und schließlich, welche Fertigkeiten er erprobt hat bzw. welche hätten angewendet werden können. Aus dieser Sichtung kann sich dann der Fokus für den ersten Teil der Behandlungsstunde ergeben. Dies ist kompatibel mit dem Prinzip der therapeutischen Rangreihe in der TFP und würde vielen Patienten zudem den Einstieg in die Stunde erleichtern. Im weiteren Verlauf der Behandlungsstunde kann dann der Modus des übertragungsfokussierten Arbeitens wieder in den Vordergrund treten.

Genauso wichtig wäre die aktive Vereinbarung in der Einzeltherapie, bestimmte Fertigkeiten in besprochenen Problemsituationen zu üben. Dies steht in Konflikt mit den Grundsätzen der TFP, möglichst keine supportiven Maßnahmen anzuwenden. Wir haben aber weiter oben schon ausgeführt, dass wir diesen generellen Grundsatz für ein Entwicklungshindernis der TFP halten.

Ausblick

Manches im Tenor der vorangegangenen Abschnitte verlangt förmlich nach einer Integration von Aspekten von DBT und TFP im Sinne einer allgemeinen Psychotherapie der Borderline-Störungen (vgl. auch Dammann 2001). Unser Versuch der Kombination von TFP-Einzeltherapie und DBT-Fertigkeitentraining ging in diese Richtung. Andererseits verlangen manualisierte Therapien auch eine gewisse Manualtreue und speziell die weitere empirische Forschung wird gerade im Vergleich der beiden Therapieverfahren eine Eindeutigkeit der Zuordnung fördern. Wir halten es aber trotzdem für wichtig, auf die jeweiligen blinden Flecken der Methoden hinzuweisen und eine Integration oder eigenständige Entwicklung der fehlenden Bestandteile anzuregen. Forschungsprojekte müssten klären, wie es sich mit den Abbrechern in beiden Therapieverfahren verhält – die meisten Forschungsdesigns berücksichtigen hier aber nur die Patienten, die eine Mindestzeit in einem Projekt geblieben sind; hier müsste deutlicher werden, welche Patienten bei Therapeuten mit welcher methodischen Grundorientierung jeweils besser „andocken“ können. Unsere Vermutung geht dahin, dass Patienten mit einer starken Beziehungsorientierung sich tendenziell in TFP wohler fühlen, während Patienten mit einer starken Handlungsorientierung Sicherheit eher in der DBT finden.

Weiterhin wäre zu wünschen, dass sich Therapeuten und Forscher in *beiden* Therapieverfahren so gut auskennen, dass sie vorurteilsfrei damit experimentieren können, und ausprobieren, was sich als sinnvoll erweist. Wie oben bereits deutlich wurde, könnte das beispielsweise heißen, in einer ersten Behandlungsphase (Etablierung einer äußeren Struktur) stärker Methoden der DBT zu nutzen, während in den folgenden Phasen (Veränderung der internalisierten Objektbeziehungsmuster, Integration unterschiedlicher Affekte und Teilobjektbeziehungen) Methoden der TFP genutzt werden könnten. Um sich in der jeweils anderen Methode orientieren zu können, sollten in die Ausbildungsgänge auch Module der jeweils anderen Methode integriert werden – in der Ausbildung des Münchner TFP-Institutes wurde dies bereits verwirklicht.

Schließlich scheint es uns an der Zeit, in Forschungsprojekten und interkollegialen Arbeitsgruppen anhand der konkreten Analyse videodokumentierter Behandlungsstunden Interventionstechniken und ihre Wirkung kennen zu lernen und zu überprüfen. Die Neugier zu fragen: „Wie habt ihr das gemacht?“, „Warum wirkt das hier?“, „Was würdet ihr hier sagen?“, könnte dabei ein wichtiges Agens sein.

5 Die spezifischen Aufgaben des Borderline-Therapeuten: die Balance zwischen persönlichem Engagement und reflektierender Distanz

Einführung

Die Arbeit mit Borderline-Patienten gilt als schwierig, belastend und bringt Therapeuten an die Grenzen ihrer Fähigkeiten; gleichzeitig übt sie auf viele Therapeuten einen eigentümlichen Reiz aus und ermöglicht eine besondere Intensität des gemeinsamen Erlebens und Nachdenkens, die Erfahrung vielfältiger Emotionen, starker Verbundenheit, aber auch existenzieller Einsamkeit, wie es in anderen Therapien oder Alltagsbeziehungen nur selten der Fall ist. Insofern lässt sich aus der Therapie mit Borderline-Patienten vieles über die eigene Person und über die Therapie mit anderen Patienten mit einer eher neurotischen Persönlichkeitsorganisation lernen. Neben Momenten von Niedergeschlagenheit, Lähmung und Ohnmachtsgefühlen können auch Momente gelingender Beziehung und Erkenntnis in besonders befriedigender Weise erlebt werden.

In der Folge sollen zunächst einige Überlegungen darüber angestellt werden, was die *persönliche Motivation* von Therapeuten sein könnte, mit Borderline-Patienten zu arbeiten, und ob es so etwas wie eine *gemeinsame Haltung* von Borderline-Therapeuten über die verschiedenen Schulrichtungen hinweg gibt; im Anschluss daran sollen anhand einer knappen Literaturübersicht Basisvariablen der therapeutischen Beziehung in der Arbeit mit Borderline-Patienten herausgearbeitet werden. Im Hauptteil der Arbeit werden dann Fallbeispiele aus eigenen Therapien und Supervisionssitzungen dargestellt und grundlegende behandlungstechnische Aufgaben des Borderline-Therapeuten praxisnah beschrieben.

Die Person des Borderline-Therapeuten und seine Haltung

Es bietet sich an, darüber zu nachzudenken, warum manche Therapeuten gerne mit Borderline-Patienten arbeiten, während andere dies eher zu vermeiden suchen. Auf einer bewusstseinsnahen Ebene kann man rasch Gründe dafür nennen: etwa die große Herausforderung oder den Wunsch, sich als erfolgreicher Therapeut besonders schwieriger Patienten fühlen zu können. Auf einer weniger bewussten Ebene gibt es eine Vielzahl möglicher weiterer Gründe. Zum einen kommen sicherlich immer wieder Borderline-Therapeuten vor, die früher selbst einmal unter einer Borderline-Struktur zu leiden hatten und im Rahmen einer erfolgreichen Therapie und/oder lebensgeschichtlichen Entwicklung zu einem reiferen neurotischen Niveau der Persönlichkeitsorganisation kommen konnten. In vielen Fällen haben sie aber das besondere Verständnis und Gespür für das Lebens- und Beziehungsgefühl von Borderline-Patienten behalten, sodass sie sich einerseits besonders gut identifizieren, andererseits aber auch die kommunikativen „Tricks“ dieser Patienten besonders gut durchschauen können. Dies entspricht der Erfahrung, die uns von Selbsthilfegruppen oder Suchtkliniken vertraut ist: dass ehemalige „Abhängige“ selbst zu erfolgreichen Therapeuten werden können. Auf diese Weise können besondere identifikatorische Fähigkeiten therapeutisch genutzt und problematische eigene, z. B. destruktive Selbstanteile weiterhin projektiv in Schach gehalten werden.

Generell kann man davon ausgehen, dass Therapeuten ein besonders starkes Bedürfnis nach *Reparation* (Klein 1940), also nach der Wiederherstellung eines beschädigten oder zerstörten inneren Objektes haben. Vermutlich haben viele Therapeuten lebensgeschichtlich bedingt das Bedürfnis, ein „beschädigtes“ inneres elterliches Objekt „in Therapie zu bringen“ (Rey 1988).

Während also die idealtypisch erste Gruppe der Therapeuten eher beschädigte *Selbst-Aspekte* im Patienten wiederherstellt, sind es bei einer idealtypisch zweiten Gruppe von Therapeuten beschädigte *Objektaspekte*, die geheilt werden sollen. Wahrscheinlich ist es die Erfahrung mit einem Borderline-ähnlichen Elternteil oder anderen frühen Objekten, die in besonderer

Weise depressiv, unzugänglich, unberechenbar, psychisch jedenfalls nicht ausreichend verfügbar waren, die den unbewussten Ansporn bilden können, sich mit diesen schwierigen Patienten so intensiv zu befassen. Der beständige „Kampf" mit dem Borderline-Patienten um eine *gute* Beziehung wird so vermutlich zumindest teilweise von dem Bedürfnis motiviert, auf der Ebene der eigenen inneren Objektbeziehungen die Beziehung zum elterlichen Objekt zu beleben und wiederherzustellen, und zwar diesmal aus einer aktiven Position heraus.

Schließlich kann das Erleben starker positiver und negativer Gefühle in der Beziehung zum Patienten – bei aller Belastung – gerade bei Therapeuten, die selbst eher introvertiert und im Gefühlsausdruck zurückgenommen sind, eine quasi „ansteckende", vitalisierende und durch die in der Gegenübertragung mobilisierten Gefühle antidepressive Wirkung haben.

Die *Chancen* solcher Motivationen zum Borderline-Therapeuten liegen auf der Hand: Vorbewusste Bedürfnisse nach Wiederherstellung beschädigter Selbst- oder Objektaspekte bzw. nach einer affektiven Vitalisierung durch den Patienten erhöhen die notwendige Zähigkeit und Ausdauer in der oft langwierigen Auseinandersetzung mit Borderline-Patienten um gesündere Formen des Selbstbezugs und des Beziehungserlebens. Aber auch die *Gefahren* sind nicht zu übersehen: Bleiben diese Motivationen unbewusst, so kann z. B. die Genesung des Patienten zu dringend gewünscht und damit seine Angst vor Veränderung und Entwicklung übergangen werden (vgl. Kap. 1, S. 37); ebenso können rigide bis sadistische oder masochistische Persönlichkeitsanteile agiert werden bzw. kann der Patient durch zu starke eigene Bedürfnisse des Therapeuten narzisstisch missbraucht werden (vgl. auch Reimer 2000).

Neben solchen vermutbaren unbewussten oder vorbewussten Motivationen von Borderline-Therapeuten kann man feststellen, dass „gute" Borderline-Therapeuten auch ganz unterschiedlicher Schulrichtungen hohe Gemeinsamkeiten in ihrer *therapeutischen Haltung* und ihrem therapeutischen Stil aufweisen. So fällt auf, dass sowohl die Verhaltenstherapeutin Marsha Linehan, der Psychoanalytiker Otto F. Kernberg als auch Protagonisten einer Tradition der humanistischen Psychologie (vgl. Stauss 1993; Votsmeier 1998) ganz ähnliche *Eigenheiten* aufweisen. Die beschriebenen Therapeuten sind emotional präsent bis dominant, üben eine hohe Kontrolle über den Rahmen der Therapie und die Behandlungsstunde aus; gleichzeitig fördern sie einen offenen, ehrlichen und direkten Ausdruck von Affekten und sind äußerst hartnäckig im Herausarbeiten innerer Denkmuster und äußerer Verhaltensmuster. Sie lassen sich durch Widerstand, ausweichendes Verhalten, Verwirren und Vernebeln nicht ablenken, muten sich und dem Patienten ein hohes Maß an Deutlichkeit und Konfrontation zu und geraten so nicht in die Falle, den Patienten als „armes Opfer" nur behutsam und schonend zu behandeln. Weiterhin zeigen sie ein hohes Maß an persönlichem Engagement und Interesse für ihre Patienten, sind nicht unnötig rigide, sondern kommen ihnen auch entgegen und können aus Machtkämpfen immer wieder auf eine Metaebene umsteigen. Schließlich sollte eine Eigenschaft nicht vergessen werden: Neben einer bild- und metaphernreichen Sprache verfügen sie in der Regel über ein gutes Maß an Humor und Witz, wodurch manche Situation entschärft und ihr unnötige Dramatik genommen werden kann.

Die spezifischen *Aufgaben* des Borderline-Therapeuten leiten sich demnach von einem – wie Linehan (1996) es beschrieben hat – *dialektischen* Grundverständnis der therapeutischen Beziehung her, indem scheinbar polare Gegensätze wie Annehmen des Patienten und Veränderungsorientierung, Stützen und wohlwollendes Fordern, Sicherheit in der eigenen Haltung und Flexibilität gegenüber dem Patienten in die Balance gebracht werden (vgl. Kap. 3, S. 60 ff.).

Basisvariablen der therapeutischen Beziehung

Sympathie und Empathie

Dulz et al. (2000) heben im Rückgriff auf Ferenczi (1932) hervor, dass *Sympathie* für den Betreffenden bei Borderline-Patienten stärker als bei neurotischen Patienten die Basis und Grundlage der Heilung darstellt. Sie ist die Voraussetzung für eine zuverlässige und kontinuierliche therapeutische Beziehung, für das Aushalten von belastenden Übertragungs- und Gegenübertragungsgefühlen und unterscheidet sich damit von einem reinen *Interesse* am Patienten, das sehr viel anfälliger für Enttäuschungen und damit für Behandlungsabbrüche ist. Damit ist auch klar, dass es einer deutlichen gegenseitigen initialen Sympathie von Patient und Therapeut bedarf, um eine erfolgreiche Borderline-Therapie zu beginnen – eine initial lustlos oder widerstrebend begonnene Therapie wird sich kaum je zu einem emotional dichten und konstruktiven Geschehen entwickeln. Dulz et al. (2000) verstehen dabei *Empathie* im Sinne eines Einfühlens als Fundament der therapeutischen *Technik*, während *Sympathie* die Basis der therapeutischen *Beziehung* darstellt.

In ähnlicher Weise spricht Tenberge (persönliche Mitteilung), Borderline-Therapeutin der Psychosomatischen Klinik Bad Grönenbach, von mitmenschlicher Liebe und einer sehr *persönlichen* Beziehung zum Patienten, die für das Gelingen einer Therapie mit Borderline-Patienten notwendig sei; andererseits gelte es aber auch, deutlich zu machen, dass es sich nicht um eine *private*

Beziehung handelt. Dies ist umso wichtiger, da Borderline-Patienten in Zeiten erhöhten Konfliktdrucks und verminderter Ich-Funktionen konkretistisch denken und eine klare therapeutische Haltung brauchen, um die Nähe der therapeutischen Beziehung von der Intimität einer privaten Beziehung unterscheiden zu können.

Technische Neutralität, Abstinenz und die Rolle des Settings

Während auf der *Beziehungsebene* Sympathie und ein direkter, Bindung ermöglichender Kommunikationsstil die Basis der Therapie darstellen, helfen die Konzepte der technischen Neutralität und der Abstinenz dem Therapeuten sich zum Patienten auf der Ebene der inneren Haltung, in Beziehung zu setzen. Für Kernberg (1991) stellt *technische Neutralität* eine unentbehrliche Voraussetzung interpretativer Arbeit dar. Sie besteht darin, gleich weit entfernt von allen inneren Kräften des Patienten zu sein und sich im Rahmen der inneren Konflikte nicht mit einer (z. B. besonders verbietenden oder triebhaften) Seite zu verbünden. Stattdessen ist es die Aufgabe des Therapeuten, sich mit dem tatsächlichen oder potenziellen beobachtenden Ich des Patienten zu verbünden. Dies erlaubt ihm einen Standpunkt der „besorgten Objektivität" (Clarkin et al. 2001). Um schwere Formen von Ausagieren zu kontrollieren, kann es allerdings notwendig sein, zeitweise von diesem Standpunkt technischer Neutralität abzuweichen und z. B. eindeutige Regeln und Grenzsetzungen zu etablieren. Nachträglich sollte diese Abweichung allerdings immer wieder analysiert werden. *Abstinenz* besteht darin, den Wünschen und Forderungen des Patienten nach Gratifikation primitiver Abhängigkeitswünsche, aggressiver und sexueller Wünsche innerhalb der Übertragung nicht nachzugeben (Clarkin et al. 2001) und weiterhin darauf zu achten, dass der Patient die therapeutische Beziehung nicht als Ersatz und anstelle von Alltagsbeziehungen benutzt. Sie bedeutet aber nicht – wie manchmal fälschlicherweise verstanden wird –, eine kühle und distanzierte Haltung einzunehmen.

Schließlich hat das *Setting* insbesondere bei Borderline-Patienten eine wichtige regulierende und *triangulierende Funktion*. Das Setting als das Gesamt des Behandlungsrahmens und der Behandlungsvereinbarungen definiert den *Rahmen* der Therapie und repräsentiert damit ein drittes Element, das außerhalb der direkten Beziehung von Patient und Therapeut steht und für beide verbindlich ist. Erst die Sicherheit des Rahmens ermöglicht die Freiheit, innerhalb der Therapie offen über Phantasien, Wünsche und Gefühle sprechen zu können. Von daher ist es nicht verwunderlich, dass im Rahmen manualisierter Borderline-Therapien (vgl. Clarkin et al. 2001; Linehan 1996) großer

Wert auf die Vereinbarungen des Rahmens und auf Behandlungsverträge gelegt wird.

Gegenübertragung als Kompass

Als wichtigster Kompass angesichts des massiven „Wechselbads der Gefühle“ (Dulz et al. 2000) erweist sich eine genaue Beachtung der *Gegenübertragung* in jedem Moment der Behandlung. Koenigsberg (2000) beschreibt, dass Borderline-Patienten ihre Therapeuten notwendigerweise in ihre inneren Szenarien einbauen und in ihnen mithilfe des Abwehrmechanismus der *omnipotenten Kontrolle* diejenigen spezifischen Eigenschaften und Rollen induzieren, die sie für eine Stabilisierung ihrer inneren Welt brauchen.

Ein häufiges und manchmal schwer zu handhabendes Beispiel für diese Induktion ist meines Erachtens die Induktion einer *Retterphantasie* im Therapeuten. Diese äußert sich z. B. in der bewussten oder unbewussten Phantasie beim Patienten und beim Therapeuten, dass die einzig wirkliche Hilfe für den Patienten darin bestehen könnte, ihn entweder zu adoptieren (also an Kindes statt anzunehmen und ihm eine emotionale Nachentwicklung angedeihen zu lassen) oder mit ihm eine Liebesbeziehung einzugehen (also nur durch konkrete Zuwendung und Liebe heilen zu können). Es ist wichtig, dass beide Phantasien sowohl vom Patienten geäußert werden dürfen als auch vom Therapeuten in seiner Gegenübertragung erlebt werden können. Genauso wichtig ist es aber, dass sie als *Phantasien* behandelt werden und man der Versuchung zur Grenzüberschreitung mithilfe der reflektierenden Distanz und der Supervision widersteht.

Hinweise auf eine noch unbewusste Gegenübertragung können besonders *intensive Gefühle* dem Patienten gegenüber, eine starke Zuwendung oder Ablehnung, Angst oder das Gefühl sein, dass der Patient etwas Besonderes ist (vgl. Koenigsberg 2000, S. 91). „Auch eine Beschäftigung mit dem Patienten zwischen den Sitzungen, ein ungewöhnliches Verlangen nach der nächsten Sitzung oder eine Abscheu dagegen können, ebenso wie Tagträume oder Träume über den Patienten, wichtige Signale sein“ (S. 90).

Borderline-Patienten entwickeln oft eine wirkliche Meisterschaft darin, unmerklich in anderen Gefühlszustände auszulösen und deren Umsetzung in Handlung zu veranlassen. So berichtet Koenigsberg: „Der Patient identifiziert Schwachstellen des Therapeuten und spielt diese aus. So kann beispielsweise ein Therapeut mit einem besonders strengen Über-Ich eine bestimmte Rolle dadurch aufgezwungen bekommen, dass seine Schuldgefühle aktiviert werden. Ein anderer Therapeut, der mithilfe von Reaktionsbildung eine für ihn intolerable Aggression verarbeitet, kann durch eine ständige Reizung dazu gebracht werden, dem Patienten kleine Gefälligkeiten zu tun“ (s. auch S. 90).

Von daher ist es besonders wichtig, seine eigenen *Schwachstellen* zu kennen und sie sich eingestehen zu können. Kuhle (persönliche Mitteilung), ebenfalls erfahrene Borderline-Therapeutin der Psychosomatischen Klinik Bad Grönenbach, betont, dass Borderline-Patienten den Therapeuten in der Regel so kritisieren, dass sie eine tatsächliche Schwäche des Therapeuten ansprechen und ihn zumindest zeitweise in seinem Selbstgefühl irritieren können. Hier kann es dann die Rolle eines Kotherapeuten oder eines Behandlungsteams sein, als Korrektiv zu fungieren und dem Therapeuten zu helfen, seine Balance wieder zu finden. Eine gute Vertrautheit mit der eigenen Persönlichkeit und Geschichte sowie eine sichere Abstinenz, eigene private Probleme und Krisen nicht in der Arbeit auszuagieren, sind deshalb eine wichtige Voraussetzung für jeden Borderline-Therapeuten.

Behandlungstechnische Aufgaben

Intensives Beziehungserleben fördern und reflektierende Distanz erlauben

Seit zwei Therapiestunden hat Frau D., eine 27-jährige Patientin, allein erziehende Mutter und Studentin, die unter massiven Beziehungsstörungen, Suizidalität und einer Depressiven Störung leidet, einen Hund; sie bringt ihn in die Stunde mit, da sie ihm noch nicht zumuten möchte, im Auto auf sie zu warten. Heute, zur dritten Stunde, kommt sie nun ohne Hund, erzählt, wie sehr sie sich über den Hund freut, wie gut er ihr zwanglose Kontakte ohne Verpflichtung zu anderen Spaziergängern ermöglicht. Sie könne dadurch zum ersten Mal Menschen auch positiver wahrnehmen, deren Interesse an ihr und ihrem Hund auch als angenehm erleben, ohne die Angst zu haben, dass die anderen Hintergedanken hätten, potenziell also grenzüberschreitend werden könnten.

Ich stelle die Verbindung zur Stunde her, frage, wie sie das hier sieht, und Frau D. betont, sie nehme an, dass ich ein rein sachliches Interesse an ihr als Fall habe, vielleicht weil sie so schwierig sei und sie schon so viele Behandlungsversuche hinter sich habe. Ich sage, es fiele mir auf, sie könne sich offensichtlich nicht vorstellen, dass es auch einen Anteil persönlicher Sympathie und „miteinander können“ gebe, der mich veranlasse, mit ihr zu arbeiten. Sie schaut ganz erstaunt, sagt, dass sie sich das wirklich nicht vorstellen könne. Ich antworte, ob diese Vorstellung, vielleicht etwas Bedrohliches habe, möglicherweise etwas Grenzüberschreitendes; daraufhin erwähnt sie

eine frühere Therapeutin F., mit der sie zum Schluss befreundet gewesen sei und die dann tatsächlich ihren Außenstandpunkt verloren habe.
Nach kurzem Schweigen schaut Frau D. mich eindringlich an und bemerkt dann, dass sie eine solche Distanz in der Beziehung auch in schwierigen Situationen schützen würde. So habe sie meine Frage am Anfang der vorhergehenden Stunde: „Sie können wohl die Stunde hier und die Versorgung des Hundes noch nicht so gut koordinieren?“ als massiven Angriff erlebt. Sie habe gedacht: „Der mag mich nicht, der mag meinen Hund nicht, der interessiert sich nicht für meine private Situation!“ Dies sei ihr aber erst nachträglich nach der Stunde im Gespräch mit ihrem Freund klar geworden.
In der letzten Stunde – so können wir nun herausarbeiten – hatte eine automatische „Feindabwehrreaktion“ stattgefunden: Innerlich machte mich die Patientin zum „gesichtslosen“ Feind, von dem sie sich durch Entwertung und inneren Gegenangriff distanzieren konnte. Nach außen drang dieser innere Abwehrprozess aber nicht durch. Es wird deutlich, dass die Patientin in einer solchen Situation nur noch die Projektion destruktiver innerer Selbst- und Objektaspekte auf mich wahrnimmt und nicht mehr in der Lage ist, zum Ausgleich dieser aggressiven Gefühle die positive Bindung zu mir wahrzunehmen und zu aktivieren.
Ich deute der Patientin, dass ich verstehe, wie gefährlich sie den von ihr angenommenen Angriff von mir wahrnehmen muss, sodass sie sich nur durch diese „totale Feinderklärung“ glaubt schützen zu können. Dass ich es aber auch fast erschreckend fände, wie gut es ihr gelänge, dies vor mir zu verbergen, sodass ich ja auch gar keine Chance hätte, klärend einzugreifen. Fast nebenbei frage ich sie dann, wie sie es denn geschafft habe, aus dieser Distanzierung und diesem Feindbildgefühl mir gegenüber den Rest der Stunde wieder herauszukommen, nachdem wir ja dort über viele wichtige Themen engagiert zusammen gesprochen hätten. Die Patientin wird blass, deutlich unsicher und fragt mich schließlich, ob ich das wirklich wissen wolle. Als ich dies bejahe, sagt sie, dass sie mir den Rest der Stunde „Futter gegeben“ habe, um mich zufrieden zu stellen und ihre Angst zu bekämpfen, dass ich sie und den Hund rausschmeißen könnte. Ich frage sie dann, ob dies also Dinge gewesen wären, die für sie nicht von Bedeutung gewesen wären, sondern nur dazu gedacht, mich zufrieden zu stellen; und sie antwortet irritiert, dass sie mir Sachen erzählt habe, von denen sie angenommen habe, dass sie mich interessierten. Ich sage ihr, dass ich es erschreckend und auch traurig fände, in welchem Ausmaß sie sich offensichtlich anpassen und verbiegen müsse, um einen gefährlichen Angreifer zu beschwichtigen, und dass damit ja die Möglichkeit für einen authentischen Kontakt in der letzten Stunde verloren gegangen sei. Die Patientin erschrickt erneut und meint, dass sie jetzt wohl einen großen Fehler begangen habe, mir das zu sagen, da

ich ja nun traurig sei. Ich sage, ich sei ganz im Gegenteil froh, dass sie dies gesagt habe, weil ich jetzt doch sehr viel besser verstünde, unter welcher inneren Spannung sie stehe, und mit „traurig“ eher meine, es sei auch schade, dass eine authentischere Beziehungsmöglichkeit dort nicht möglich gewesen sei. Die Patientin schaut konsterniert auf und meint, dass zwischen dem, was ich unter authentisch verstünde, und dem, was ihr möglich sei, wohl große Unterschiede bestünden. Sie beginnt zu weinen, sagt, dass sie jetzt am liebsten aufhören möchte, „schließlich ist es auch schon Ende der Stunde“, nicht mehr sprechen könne und weiterhin das Gefühl habe, dass es ein schwerer Fehler gewesen sei, dies zu sagen, und dass ich jetzt enttäuscht und ärgerlich über das sein könnte, was sie letzte Stunde gemacht habe.
Ich merke, dass die Patientin in Gefahr ist, wieder ganz in ihre innere Welt zu gehen, und meine, ob es ihr jetzt im Kontakt zu mir zu nahe geworden sei. Sie nickt und ich habe den Eindruck, dass sie einen wichtigen Sicherheitsabstand, Kontrolle über die Situation, über ihre Gefühle, meine Gefühle und die Interaktion zwischen uns verloren hat. Ich erlebe sie als sehr verzweifelt, verwirrt und sich ausgeliefert fühlend. Instinktiv rutsche ich im Sessel wieder zurück, nachdem ich vorher an die Sesselkante gegangen war, und merke, dass ich im Begriff bin, ihr mit meiner Empathie für ihren inneren Zustand und ihre innere Welt zu nahe zu kommen, sie auch zu bedrängen, quasi in sie einzudringen. Ich sage, ich verstünde, dass dies jetzt viel für sie sei, aber wolle zum Schluss noch einmal fragen, ob sie verstanden habe, dass ich ihr das Verhalten nicht übel nehme. Sie kann schwach nicken und verlässt dann rasch das Zimmer.

Kommentar: Dieses Beispiel illustriert das Dilemma in der Borderline-Therapie, sich einerseits einfühlsam und couragiert der inneren Welt des Patienten anzunähern, damit *Nähe* herzustellen, damit andererseits aber auch als *bedrohlich* und eindringend erlebt werden zu können. Das Beispiel zeigt, in welch hohem Ausmaß Borderline-Patienten ihre Interaktionen und Interaktionspartner *kontrollieren*, damit aber in die Gefahr einer „Als-ob-Kommunikation“ geraten und zwangsläufig innerlich leer und unzufrieden, ja „bindungslos“ bleiben müssen. Es zeigt, wie viel Energie oft aufgewendet werden muss, um ein – projiziert – rasch zum Feind werdendes äußeres Objekt erfolgreich zu bekämpfen (z. B. gesichtslos zu machen), in sich zu „immunisieren“ und gleichzeitig den ganzen inneren Verteidigungs- bis Vernichtungsvorgang vor dem Interaktionspartner geheim zu halten. Im Gegensatz zu Borderline-Interaktionen, die in einem *offenen Konflikt*, Wutanfall und Auseinandersetzung bestehen, sind diese *inneren Vernichtungsvorgänge* gefährlicher, da sie sich der Wahrnehmung und Bearbeitung entziehen. Dadurch ist die Gefahr auch größer, dass das auf die Interaktion und den Therapeuten projizierte Bild unkorrigiert bleibt.

In der *Gegenübertragung* ist diese Abkapselung an einem irritierenden, aber oft nur leichten Gefühl zu merken, dass man sich nicht sicher ist, wie authentisch oder „gemacht“ eine Mitteilung ist. So habe ich bei Frau D. öfters das Gefühl, nicht unterscheiden zu können, ob etwas wirklich frisch und spontan aus dem Moment heraus gesagt wird oder aus dem großen Vorrat bereitliegender Erkenntnisse und Schlüsse gezogen wird. Ich kann oft nicht gut unterscheiden, ob etwas im Moment wirklich eine Rolle spielt oder dramatisiert wird, nur zur Beschwichtigung und Beschäftigung für mich gedacht ist.

Im Gegensatz zu dieser häufigen Situation kann ich in der oben beschriebenen Stunde einen unmittelbaren Zugang zum Gefühlsleben und der inneren Welt der Patientin bekommen, sowohl verbal als auch nonverbal; in ihrem Weinen, Hin- und Abwenden spüre ich einen direkten Kontakt. Genau dies ist aber für die Patientin hoch bedrohlich, da es die Distanz zwischen uns deutlich verringert; sie kann mich nicht mehr in einem Sicherheitsabstand halten und kontrollieren. Hier ist es wichtig, Borderline-Patienten nicht durch einen zu massiven und andauernden Ausdruck von *Empathie* zu bedrängen, sondern sich auch wieder zurücknehmen zu können – in der Stunde z. B., indem ich in meinem Sessel auch wieder zurückrückte und es aushielt, dass Frau D. meine Bemühungen um Klärung vielleicht schon gar nicht mehr wahrnehmen konnte, weil sie schon auf einem erneuten Rückzug in ihre innere Welt war.

Schlussfolgerung: Die *Aufgabe* des Borderline-Therapeuten, wie sie sich an diesem Beispiel zeigt, besteht also darin, eine gute *Balance* zu halten zwischen einer Betonung der – auch persönlich gefärbten – *Beziehung*, dem mutigen Explorieren der inneren Welt des Patienten sowie den Äußerungen von Emotionalität und Empathie („Das ist ja eigentlich erschreckend und traurig für Sie“) einerseits sowie einer *reflektierenden* und sich interaktionell zurücknehmenden *Distanz* andererseits. Diese ermöglicht dem Therapeuten immer wieder, einen Überblick über das interaktionelle Geschehen zu erlangen, und hilft dem Patienten, temporär ein „Alleinsein in Gegenwart des Anderen“ (Winnicott 1958) zu erleben. Diese Momente des „Alleinseins“, des „in Ruhe Gelassen-Werdens“ helfen bei der Grenzziehung, der Wiedererlangung der kognitiven Orientierung und der emotionalen Verarbeitung.

Auch eine weitere wichtige Aufgabe illustriert dieses Beispiel: sich anhand der eigenen Gegenübertragung ein feines Gespür für die *Authentizität* in der Kommunikation zu erhalten, eigene Zweifel als Alarmsignal unbedingt ernst zu nehmen und für eine Intervention zu nutzen. Oft sind es eher diese subtilen Abwehrvorgänge und Kommunikationsweisen, die auf der Übertragungsebene das therapeutische Geschehen bestimmen, und weniger die viel beschriebenen Wutanfälle und offen destruktiven Verhaltensweisen von Borderline-Patienten.

Rascher Fokuswechsel zwischen inneren Konflikten/Defiziten und der Übertragungsdynamik

Frau F., eine 30-jährige Borderline-Patientin, berichtet in der Stunde mit trotzigem Stolz über eine Auseinandersetzung mit einem Seminarleiter im Rahmen ihres Studiums. Dieser sei bei einer Vorbesprechung nicht auf ihren Wunsch eingegangen, ein Referat über „Schizophrenie" zu halten, sondern habe ihr – da sie Kompetenz über dieses Thema durchblicken ließ – das Thema „Persönlichkeitsstörungen, insbesondere Borderline-Störungen" gegeben. Im Anschluss an die Vorbesprechung mit den Studenten sei sie zu ihm gekommen und habe ihm gesagt, dass sie dieses Thema schon übernehmen könne, sie sei schließlich selbst Borderline-Patientin und könne sich selbst als Fall präsentieren. Der Seminarleiter sei ganz verwirrt gewesen und habe ihr zugestimmt.
Ich konfrontiere die Patientin damit, dass sie sich hier in einer offensichtlich selbst schädigenden Weise offenbare: Es gelinge ihr zwar, den Seminarleiter zu überrumpeln und für sein „uneinfühlsames Verhalten" ihr gegenüber „zu bestrafen", sie mache aber gleichzeitig sich selbst damit in einem Arbeitskontext zur „Patientin" und setze sich so einem schädlichen Druck aus. Die Patientin widerspricht; sie fragt, was ihr schließlich anderes übrig geblieben sei. Er habe ja nicht auf ihren Einwand gehört, das habe er nun davon gehabt! Ich deute ihr, dass sie sich zunächst wohl sehr ohnmächtig gefühlt habe, als sie sich in der Seminarvorbesprechung nicht durchsetzen konnte, aber die Möglichkeiten einer Einigung nicht wirklich exploriert habe, sondern stattdessen in der Nachbesprechung mit dem Seminarleiter die Rollen umgekehrt habe und ihn zum Ohnmächtigen gemacht habe. Dies habe zwar einen kurzfristigen Triumph und eine Befriedigung ihrer Rachewünsche ermöglicht, würde ihr langfristig aber schaden. Die Patientin denkt kurz nach und meint dann, das habe sie bisher immer so gemacht; sie habe ihr Inneres vor anderen geheim gehalten, es habe ihr aber nicht gut getan; jetzt wolle sie es eben mal anders machen und den Leuten sagen, was wirklich mit ihr sei. Ich entgegne, dass sie dies undifferenziert tue, dass es ein Unterschied sei, ob man engen Freunden oder einem Therapeuten Dinge aus „seinem eigenen Inneren" mitteile oder Menschen gegenüber, zu denen man eine Arbeitsbeziehung habe. Außerdem falle mir auf, dass sie das Gespräch zunehmend zwischen uns polarisiere, dass sie ihr bisheriges Verhaltensmuster verteidige und mir die Rolle zukomme, die kritische Gegenposition einzunehmen; ich habe aber nicht den Eindruck, dass sie wirklich mit den von mir eingebrachten Gesichtspunkten arbeiten würde.

Kommentar: An dieser Stelle wechsle ich also von der konfrontativen und interpretativen Arbeit *über* ihre inneren handlungsleitenden Muster zur Thematisierung der Übertragungsdynamik *zwischen uns* und der entsprechenden Rollenverteilung. Ich lasse mich an dieser Stelle von der Hypothese leiten, dass die Patientin einen inneren Konflikt („die Befriedigung von Rache- und Triumphgefühlen vs. das Beachten der Grenzen ihrer eigenen Person und anderer Menschen") interpersonell abwehrt, indem sie ihre Ambivalenz aufspaltet, sich selbst mit ihrer bisherigen destruktiven Haltung identifiziert und mich zum Exponenten des Realitätsprinzips macht.

Die Patientin entgegnet: Sie würde schon drüber nachdenken, was ich sage, könne dies aber erst zu Hause, hier in der Stunde sei sie damit beschäftigt, um ihre Haltung zu ringen, sodass sie nicht einfach vor ihren eigenen Augen umfalle.

Kommentar: Durch meine Intervention der interpersonellen Aufspaltung wird also eine weitere und tiefere *Konfliktdynamik* sichtbar: Die Patientin hat einen massiven Konflikt, etwas von mir als Therapeuten anzunehmen und ihre bisherigen Einstellungen zu modifizieren, da dies in ihren Augen gleichbedeutend mit Anpassung und Selbstaufgabe ist. In ihrem inneren Modell gibt es auch keinen Prozess des gemeinsamen Bearbeitens und Modifizierens, sondern nur entweder ein Beharren auf ihrer bisherigen einseitigen Position oder ein umstands- und übergangsloses Akzeptieren meiner Position, was dann gleichbedeutend mit Unterwerfung wäre.

Ich deute der Patientin diesen Zusammenhang, sie wirkt daraufhin etwas entspannter und verwundert, fragt sich, ob denn die Auseinandersetzung mit einer anderen Meinung überhaupt anders funktionieren könne.

Schlussfolgerung: Dieses Fallbeispiel illustriert verschiedene Aufgaben des Borderline-Therapeuten: zum einen, sich nicht zu schnell von der Wirklichkeitskonstruktion und subjektiven Sicht des Patienten einnehmen zu lassen („Es ist gut und selbstbewusst und Zeichen für eine positive Offenheit, im Seminar auch über sich selbst als Patienten zu sprechen"). Stattdessen gilt es, sich selbst einen eigenständigen Außenstandpunkt zu bewahren und Signale, dass etwas an einer geschilderten Interaktionssituation irritierend, merkwürdig und „unnormal" wirkt, ernst zu nehmen.

Weiterhin ist es eine wichtige Aufgabe, neben der Konfrontation und Bearbeitung der Einstellungen und des emotionalen Erlebens kontinuierlich darauf zu achten, *wie* und *ob* der Patient mit den eigenen Interventionen wirklich arbeitet oder nur damit beschäftigt ist, sie beiseite zu lassen, zu übergehen oder zu entkräften. Dieser Fokus ist oft kombiniert mit der Beachtung der *Rollen-*

verteilung (Clarkin et al. 2001; Joseph 1989) zwischen Patient und Therapeut, wie er sich im Rahmen einer Ambivalenzspaltung und entsprechender Abwehroperation ergibt.

Dies bedeutet schließlich, dass der Therapeut ständig zwischen der Analyse der Einstellungen, Muster und *dysfunktionalen Lösungen* einerseits sowie der Beschreibung des gerade wirksamen *Objektbeziehungsmusters* andererseits hin und her wechseln muss. Dabei gilt es wiederum, dem Patienten „dicht auf der Spur" zu bleiben und sich möglichst nicht in Ablenkungsmuster zu verstricken oder die *immanente Logik* des Patienten („Entweder ich sage gar nichts von mir oder alles") zu akzeptieren. Der Therapeut muss daran arbeiten, sich frei genug zu fühlen, den eigenen Standpunkt, von dem aus er die Interaktion und die Erzählung des Patienten betrachtet und kommentiert, immer wieder zu wechseln. Ist diese freie Beweglichkeit eingeschränkt, ist dies meist das Ergebnis einer projektiven Identifizierung, bei der dem Therapeuten eine bestimmte Rolle zwingend zugewiesen wird.

Konzentration auf die Oberfläche der Interaktion und frühzeitiges Aufgreifen der negativen Übertragung

In der Folge möchte ich als Beispiel den Ausschnitt aus einer Supervisionsstunde vorstellen, in der der Therapeut im Rahmen einer Gruppen-Supervision eine auf Video aufgenommene Stunde vorstellt. Es handelt sich dabei um die Therapie mit einer 30-jährigen Frau lesbischer Orientierung. Der Therapeut berichtet, dass es bis zu dieser letzten Stunde eine „Hoch-Zeit" in der Therapie gegeben habe, in der er sich mit der Patientin gut verstanden habe und die sich hauptsächlich mit der Analyse der Eifersucht der Patientin gegenüber dem im Ausland weilenden eigentlichen Freund der jetzigen Beziehungspartnerin der Patientin beschäftigt habe.

Es folgt nun ein zusammengefasstes Transkript des Stundenbeginns:

Am Beginn dieser Stunde muss die Patientin längere Zeit warten, bis der Therapeut die Kamera eingestellt hat, dann:

P: „Ich will zu diesem Psychotypen gehen (Psychiater). Der soll mir Medikamente verschreiben! Ich will diese Zustände endlich in den Griff kriegen."

Th: „Welche Zustände möchten Sie in den Griff kriegen?"
P: „Na, diese Depression."

(Beide, Patientin und Therapeut, sprechen fast tonlos, mit zurückgenommener Stimme.)

Th: „Vielleicht sollten wir zunächst schauen, bevor Sie Medikamente nehmen, wie es dazu kommt, dass Sie jetzt Medikamente brauchen?"
P: „Wenn ich das wüsste, könnte ich das auch selbst behandeln! Außerdem ist es mir scheißegal, was der Grund dafür ist. Es ist müßig, darüber nachzudenken; es bringt eh nichts!"
Th: „Da kommt jetzt einiges bei Ihnen zusammen! Sie sind wohl ziemlich belastet."
P: „Das bringt nichts, jetzt wieder die ganzen Belastungen aufzuzählen; davon geht das auch nicht weg. Das Leben läuft weiter, und es bringt nichts, wenn ich mich in dieser blöden Vergangenheit aufhalte."
Th: „Sie sagen mir: ‚Belästigen Sie mich nicht weiter mit Ihrer blöden Vergangenheit!'"
P: „Das ändert ja auch nichts!"
Th: „Sie sind wohl gerade in den Keller gerutscht?"
P: „Ist mir scheißegal, was es ist; das nützt nichts. Es kotzt mich alles an. Ich hätte lieber Medikamente. Dieses ganze Gelabere ist mir viel zu spekulativ!"
Th: „Mhm."

(Pause)

Th: (ruhig) „Jetzt sind Sie richtig wütend."
P: „Nicht nur."

Kommentar: An dieser kurzen Sequenz können einige wichtige Fallen und Behandlungsstrategien in der Therapie mit Borderline-Patienten verdeutlicht werden. Die Patientin eröffnet vehement mit einer massiven *Entwertung* der Therapie, des Therapeuten und des Psychiaters. Der Therapeut hat ein leichtes Schuldgefühl darüber, dass er die Patientin wegen der langwierigen Einrichtung der Filmkamera warten ließ und lässt sich auch deshalb in die Defensive bringen, spürt im Verlauf dieser ersten fünf Minuten wachsenden eigenen Zorn, den er jedoch aus Angst, zu scharf zu reagieren, immer mehr zurückhält (tonlose Stimme, selbst zurückgenommen und depressiv wirkend, den Patienten beschwichtigend).

Gegen die massiven Angriffe und Entwertungen des Patienten versucht der Therapeut, „sinnvolle" therapeutische Themen und Fragen einzubringen (Gründe für den Wunsch nach Medikamenten, Notwendigkeit, Auslösesituation zu verstehen, empathisches Mitschwingen mit Gefühlen von Ärger und Belastungen bei der Patientin). Er übergeht damit aber die *therapeutische Oberfläche* der unmittelbaren verbalen und nonverbalen Interaktion mit der Patientin; indem er die Übertragungsbedeutung der Kommunikation umgeht, bietet er der Patientin aber immer neue Anlässe zu Entwertung und durchaus lustvollem Ausagieren destruktiver Aggression.

Notwendig wäre hier, rasch zu interpretieren, z. B. folgendermaßen: „Sie attackieren meine und Ihre Fähigkeit, sinnvoll über sich nachzudenken, indem sie sie lächerlich und damit unbrauchbar machen!"

Wichtig ist es, eine solche Intervention mit Verve und Leidenschaft vorzubringen und nicht in einer Gegenreaktion zur bedrängenden Aggressivität der Patienten tonlos-nüchtern und zurückgenommen zu werden. Der Pol der Leidenschaftlichkeit sollte nicht im Sinne einer Spaltung dem Patienten überlassen bleiben! Es entspricht u. a. einer projektiven Identifizierung, dass der Therapeut den ohnmächtigen, depressiven und defensiven Teil der Patientin zugeschoben bekommt, während sie selbst sich vom Affekt des aggressiven Triumphs tragen lässt.

Diese emotionale Deutlichkeit in den Interventionen des Therapeuten, die in starkem Maße auch Linehan aufweist (vgl. Kap. 3, S. 60 ff.), sollte natürlich nicht in einer schauspielerisch-manipulativen Weise eingesetzt werden, sondern authentischer Ausdruck einer sich selbst zugestandenen Deutlichkeit sein.

In unserem Fallbeispiel dagegen kontrolliert die Patientin durch ihren Angriff sowie die Spaltung und Projektion ihres eigenen ohnmächtigen Anteils den Therapeuten in seinen Möglichkeiten, etwas zu sagen; gleichzeitig schränkt die Kontrolle auch die Möglichkeiten des Therapeuten ein, hilfreich zu sein.

Diese Beobachtung könnte zu einer zweiten Intervention führen, wenn es gelungen ist, mit der Patientin über die erste ins Gespräch zu kommen. Diese zweite könnte in etwa so lauten: „Sie bauen erst ein Zerrbild von Psychotherapie (kramen in der Vergangenheit, spekulative Erwägungen über Zusammenhänge) auf, das sie dann lächerlich machen und attackieren. Dabei soll ich in einer ohnmächtig-ausgelieferten und angegriffenen Position mit ansehen müssen, wie Sie auch unsere produktive Arbeit in der letzten Stunde entwerten. Gleichzeitig sind Sie in einer triumphierenden, anklagenden Rolle und können sich so von Gefühlen der Niedergeschlagenheit, Eifersucht gegenüber dem Freund ihrer Freundin und von der Ohnmacht befreien, dass ich Sie warten lasse, während ich die Kamera einrichte!"

Während der Diskussion in der Behandlungssituation entsteht in der Supervisionsgruppe immer wieder der Impuls, den – auch psychogenetisch bedingten – Hintergrund für das Verhalten der Patientin zu verstehen und zu formulieren. Was hat das Verhalten mit ihrem Vater- und Mutter-Bild zu tun, welche lebensgeschichtliche Wiederholung ereignet sich hier, warum muss die Patientin jetzt so handeln?

Kommentar: Bei dieser Suche nach den psychodynamischen Hintergründen besteht zu *diesem Zeitpunkt* der aggressiv getönten Interaktion mit der Patientin aber die Gefahr, über die unmittelbare Oberfläche *der Interaktion* hinwegzuspringen, durch das Suchen nach weiter gehenden Gründen der Patientin *und* sich selbst die Auseinandersetzung über ihre Entwertung sowie die inszenierte Objektbeziehung im Hier und Jetzt zu ersparen. Die vorschnelle Suche nach dem scheinbar *Tieferen* kann so eine Abwehrfunktion bekommen (vgl. auch Balzer 1993).

Schlussfolgerung: Dieses Beispiel illustriert die zentrale *Aufgabe* des Borderline-Therapeuten, die – wodurch auch immer bedingte – *negative Übertragung trotz* möglicher eigener Schuldgefühle rasch und drastisch aufzugreifen und nicht gegen den Widerstand des Patienten und sein aggressives Agieren zu versuchen, den Patienten zur „sinnvollen Therapie“ zu bewegen. Diese rasche Konfrontation, die auch schon nach den ersten Sätzen der Stunde erfolgen kann, hilft dem Therapeuten auch, in seiner Gegenübertragung nicht zu wütend zu werden und damit – als Reaktionsbildung – immer kontrollierter, gehemmter und gebremster werden zu müssen.

Dieses Beispiel zeigt auch, dass eine solche *Reaktionsbildung* die Gefahr eines eingeschüchterten, ängstlichen und sehr zurückgenommenen Therapeutenverhaltens beinhaltet. Die initiale *Konzentration auf die Oberfläche der Interaktion* und die damit verbundenen Affekte sowie die Beachtung der Rollenzuschreibung kann dagegen dem Therapeuten helfen, aus einer *defensiven* Haltung („Wie kann ich verhindern, dass der Patient so wütend wird?“) zu einer eher *offensiven* Haltung zu finden. Dazu gehört auch, kaum merkliche Anzeichen der *Entwertung* aktiv aufzugreifen und Interventionen bestimmt und entsprechend den eigenen Gefühlen zu formulieren.

Die *Leidenschaftlichkeit* der Intervention scheint mir ein wesentliches Element der therapeutischen Haltung bei Borderline-Patienten zu sein; sie hilft, die eigene emotionale Präsenz und die Bezogenheit zum Patienten deutlich zu machen, ein „leer laufendes“ Interaktionsmuster des Patienten zu stoppen oder zu durchbrechen und ein ernst zu nehmendes psychisches Gegengewicht zu den oft massiven Abwehrvorgängen des Patienten zu schaffen.

Deutung aus der Innensicht des Patienten und Evozieren tieferer Schichten der unbewussten Problematik

Das folgende Beispiel stammt aus einer Supervisionsgruppe in einer Psychosomatischen Klinik, in der mit speziellen Behandlungsprogrammen für Borderline-Patienten gearbeitet wird. Eine Therapeutin berichtet über eine 25-jährige Borderline-Patientin mit den Problemen von Selbstverletzungen, Selbstabwertung und tief greifender Beziehungsstörung. In der vorletzten Behandlungsstunde erarbeitete die Therapeutin mit der Patientin Möglichkeiten, Emotionen und ihre Auslöser besser zu erkennen sowie Ärger nicht mehr automatisch als Selbstabwertung nach innen zu kehren. Sie empfiehlt ihr, abends vor dem Schlafengehen den Tag nochmals mental durchzugehen, Irritations- und Konfliktmomente zu sichten, sich einen leichteren Ärger oder Irritationsanlass auszusuchen und diesen am nächsten Tag mit dem betreffenden Interaktionspartner zu klären. Die Patientin nimmt diesen Rat aufmerksam und positiv entgegen; die Therapeutin hat ein gutes, zufriedenes Gefühl. Am nächsten Tag äußert die Patientin in der Gruppe, dass Sie völlig deprimiert sei, sich ob ihrer Unfähigkeit, Beziehungen zu gestalten, am Vorabend wieder massiv selbst entwertet habe, die Therapie als belastend erlebe und Angst habe, sich wieder selbst verletzen zu müssen. Die Therapeutin ist enttäuscht, resigniert, klagt über einen Druck im Bauch und verhaltenen Ärger.

Kommentar: Diese Dynamik weist drei Aspekte auf:

- Der erkennbare Lösungsweg mobilisiert die *Angst* der Patientin *vor Veränderung*, vor Aufgabe einer wichtigen Sicherheit gebenden Verhaltensdisposition und v.a. vor dem *Verlust der Opferrolle*. Deshalb muss der „Schritt voran“ am nächsten Tag durch einen „Schritt zurück“ ausgeglichen werden: Die Klagen der Patientin bekräftigen ihren Opferstatus, ihre Hilflosigkeit, und erlauben ein Festhalten am bekannten Muster (vgl. auch Kap. 1, S. 30 ff.).
- Die *Selbstentwertung* beinhaltet auch eine *Entwertung der Therapeutin* und ihrer Arbeit vom Vortag. Sie soll nur ja nicht meinen, der Patientin wirksam geholfen zu haben. Dies kann einer unbewussten *Neiddynamik* und der Vermeidung von Abhängigkeit gegenüber einem hilfreichen Objekt entsprechen (vgl. Kap. 2, S. 44 ff. und S. 47 ff.).
- Schließlich wehrt die Patientin eigene *Hilflosigkeit* und Ohnmacht projektiv identifikatorisch ab, sodass die Therapeutin sich nun hilflos und ohnmächtig fühlt. Die Therapeutin überlegt, was sie am Vortag wohl falsch gemacht habe, und gerät in die Gefahr, den Patienten durch „Liebsein“ und

„Beschwichtigung“ für sich und ihren Ansatz gewinnen zu wollen – ähnlich, wie es auch im letzten Beispiel deutlich wurde.

Hilfreich wäre hier die *Deutung* der oben beschriebenen Dynamik.

Schlussfolgerung: Die *Aufgabe* des Borderline-Therapeuten in diesem Beispiel besteht also in einer Deutung aus einer angenommenen *Innensicht* des Patienten. Diese könnte etwa so lauten: „Sie haben gestern die Möglichkeit einer Veränderung und eines schrittweisen Fortschrittes mit mir erarbeitet. Aber dann kamen Ihnen Bedenken: ‚Finde ich noch Gehör, wenn ich nicht nur offensichtlich leide? Mein Gegenüber könnte das Gespräch mit mir ja auch einfach verweigern und mich stehen lassen. Bin ich noch ich selbst, wenn ich dem Rat des Therapeuten folge? Bin ich nicht völlig von seinen Ratschlägen abhängig? Und vielleicht schmückt er sich ja auch mit *meinen* Fortschritten!‘ “

Die Bearbeitung einer Schicht der Problematik (die Möglichkeit einer schrittweisen Veränderung dysfunktionaler Verhaltensweisen durch Übungen) führt also nicht notwendigerweise direkt zu einem Fortschritt, sondern kann in vielen Fällen zunächst eine *tiefere Schicht der Problematik und des Widerstandes* evozieren. Die Bearbeitung der Interaktionsproblematik aus der Innensicht des Patienten kann somit eine zugrunde liegende *unbewusste Phantasie* über den Therapeuten, seine Absichten und die eigene Opfer-Identität ermöglichen. Das Auftreten dieses Widerstandes ist nicht als Rückschlag in der Therapie zu werten, sondern als Gelegenheit, eine tiefere Schicht der Problematik zu deuten. Die Aufgabe des Borderline-Therapeuten ist es also auch, nicht zu linear auf Verbesserungen hinzuarbeiten, sondern sorgsam die unterschiedlichen Ebenen der Pathologie an die Oberfläche kommen zu lassen. Konfrontative Abwehrdeutungen aus einer *Außensicht* („Sie handeln nicht verantwortlich, Sie nutzen nicht das, was wir gestern erarbeitet haben, Sie verweigern sich regressiv“) sind unwirksam, weil sie sowohl bewussten als auch unbewussten Widerstand erzeugen.

Wahrnehmung der abgewehrten Sehnsucht nach Beziehung hinter Hass und Neid

Ein anderes therapeutisches Team der gleichen Psychosomatischen Klinik berichtet über die Behandlung von Frau Z. Diese Patientin, Mitte 30, allein lebend und in ihren Versuchen, einen Beruf auszuüben, vielfach gescheitert, wird von den beiden Therapeuten der Therapiegruppe als extrem unzugänglich, feindselig und destruktiv in ihrer Kritik erlebt. Es sei schwer, ihr näher zu kommen. Oft schaue man in ein ausdrucksloses Gesicht. Die Patientin wirke wie sprung- und kampfbereit. Die beiden Therapeuten fühlen sich gegenüber Frau Z. selbst wie gelähmt. Da berichtet eine andere Therapeutin aus dem Team, dass ihr Frau Z. neulich begegnet sei. Sie habe gerade zufrieden in ihrem Garten gearbeitet, als die Patientin auf einem Spaziergang an ihrem Zaun entlang gegangen sei, sie zwar gesehen, aber quasi durch sie hindurchgeblickt und sie in keiner Weise gegrüßt habe. Am nächsten Tag spricht sie die Patientin auf dieses Verhalten an und bekommt plötzlich von ihr entgegengeschleudert: „Ich hasse Sie mit Ihrem Garten und Ihrer Idylle da! Womit haben Sie das überhaupt verdient?" Die Therapeutin ist wie vor den Kopf geschlagen, weicht instinktiv einen Meter zurück, hat es schwer, ihre Fassung wiederzuerlangen, empfindet kurz einen Zweifel, ob ihr eine so schöne Wohnsituation vielleicht wirklich nicht zustehe und beendet dann konsterniert den Kontakt mit der Patientin. In der Gruppe können wir jetzt herausfinden, dass die Patientin sich offensichtlich mit „negativen Gefühlen" wie Feindseligkeit, Ablehnung, Entwertung und Neid sehr sicher fühlt, diese sofort mobilisieren kann, damit aber auch wirksam das Aufkommen von Bindungswünschen, Abhängigkeitsbedürfnissen und zärtlicheren, weicheren Gefühlen sowohl bei sich als auch innerhalb einer Beziehung vermeiden kann.

Kommentar: Mir scheint, dass Borderline-Patienten zuweilen wie Kugelfische sind, die sich in Momenten der Gefahr und Bedrohung auf das Mehrfache ihrer tatsächlichen Größe aufblähen sowie mit Stacheln und schillernden Farben ausrüsten können, sodass sie auf einen potenziellen „Gegner" Furcht erregend und abschreckend wirken. Auch Borderline-Patienten wenden diesen „Kugelfisch-Mechanismus" an, wenn sie unvermittelt heftig, aggressiv und direkt ihr Gegenüber attackieren. Sie verhindern damit aber nicht nur einen möglichen *Angriff*, sondern in vielen Fällen auch ein Moment der *Annäherung*. In unserem Fallbeispiel erarbeiten wir in der Gruppe, dass die Patientin vermutlich angesichts des idyllischen Gartens und der dort arbeitenden Therapeutin eine starke Sehnsucht empfunden hatte: Sie wolle dort auch sein dürfen, an dieser Idylle teilhaben, vielleicht wie ein Kind dort spielen dürfen. Da dies aber für ihr psychisches Gleichgewicht als gefährlich und angesichts ihrer Abwehr von Abhängigkeitswünschen als beschämend erschien, reagierte sie mit dem massiven Hass-Neid-Angriff, der wirksam ihre eigene Sehnsucht und eine mögliche Annäherung an die Therapeutin bekämpfen konnte.

Schlussfolgerung: Wie auch im vorigen Beispiel besteht also die *Aufgabe* des Borderline-Therapeuten in einer solchen Situation darin, sich von der Heftigkeit der Auslöschungs-, Hass- oder Neidattacke nicht überrennen oder gefangen nehmen zu lassen, sondern die in vielen Fällen enthaltene abgewehrte zweite Botschaft ebenso zu vernehmen („Kümmere dich um mich, sieh', dass ich Angst vor schmerzlichen Erlebnissen, dass ich Angst vor Kontakt und Nähe, dass ich eigentlich Sehnsucht nach dir und deinem Garten habe"). In vielen Fällen setzen Borderline-Patienten einen durchaus vorhandenen negativen Affekt, der als solcher also authentisch ist, sekundär zur Abwehr eines anderen, oft gegensätzlichen (z. B. auf Beziehung hinzielenden) Affektes ein. Dieser Zusammenhang, der in der Gegenübertragung erlebt werden kann, muss dem Patienten gedeutet werden, damit ein vollständigeres Bild von der Gefühls- und Beziehungssituation entsteht und die Beziehung nicht zu einem Machtkampf wird.

Schlussbemerkung

Die spezifische Aufgabe des Borderline-Therapeuten besteht im Kern darin, eine beständige *Balance* zwischen starkem persönlichem Engagement und sich zurücknehmender reflektierender Distanz zu leisten. Dafür ist es notwendig, beständig eine innere Spannung zwischen verschiedenen Polen aufzunehmen und produktiv umzusetzen. Dies bedeutet, der Tendenz zu einer übermäßigen *Rigidität* (einer falsch verstandenen Grenzen setzenden Haltung) oder einer Bereitschaft zum *symbiotischen Mitagieren* (einem falsch verstandenen hilfreichen Beziehungsangebot) zu widerstehen bzw. die eigenen Tendenzen in dieser Richtung als wichtige Gegenübertragungsinformationen wahrzunehmen.

Die Polarisierungen in der Interaktion mit dem Patienten und die Übernahme einseitiger Haltungen und Positionen, wie sie aus der beschriebenen Dynamik der Borderline-Störung erwachsen, können auch dem *eigenen* Sicherheits- und Abwehrstreben entgegenkommen. Quälender Stillstand in Therapien hat so oft etwas mit einem noch unverstandenen Zusammenspiel zwischen dem Bestreben des Patienten und des Therapeuten nach Sicherheit zu tun. Der Therapeut kann sich meist dadurch aus solchen Sackgassen befreien, dass er seine eigene Verzagtheit, Hemmung oder Ansteckung durch den Patienten kennen lernt und ein entsprechendes Bedürfnis nach Befreiung und Authentizität entwickelt.

6 Der Umgang mit Rahmen, Regeln und Vereinbarungen in der Psychotherapie von Borderline-Persönlichkeitsstörungen

Einführung

Rahmen, Regeln und Vereinbarungen haben in jeder psychotherapeutischen Behandlung eine wichtige Bedeutung. Als Teil des *Arbeitsbündnisses* ermöglichen sie Klarheit, Sicherheit und Verlässlichkeit in einem emotional oft sehr bewegenden Prozess, der alte Sicherheiten auflöst und im Sinne Bions (1958) einen „catastrophic change" beinhalten kann. Angesichts einer oft starken Übertragungs- und Gegenübertragungsdynamik müssen die Rollen von Patient und Therapeut, die gemeinsame Aufgabe und die Zieldefinition immer wieder bestätigt oder neu justiert werden.

Der spezifische Aspekt bei Borderline-Patienten besteht nun darin, dass schwer erträgliche innere Konflikte und Gefühle in der Regel nicht durch eine intrapsychische Bearbeitung und eine milde Inszenierung im sozialen Feld bewältigt werden, sondern mit Hilfe von primitiven Abwehrmechanismen wie Verleugnung, Spaltung und Externalisierung auf Abstand gehalten werden. Das therapeutische System (sei es nun ein Einzeltherapeut oder das komplexe System einer stationären Psychotherapie) wird so zwangsläufig zum Mitspieler für den Patienten oder die Patientengruppe, sodass für Patient wie Therapeuten Rahmen und Regeln als *triangulierende Instanz*, als „höheres Gesetz" gewissermaßen, eine Sicherheit gewährende gemeinsame und bindende Bezugsgröße darstellen (vgl. auch Schneider-Lehmann u. Abeken 2002).

Rahmen und Therapievereinbarung

Der *Rahmen* wird dabei durch die *Therapievereinbarung*, gegebenenfalls die Hausordnung sowie die daraus abgeleiteten Regeln gebildet. Die initiale *Therapievereinbarung* zwischen Patient und therapeutischem System hat einen orientierenden und kanalisierenden Charakter. Es wird zu einer *gemeinsamen* Aufgabe, daran zu arbeiten, dass die Konflikte und destruktiven Impulse nicht im Außen oder in der Symptomatologie (z.B. Suizidalität, Schneiden, Essstörung, Sucht) ausagieren, sondern in den *therapeutischen Raum* des Systems der therapeutischen Beziehungen gebracht werden. Dies schafft eine Vereinbarungsbasis, auf die bei späterem Agieren, das natürlich nicht zu vermeiden sein wird, immer wieder zurückgegriffen werden kann. Weiterhin wird durch diese Erschwerung des Agierens eine Voraussetzung dafür geschaffen, dass die *unter* dem Agieren liegenden Affekte und Konflikte *in* den Übertragungsbeziehungen Ausdruck finden und thematisiert werden können.

Das therapeutische System signalisiert durch eine solche Behandlungsvereinbarung weiterhin, dass die Therapie, die Institution und der Patient selber durch Grenzen vor extremen destruktiven Verhaltensweisen des Patienten geschützt werden sollen. Gleichzeitig – da eine Therapievereinbarung ja immer beide Partner betrifft – ist es auch eine Verpflichtung für das therapeutische System, verlässlich zu sein und nicht durch Gegenagieren den Patienten zu schädigen.

Die Therapievereinbarung antizipiert schon bei Therapiebeginn in Kenntnis der bisherigen Behandlungsgeschichte des Patienten mögliche *Problemsituationen*, die zu destruktiven Verhaltensweisen oder Therapieabbruch führen können.

Gerade für die ambulante Psychotherapie schafft sie die Möglichkeit, zusätzlich notwendige Elemente in die Therapie einzubauen, z.B. Selbsthilfegruppen (z.B. Suchtgruppen), Zusatztherapien (z.B. Fertigkeitentraining) oder sozialpädagogische Betreuung (wie z.B. betreutes Wohnen) (vgl. hierzu Dammann et al. 2001, S. 61).

In dieser Verwendung von *Therapievereinbarungen* besteht eine hohe Übereinstimmung zwischen der psychoanalytischen TFP (Transference-Focused Psychotherapy) und der verhaltenstherapeutischen DBT (Dialectic-Behavioral Therapy). Neben der grundsätzlichen Einigung über das Therapieprogramm, die regelmäßige Teilnahme an der Therapie und den Ausfallsregelungen umfasst dies insbesondere die Verpflichtung des Patienten, bei akuter *Suizidalität* selber Verantwortung für die Begrenzung der Gefährdung zu übernehmen. Im Rahmen der DBT ist so z.B. der Telefonkontakt *vor* einem Suizidversuch entscheidend, im Rahmen der TFP gilt die Vereinbarung, in diesem Fall von sich aus eine psychiatrische Krisenstation aufzusuchen. Beide Therapieformen thematisieren weiterhin therapieschädigendes Verhalten: Lügen, Nichterscheinen zur Therapie, Banalisierung der Gespräche oder aggressive Angriffe auf den Therapeuten bzw. das therapeutische System werden so als therapiegefährdendes Verhalten eingestuft und haben damit – wenn sie auftreten – oberste Priorität in der Behandlungsstunde.

Durch diese starke Betonung des Beitrags des Patienten zum Gelingen einer Therapie wird einer passiven Heilserwartung, die besonders bei Borderline-Patienten virulent ist, vorgebaut. Die Therapievereinbarung ist ein Bündnis mit den gesunden Ich-Anteilen des Patienten, mit der Seite, die Veränderung und Entwicklung erreichen möchte. Damit wird ein Gegengewicht zum Wiederholungszwang, zur Angst vor Veränderung, zum Festhalten an destruktiven Verhaltensweisen und zur Lust am Zerstören und Ausagieren geschaffen.

Ähnlich wie Dammann et al. (2001) ziehe ich den Begriff der *Vereinbarung* dem des *Vertrages* vor, da dieser meines Erachtens zu stark den juristischen Aspekt betont.

Neben der Einigung über den Umgang mit selbst-, fremd- oder therapiegefährdenden Verhaltensweisen als der grundlegenden *Therapievereinbarung* sollte es sinnvollerweise eine Vereinbarung über *Therapieziele* geben. Diese Vereinbarung stellt klar, dass die Voraussetzung für die Arbeit an den zugrundeliegenden Problemen – sei es im Sinne der DBT die Emotionsregulationsstörung oder im Sinne der TFP die Identitätsdiffusion – die Begrenzung und Überwindung destruktiver Verhaltensweisen ist. Das bedeutet, dass der Patient sich auch verpflichtet, destruktive Verhaltensweisen wie exzessives Schneiden, Essstörungen, Suchtverhalten, dissoziale Akte etc. mit hohem Engagement zu verändern und über alle Vorkommnisse in dieser Richtung von sich aus in der Therapiestunde zu berichten. Es ist also nicht eine „Non"-Verpflichtung wie in der basalen Regelung über Suizidalität, sondern eine innere Orientierung auf die primäre Auseinandersetzung mit diesen destruktiven Verhaltensweisen. Dabei ist es wichtig, die Erarbeitung dieser grundlegenden Therapievereinbarung mit ihren Regeln als einen *Prozess* zu betrachten, in dem es wichtig ist, auch die tiefgreifende *Ambivalenz* des Patienten über diese Verpflichtung zu einem Thema werden zu lassen. „Der Therapeut muss während der Phase des Therapievertrags die Balance beachten zwischen oberflächlicher Zustimmung, die zu wenig wäre, und einer unambivalenten tiefen Zustimmung, zu der zu diesem Zeitpunkt der Borderline-Patient noch gar nicht in der Lage ist. Entscheidend ist ein beobachtbare und fühlbare Bewegung der beiden Beteiligten aufeinander zu. Borderline-Patienten werden zu oft als ‚total motiviert' oder aber ‚total unmotiviert' angesehen, was mit ihrer intrapsychischen Pathologie zusammenhängt" (Dammann et al. 2001, S. 67).

Gefährdungen des Rahmens

Aus dem bisher Ausgeführten wird deutlich, dass die Einführung einer Therapievereinbarung mit grundsätzlichen Regeln für die Therapie einen Rahmen bildet, der den therapeutischen Raum für den Therapieprozess ermöglicht. Zwei typische Gefahren sind hier zu beobachten: *Laisser-faire* und *Rigidität*. Vor allen Dingen analytisch orientierte und ambulant arbeitende Psychotherapeuten, die noch keine lange Erfahrung in der Arbeit mit Borderline-Patienten haben, tun sich oft schwer, sich auf eine stark strukturierende und Grenzen setzende therapeutische Haltung einzulassen, wie sie etwa auch im Manual der Kernberg-Gruppe (Clarkin et al. 2001) beschrieben ist.

Eine *Laisser-faire-Haltung* und alleiniges Vertrauen auf die haltende Kraft der therapeutischen Beziehung sowie die mutative Wirkung von Deutungen führen allerdings oft zu dramatischen *Behandlungskrisen* mit maligner Regression und massiver Symptomverschlechterung. Es kommt dann leicht zu einem destruktiven Zirkel: Verschlechterung des Zustands des Patienten, als Reaktion darauf zusätzliche Notfallstunden, die aber wie eine „Belohnung" des Agierens wirken und somit zu einer weiteren Verschlechterung des Zustands des Patienten führen. Hier kann es dann zu dem von Patienten gefürchteten *Gegenagieren* der Therapeuten kommen, indem diese mit einem abrupten Wechsel von permissivem Überengagement zur plötzlichen und kaum nachvollziehbaren Beendigung der Therapie reagieren.

Umgekehrt sind Verhaltenstherapeuten und stationäre Teams oft in der komplementären Gefahr der *Rigidität*. Der Umgang mit Vereinbarungen und Regeln bekommt dann einen starren Charakter. Wo die Übertragungsdynamik im Umgang mit Regeln gedeutet werden sollte, wird schlicht „therapieschädigendes Verhalten" konstatiert und an die rationale Steuerungsfähigkeit des Patienten appelliert. Ähnlich wie adoleszente Kinder können auch Borderline-Patienten auf einer Station in Teams (also den Eltern in der Übertragung) eine Forderung nach absoluter und konkreter „Gerechtigkeit" evozieren; daraus entsteht dann die Tendenz, *alle* Borderline-Patienten mit dem gleichen Maß zu messen, keine wohlüberlegten Unterschiede in Vereinbarungen und Verträgen zu erlauben und mechanische Sanktionssysteme einzuführen (z.B. Entlassung nach der dritten Verwarnung, dem zweiten Suizidversuch, dem ersten positiven Drogenscreening etc.). Dort, wo es eigentlich darauf ankäme, die Übertragungsbedeutung des *Umgangs* mit Regeln und Vereinbarungen zu reflektieren, passiert dann ein mechanisch-rigides pseudogerechtes Exekutieren von Sanktionen (zu einer ausführlicheren Diskussion von Verträgen und Sanktionen vgl. Kap. 8, S. 136 ff.).

Ein „Aussteigen" aus dem Borderline-typischen Spiel von Laisser-faire oder Rigidität besteht in einer Aufrechterhaltung der Spannung zwischen Flexibilität und Stabilität grundsätzlicher Regeln. Dem Patienten gegenüber geht es dabei um die klare Markierung, wann feststehende Grundregeln betroffen sind und wann ein Aushandeln innerhalb eines bestimmten Spielraums möglich ist.

Im Folgenden soll anhand eines Fallbeispiels der Umgang mit Rahmen und Regeln in der Behandlung von Borderline-Patienten illustriert werden. Dabei geht es mir vor allen Dingen darum zu zeigen, wie Mitarbeiter in Teams immer wieder in Gefahr geraten, sich „für" oder „gegen" Patienten in Position zu bringen, und auf welche Weise die Spaltungsprozesse, die einen sinnvollen Umgang mit Regeln und Vereinbarungen bedrohen, verstanden und wieder aufgelöst werden können.

Fallbeispiel

In einer therapeutischen Übergangseinrichtung, einer Tagesklinik wird Herr C., ein narzisstischer Patient auf Borderline-Niveau, behandelt. Im Rahmen eines mit ihm vereinbarten Reha-Planes nimmt er an therapeutischen Angeboten wie Gesprächen mit der Bezugstherapeutin, Gruppentherapie, Einzel- und Musiktherapie, Arbeitstherapie sowie berufsvorbereitenden Praktika in unterschiedlichen Einrichtungen des Ortes teil. In einer gemeinsamen Teamsupervisionssitzung aller Behandelnden wird über Herrn C. berichtet. Der Leiter der Tagesklinik und die Bezugstherapeutin, beides Sozialpädagogen, berichten, dass sie Herrn C. als sehr bestimmend, kontrollierend und entwertend erleben, gleichzeitig sei er sehr leicht zu kränken. Er entziehe sich zunehmend Gesprächen mit dem Hinweis, dass er dieses Thema – z.B. eigene problematische Verhaltensweisen – schon mit seiner Einzel-Musiktherapeutin oder seinem Einzel-Psychotherapeuten besprochen habe. Auch die Gruppentherapeutin berichtet, dass sie den Eindruck habe, dass sich Herr C. zunehmend verschließe und sich stattdessen auf eine Liebesbeziehung zu Frau A., einer Mitpatientin, die aus dem betreuten Wohnen komme und ebenfalls am Programm der Tagesklinik teilnehme, konzentriere. Hier gebe es also einen klaren Bruch der Vereinbarung, dass der Patient alle wichtigen Themen auch im Gespräch mit der Bezugstherapeutin zu besprechen habe, stattdessen komme es zu einem beunruhigenden Ausweichen.

Die bisher genannten Therapeuten identifizieren sich in ihrer Gegenübertragung eher mit *Objektaspekten* des Patienten (so, wie der Patient innere Objekte erlebt und sie – externalisiert und projiziert – in der Übertragung konstelliert: Die Objekte fühlen sich entwertet, kontrolliert und ausgeschlossen).

Demgegenüber melden sich nun vehement die Einzel-Musiktherapeutin und der Einzel-Psychotherapeut zu Wort. Ihrer Meinung nach werde der Patient überfordert, seine Grenzen würden nicht respektiert und seine enorme Kränkbarkeit nicht genügend gesehen. Ganz offensichtlich identifizieren sie sich in ihrer Gegenübertragung mehr mit Selbst-Aspekten des Patienten und sehen „die Welt" eher so, wie der Patient sie erlebt: Als jemand, der sich bedroht fühlt, gekränkt wird und Schutz suchen muss.
Folgende Episode wird nun innerhalb der Supervisionssitzung zum Kern der Debatte: Der Leiter der Einrichtung und die Bezugstherapeutin wollten den Patienten gemeinsam zu einem wichtigen Vorstellungsgespräch für eine Praktikumsstelle begleiten. Der Patient wehrte sich vehement dagegen, es kam zum Machtkampf: Der Patient drohte damit, das Praktikum nicht anzutreten, wenn er begleitet würde, und nur nach mehrfachem hartnäckigen Nachfragen konnte der Patient schließlich sagen, dass er sich in dieser Konstellation wie „abgeführt" vorkäme. Der Leiter der Einrichtung lehnte sich daraufhin in seinem Stuhl zurück, verschränkte die Arme hinter dem Kopf und sagte befriedigt: „Na endlich!". In seinem Verständnis drückte er damit seine Erleichterung darüber aus, dass die zugrunde liegende Angst für die Weigerung des Patienten deutlich geworden war, und es somit auch möglich wurde, eine Lösung zu finden, die der Aufgabe *und* den Ängsten des Patienten gerecht wurde, nämlich zeitversetzt zu dem Vorgespräch einzutreffen und den Patienten nicht direkt zu begleiten. Der Patient wiederum erlebte Worte, Mimik und Gestik des Leiters als triumphierend, respektlos und demütigend und berichtete darüber empört Musiktherapeutin und Einzeltherapeut. Der Einzeltherapeut sagte spontan zu dem Patienten: „Sie haben recht. Da wurden Sie respektlos behandelt."
In der Supervisionssitzung attackiert nun der Leiter den Einzeltherapeuten, dass er es unmöglich finde, dass der Einzeltherapeut den Patienten gegen ihn unterstütze, ohne dass vorher ein Gespräch miteinander stattgefunden habe. Das sei ein klarer Bruch des Teamkonsenses, dass unterschiedliche Ansichten nicht über und mit dem Patienten ausgetragen würden. Der Einzeltherapeut wiederum lässt durchblicken, dass er das Verhalten des Leiters ähnlich wie der Patient als überheblich und unangemessen erlebe und dass es für ihn darum gegangen sei, dem Patienten gegenüber „Akzeptanz" auszudrücken. Dies sei die Grundlage dafür, dass er dann durchaus im zweiten Schritt mit dem Patienten bearbeitet habe, wie es immer wieder zu solchen für den Patienten unangenehmen Situationen mit Autoritäten komme.

An dieser Stelle der Supervisionssitzung wird das Ausmaß der *Team-Spaltung* deutlich und damit auch die *Gefährdung des Rahmens*: Die unterschiedlichen Therapeuten erleben sich als gegeneinander arbeitend, der Patient wird von den einen als „Täter“, von den anderen als „Opfer“ gesehen, und die Therapeuten erleben sich gegenseitig in ihren jeweiligen Rollen und Haltungen als vom Anderen nicht akzeptiert und respektiert. Dabei wird von der einen oder anderen Seite immer wieder Bezug auf „Konsens“, Nichteinhaltung von Regeln und gegensätzliche therapeutische Normen genommen.

Durch die *triangulierende Funktion* des *Supervisors* (vgl. Kap. 9) und der nicht direkt am Konflikt beteiligten Mitglieder der Supervisionsgruppe können eine Metaebene und ein Verstehen hergestellt werden, die es auch den bisherigen Konfliktpartnern ermöglichen, einen Schritt zurückzutreten und ebenfalls eine Metaposition einzunehmen. Aus dieser Position heraus kann ein *psychodynamisches Verständnis* der Teamspaltung erarbeitet werden: Als basal kann der intrapsychische Konflikt von Herrn C. zwischen den Polen von Größenselbst mit starken Autonomiewünschen und hohem Kontrollbedürfnis einerseits und massiven Selbstzweifeln mit Angst vor Scheitern und Beschämung andererseits gesehen werden. Ausgehend von diesem Verständnis seines intrapsychischen Dilemmas wird nachvollziehbar, dass Herr C. die Arbeit mit Bezugstherapeutin und Einrichtungsleiter in Konfliktsituationen als demütigend erlebt, weil er mit seiner eigenen Hilfsbedürftigkeit und der Begrenzung seiner Größenideen konfrontiert wird. Was der Leiter als erleichternd mit einem Thematisieren der Ängste sah, wurde von Herrn C. als Druck und Akt der Demütigung erlebt – die Preisgabe seiner Ängste und der Phantasie, „abgeführt zu werden“.

In dieser Situation stabilisierte Herr C. sein gefährdetes Selbstwertgefühl durch die aktive Entwertung und Distanzierung gegenüber Bezugstherapeut und Leiter und die zur Identifizierung einladende Anlehnung an Einzeltherapeut und Musiktherapeutin. Diese im sozialen Feld inszenierte und agierte Spaltung verminderte so das Erleben einer narzisstischen Kränkung.

Diese *innere Spaltung* konnte als im Behandlungsteam *externalisierte Spaltung* aber nur dadurch gelingen, dass über den Mechanismus der projektiven Identifizierung Leiter und Bezugstherapeutin sich *tatsächlich* den projizierten bedrohlichen Objekten anglichen, während Einzeltherapeut und Musiktherapeutin sich mit der spezifischen Sichtweise des Patienten identifizierten und sich zu „beschützenden“ Objekten machen ließen. Hier wirkte besonders die narzisstische Verführung einer „speziellen Beziehung“: sich als „bevorzugte Vertrauensperson“ ganz und gar mit dem einseitigen Blick des Patienten auf seine Objekte zu identifizieren.

Durch die Erhellung dieser Spaltungsdynamik konnten die jeweiligen Exponenten der polaren Haltungen – zunächst widerstrebend, dann durch die

Rückmeldungen der Gruppe und des Supervisors immer offener – eine veränderte Einschätzung ihrer eigenen Haltung vornehmen. Der Einzeltherapeut konnte sehen, dass sein Konzept von Akzeptanz im Sinne von vorbehaltloser Unterstützung der Sichtweise des Patienten problematisch ist, weil es zu einer Bündnisbildung gegenüber anderen Teammitgliedern führt und es stattdessen sinnvoller ist, zwar die subjektive Erlebnisweise des Patienten zu verstehen, aber sie auch als eine „subjektive" zu markieren, ohne einseitig Partei zu ergreifen. Umgekehrt konnte der Leiter sehen, dass sein drängendes Suchen nach dem „Motiv" für die Verweigerung des Patienten und sein nonverbaler Ausdruck von Erleichterung von diesem als Demütigung und Kontrolle erlebt wurde und dass es notwendig ist, die spezielle narzisstische Dynamik innerhalb der Autoritätsbeziehung zwischen Leitung und Patient stärker zu berücksichtigen.

Klärung von Systemdynamik, Rollen und Aufgaben im Teamansatz

Meiner Erfahrung nach ist es eine häufig geübte Praxis in Teamsupervisionen, tatsächliches *problematisches Therapeutenverhalten* zu kaschieren, indem das gesamte Therapeutenverhalten als reiner Ausdruck der Patientendynamik gesehen wird und damit Konflikte innerhalb des Teams, aber auch die notwendige Weiterentwicklung von therapeutischen Haltungen und Interventionsweisen vermieden werden. Dagegen erscheint es mir wichtig, den Beitrag von Teammitgliedern zu einer den Rahmen gefährdenden Verwicklung bifokal als Ausdruck einer eigenen Verhaltenstendenz *und* als Ergebnis der Gesamtdynamik von Patienten und therapeutischem System zu sehen.

Nach den Schritten Klärung der *Patientendynamik* – Klärung der *Patienten-Teamdynamik* – *Modifizierung* der *therapeutischen Haltung* und *Interventionstechnik* sollte im Rahmen von Teamarbeit bzw. Supervision als nächster Schritte die *Rollen-* und *Aufgabenklärung* im Team neu fokussiert und justiert werden.

Voraussetzung dafür, aber in vielen Institutionen nur unzureichend, ist der regelmäßige *Austausch* von Informationen und Sichtweisen und die Formulierung eines gemeinsamen Verständnisses der Dynamik zwischen Patient und Behandlungssystem mit *allen* Behandelnden. Dabei muss – auch beim Zeitmanagement der Sitzungsleitung – darauf geachtet werden, dass neben dem Verständnis der *Dynamik* auch die daraus resultierenden *Behandlungsstrategien* und die nächsten *Ziele* bzw. *Foki* ausformuliert werden. Auf dieser

Grundlage der Teamarbeit können dann die einzelnen *Aufgaben* und *Rollen* differenziert werden – in unserem Beispiel hieß dies:

- Die *Bezugstherapeutin* fokussiert die Probleme der beruflichen Wiedereingliederung und die Nutzung der einzelnen Elemente der Behandlungseinrichtung. Dabei geht es auch darum, den Patienten mit problematischen Verhaltensweisen zu konfrontieren, mit Klärung und Konfrontation zu arbeiten und gleichzeitig praktische Unterstützung für die Bewältigung anzubieten. Sie koordiniert darüber hinaus die Gesamttherapie.
- Der *Leiter* der Einrichtung repräsentiert den Rahmen der Behandlung, steht für eine realistische Einschätzung des Standes des Patienten im Behandlungsprogramm und reflektiert dabei, dass er in besonderer Weise die Macht- und Autoritätsproblematik des Patienten durch seine Rolle in der Übertragung evoziert.
- Die *Gruppentherapeutin* fokussiert die Inszenierung des Patienten in Beziehung zu seinen „Peers“.
- Der *Einzeltherapeut* hat in seiner Rolle die Möglichkeit, immer wieder einen Schritt zurückzutreten, eine Metaebene zu eröffnen und mit dem Patienten einen Blick auf seine Inszenierungen im sozialen Feld auf dem Hintergrund seiner Problematik zu werfen. In einem Bild gesprochen, ist er wie ein Coach im Boxring, der zwischen den Runden beratend und unterstützend tätig wird. Er fokussiert, sammelt und deutet die Übertragungsmuster des Patienten zu den unterschiedlichen Repräsentanten des Teams und zu seiner eigenen Person als Einzeltherapeut.
- Die *Musiktherapeutin* schließlich – in Kenntnis der idealisierenden Mutterübertragung zu ihr – fokussiert die Feinstruktur von Interaktionsmustern im Umgang mit Affekten und Emotionen, die durch das spezielle Angebot der Musiktherapie evoziert werden. Sie fördert damit den emotionalen Ausdruck und die Fähigkeit zur Mentalisierung und zur Etablierung eines reflexiven Innenraumes.

Fazit

Ich hoffe, dass ich deutlich machen konnte, dass die Aufrechterhaltung des Rahmens im Sinne einer verbindlichen Einigung über therapeutische Ziele und Vorgehensweisen, Regeln und Vereinbarungen, Rollen und Zuständigkeiten eine kontinuierliche Aufgabe für therapeutische Teams darstellt. Der Supervision kommt dabei die besondere Bedeutung zu, als „drittes Element“ mit einer Kenntnis des Innen, aber einem Blick von außen, eine triangulierende Funktion wahrzunehmen und damit zu helfen, immer wieder aus einer Borderline-ähnlichen Position des Entweder-Oders auszusteigen und eine Metaebene einnehmen zu können. Die Einigung auf Regeln und Vorgehensweisen muss dabei notwendigerweise begleitet werden von der Erarbeitung der Dynamik des Patienten-Therapeuten-Systems. Dabei ist es zum einen wichtig, die jeweils spezifische Psychodynamik einzelner Patienten oder Patientengruppen zu fassen, andererseits aber offen eigene Spaltungsneigungen und unausgetragene Gegensätze innerhalb der Teams zu thematisieren und diese nicht nur als „Ausdruck der Patientendynamik" zu nehmen. Ähnlich wie ein ambulanter Einzeltherapeut ein in sich kohärentes Konzept braucht (daher auch der Vorteil manualisierter Therapien als Orientierungsrahmen), braucht auch ein Team ein verbindliches Grundkonzept des therapeutischen Arbeitens, das selbstverständlich immer wieder überprüft und modifiziert werden kann, an das sich aber bis zu einer solchen gemeinsam getragenen Modifikation *alle* Teammitglieder zu halten haben. Gerade in Institutionen, in denen z.B. die Therapeutenposition häufig durch die Rotation von Assistenzärzten wechselt, ist es von besonderer Bedeutung, dass nicht jeder neu hinzukommende Therapeut seinen eigenen Stil pflegen kann, sondern es eine Verpflichtung auf eine gemeinsame Behandlungsphilosophie gibt. Ein solches Arbeiten an einer gemeinsamen Auffassung von dem, was therapeutisch wirksam ist, und eine Leitung, die auf die Aufrechterhaltung dieses gemeinsamen Behandlungsrahmens achtet, bieten die Gewähr dafür, dass Regeln nicht ersatzweise rigide gehandhabt werden müssen. Diese Rigidität dient unbewusst oft dazu, Unsicherheiten in der Beziehung zum Patienten, in der Zusammenarbeit untereinander oder gegenüber dem Konzept zu überdecken. Auch hier gilt: Der therapeutische Raum mit einer individuellen und kreativen Gestaltung der therapeutischen Beziehung braucht den klaren Rahmen der gemeinsamen Grundorientierung und Haltung.

III Ambulantes und stationäres Setting

7 Ambulante analytische Therapie bei Borderline-Störungen

Die Gestaltung des Rahmens und die Voraussetzungen für eine Therapie

Aufgrund der in den vorherigen Kapiteln ausgeführten Neigung von Borderline-Patienten zum Agieren und zu Behandlungsabbrüchen, aufgrund der Selbstdestruktivität und der Gefahr, den Therapeuten in seiner Fähigkeit zum Containment zu überlasten, braucht insbesondere die ambulante Borderline-Therapie, die ja über weniger haltende Strukturen als die stationäre verfügt, einen sicheren Rahmen und eine klare Behandlungsvereinbarung.

Die Einleitung der ambulanten Psychotherapie sollte sich sinnvollerweise in der von Clarkin et al. (2001) beschriebenen Reihenfolge durchgeführt werden: *diagnostisches (strukturelles) Interview, Anamnese, Behandlungsvereinbarung*. Dabei ist es die Aufgabe des initialen Interviews, die Diagnose sowie den Schweregrad der Borderline-Störung zu klären (vgl. Kap. 1, S. 19 f.) sowie die Motivation für eine längerfristige, in der Regel zweistündige Therapie festzustellen.

Für die *Prognose* sind folgende Kriterien wichtig: Kann der Patient eine therapeutische Beziehung für seine Entwicklung nutzen, d. h., gibt es oder gab es relevante Beziehungen in seinem Leben? Aus dem Vorhandensein solcher Beziehungen und der Erfahrung, die er mit diesen gemacht hat, kann ein direkter Rückschluss auf die Gestaltung der therapeutischen Beziehung erfolgen. Besitzt der Patient die Fähigkeit, sich in eine therapeutische Beziehung einzulassen und diese als etwas Wichtiges zu erleben? Diese Fähigkeit zum Involvement lässt sich ebenfalls aus seiner Beziehungsgeschichte ermitteln. Gibt es funktionierende Bereiche (intime Beziehungen, Freundschaftsbeziehungen, Hobbys, Arbeitsleben, soziale Situation), oder sind die Störungen in den meisten dieser Bereiche massiv? In der Regel brauchen Patienten, um in der Lage zu sein, eine ambulante Therapie für sich zu nutzen, zumindest in einigen dieser Bereiche eine gewisse Stabilität. Besonders kritisch ist die ambulante Psychotherapie mit Borderline-Patienten, die keinerlei enge Beziehungen unterhalten und nicht in einem Arbeits- oder Ausbildungsverhältnis stehen. Hier ist die Therapie in hohem Maße in Gefahr, zum *Beziehungs-* und *Lebensersatz* für den Patienten zu werden, ja zum Lebensmittelpunkt, ohne dass der Patient erkennbare Anstrengungen unternimmt, beispielsweise in ein Arbeitsverhältnis zu kommen. Hier empfiehlt es sich, mit dem Patienten eine Behandlungsvereinbarung zu treffen, dass er sich verpflichtet, parallel zur Therapie ein Arbeits- oder Ausbildungsverhältnis zu beginnen bzw. als Minimalanforderung z. B. das Tagesprogramm einer beschützenden Werkstätte zu besuchen.

Ist eine solche strukturell-diagnostische Einschätzung des Patienten und seines Funktionsniveaus erfolgt, bedarf es einer gemeinsamen *Zieldefinition* mit dem Patienten, wobei es sich um *realistische Ziele* (z. B. lernen, mit dem Alleinsein zurechtzukommen, sich nicht mehr zu schneiden, aktiv Kontakte herzustellen, Arbeit und Ausbildung durchzuhalten) und nicht um *allgemeine Lebensziele* (glücklicher sein, Partner finden, nicht mehr allein sein) handeln sollte.

Weiterhin muss der Therapeut darauf achten, ob sein ambulantes Setting, die eigenen therapeutischen *Fähigkeiten* und die finanziellen sowie die allgemeinen Lebensbewältigungs-Ressourcen des Patienten zusammenpassen. So ist es beispielsweise unrealistisch, einen schwer gestörten Borderline-Patienten im Rahmen des Stundenkontingents einer tiefenpsychologisch fundierten Psychotherapie ausreichend lange mit einer übertragungsfokussierten, konfliktzentrierten Technik zu behandeln.

Viele Therapien mit Borderline-Patienten scheitern vor allem deshalb, weil Patient und Therapeut zu überstürzt und vom Problemdruck des Patienten getrieben eine Therapie beginnen, ohne diese Grundvoraussetzungen sorgsam genug zu bedenken. Eine solche Überprüfung kann beispielsweise zu einer Weitervermittlung des Patienten oder zu einer Einigung über einen begrenzten Fokus der Behandlung führen. Neben diesen initialen Klärungen etablieren die sorgsamen Vereinbarungen über das Behandlungs-Setting (Bezahlungsmodalitäten, regelmäßige Sitzungen, Verhalten bei Suizidalität und in Notfallsituationen) den Rahmen der Psychotherapie.

Die Behandlungsvereinbarung

Diese Behandlungsvereinbarung, die ausführlich im Manual von Clarkin et al. (2001) und bei Dammann et al. (2001) dargestellt wird, hat als Kern die Vereinbarung, dass der Patient lebensgefährliches oder Therapie-gefährdendes Verhalten selbstverantwortlich kontrolliert, d. h., bei Suizidgefahr oder massiven Selbstverletzungen von sich aus eine Notfallambulanz aufsucht, sodass ein vollendeter Selbstmordversuch bzw. eine massive Selbstverletzung oder massives Untergewicht bei einer Anorexie das Ende der Behandlung bedeuten würden. Diese initiale Vereinbarung ist bei agierenden Borderline-Patienten gerade in der Anfangsphase von essenzieller Bedeutung, da es dem Patienten sonst gelingt, den Therapeuten durch selbstdestruktives Verhalten zu kontrollieren, ihn durch Beunruhigung zu binden (vgl. Kap. 1, S. 24) sowie der Bearbeitung seiner inneren Problematik in der Übertragung und der Erhöhung des inneren Konfliktdruckes dadurch auszuweichen, dass immer wieder Entlastung in den vertrauten selbstdestruktiven Bewältigungsweisen gesucht wird. Weniger schwer wiegende Behandlungskomplikationen wie bulimisches Verhalten, leichtere Selbstverletzungen bzw. Suizidgedanken werden in dem Sinne in den Behandlungsvertrag aufgenommen, dass der Patient sich verpflichtet, aktiv an der Ersetzung dieser Bewältigungsversuche durch andere „Skills" zu arbeiten und dem Therapeuten jede dieser Selbstverletzungen oder Suizidphantasien mitzuteilen.

Der Umgang des Patienten mit dieser Vereinbarung ist bereits ein wichtiger prognostischer Faktor für seine Fähigkeit, Therapie zu nutzen, und die Ernsthaftigkeit, tatsächlich auch einen „Verzicht" zu leisten. Diese Phase der Vertragsvereinbarungen kann mehrere Stunden in Anspruch nehmen und sollte auch dem Patienten die Gelegenheit geben, sorgfältig darüber nachzudenken. Ein sorgsames und ausführliches Aushandeln dieser Vereinbarung kann dem Therapeuten massive Krisensituationen im weiteren Therapieverlauf ersparen. Erst nach einer überzeugenden und für den Therapeuten ausreichenden Bereitschaft des Patienten, sich auf diesen Vertrag zu verpflichten, kann die eigentliche Psychotherapie beginnen.

Der Umgang mit Trennungen

Neben dem Umgang mit suizidalem oder selbstdestruktivem Verhalten stellt vor allen Dingen der Umgang mit *Trennungen* bei Therapieunterbrechungen durch Ferien oder Reisen des Therapeuten eine Komplikation vieler ambulanter Behandlungen dar. Nach meiner Erfahrung empfiehlt es sich, frühzeitig vor der bevorstehenden Unterbrechung mit dem Patienten darüber zu sprechen, und zwar auf zwei Ebenen: zunächst auf der Ebene der *Übertragungsbedeutung*, d. h., welche Gefühle, z. B. Verlassenheitsängste oder Rachephantasien, im Patienten dadurch geweckt werden. Wenn diese Übertragungsdimension befriedigend geklärt werden konnte, geht es in einem zweiten Schritt darum, die *Bewältigungsmechanismen* des Patienten mit ihm zusammen zu entwickeln und zu stärken, um in Situationen des Alleinseins zurechtzukommen. Das kann beispielsweise darin bestehen, vorhandene andere Kontakte zu nutzen, Ich-stärkende Aktivitäten zu unternehmen, vielleicht aber auch eine Tonbandkassette anzuhören, die in einer Behandlungsstunde aufgenommen wurde. Generell habe ich den Eindruck, dass viele Borderline-Patienten, die zu Verwirrung, Dissoziation und heftigen Affekten neigen, davon profitieren können, Tonbandaufnahmen von den Behandlungsstunden zu machen, die sie sich zu Hause in Ruhe anhören können. Oftmals berichten sie dann in der folgenden Stunde, dass ihnen Interventionen des Therapeuten klarer geworden wären oder sie auch mehr beobachtende Distanz zu ihrem eigenen Verhalten gewonnen hätten – dies alles sind Dinge, die ihnen in der Stunde allein noch nicht gelungen wären. Eine solche Tonbandaufnahme oder aber auch die aktive Vergegenwärtigung der Behandlungssituation in der Trennungssituation kann dem Patienten helfen, der Verlassenheitsangst eine Erinnerung bzw. Vergegenwärtigung entgegenzustellen. Im Laufe der Zeit wird es dem Patienten allmählich besser gelingen, Trennungszeiträume zu tolerieren, ohne die massive Angst haben zu müssen, dass etwa der Therapeut nicht wiederkommt oder sich für ihn nicht mehr interessiert. Manchem Patienten hilft es auch, dem Therapeuten Karten aus seinem eigenen Urlaub zu schicken, während ich es nicht für günstig halte, selbst während des Urlaubs durch Karten oder Telefonanrufe an den Patienten aktiv zu werden. Empfindet man selbst einen starken Impuls in dieser Richtung, so entspricht dies eher einem Gegenübertragungsagieren, d. h. einer projektiven Identifizierung, in der man selbst die Überzeugung gewonnen hat, dass es dem Patienten nicht zuzumuten wäre, eine Zeit lang auch ohne den Therapeuten auszukommen. Dies sollte dann eher das Signal sein, diese projektive Identifizierung für sich zu analysieren und Distanz dazu zu gewinnen.

Kontrovers wird die Frage von Kontakten *zwischen* den Behandlungsstunden diskutiert. Während Kernberg hier eine strikte Haltung hat und solche Anrufe nicht toleriert und Linehan für ihre Patienten jederzeit erreichbar ist, empfehle ich eine mittlere Haltung: Ich gebe dem Patienten die Möglichkeit, sich an Tagen, an denen ich in der Praxis bin und er keine Stunde hat, telefonisch zu melden sowie ein kurzes Gespräch zu führen. Dies kann zuweilen eine wichtige Entlastung für den Patienten bedeuten, wenn er z. B. nach einer Stunde heftige paranoide Ängste gegenüber dem Therapeuten entwickelt hat, sodass das innere Bild vom Therapeuten bedroht ist, oder aber wenn eine externe Krise die Bewältigungsmöglichkeiten des Patienten überfordert. In einem solchen Telefongespräch konzentriere ich mich auf Klärung und Konfrontation, d. h., ich kläre und korrigiere bei Bedarf die Übertragungssituation und eruiere mit dem Patienten, welche der ihm zur Verfügung stehenden Bewältigungsmechanismen er für eine Krise genutzt hat und noch nutzen könnte. In der Regel nutzen Patienten diese Möglichkeit zum telefonischen Kontakt zwischen Stunden nicht exzessiv aus – im Gegensatz zur Befürchtung vieler Therapeuten, dass damit „eine Schleuse der Bedürftigkeit" geöffnet werden könnte. Ich habe eher den Eindruck, dass eine „wasserdichte" Abdichtung der therapeutischen Situation ein solches Durchlöchern der Grenze für manche Borderline-Patienten geradezu provoziert. Sollte eine telefonische Inanspruchnahme allerdings überhand nehmen, würde ich dies mit einem Patienten als spezielle therapeutische Problematik in der Übertragung betrachten und deuten.

Zur Illustration des bisher Gesagten möchte ich nun den Behandlungsverlauf und eine spezielle Stunde bei einer Borderline-Patientin skizzieren.

Therapeutischer Prozess: Ein Fallbeispiel

Frau D. (vgl. auch die erste Fallvignette in Kap. 5, S. 87 ff.), eine 27-jährige Patientin, Studentin und allein erziehende Mutter von zwei Töchtern, kommt nach einer stationären Psychotherapie wegen massiver Ängste, depressiver Einbrüche, Alkoholabusus sowie Beziehungsstörungen mit episodischen Gewaltausbrüchen in Behandlung. Dem waren schon mehrere stationäre Therapien wegen einer Anorexia nervosa, wegen eines massiven Alkoholabusus sowie wegen Selbstverletzungen (Schneiden) vorausgegangen. Eine ambulante Psychotherapie hatte ebenfalls zu einer Stabilisierung geführt, war aber im Erleben der Patientin dann wirkungslos geworden, als die Therapeutin sich immer mehr zu einer *Realbeziehung* mit der Patientin bereit fand.

Bei Behandlungsbeginn wirkte die Patientin zutiefst ambivalent darüber, ob sie bewährte Möglichkeiten der Selbstberuhigung (Alkoholmissbrauch, bulimisches Essverhalten, lustvoll erlebte Wutausbrüche, zynische Verachtung gegenüber den eigenen Gefühlen) aufgeben oder nicht doch lieber beibehalten wollte. In einer ersten Phase der *Behandlungsvereinbarung* (vgl. Clarkin et al. 2001; Dammann et al. 2000) ging es deshalb um diese innere Entscheidung von Frau D. Dies war indirekt auch ein Test, den ich zu bestehen hatte: Wäre ich zu weich, würde ich ihr ein selbstdestruktives Ausagieren und Suchtverhalten zugestehen, so würde ich zum entwerteten, manipulierbaren Objekt, über dessen Manipulierbarkeit sie aber auch enttäuscht wäre und an dem keine wirkliche Hoffnung auf Veränderung festgemacht werden könnte; wäre ich zu rigide und verbietend, könnte ich leicht zu einem verfolgenden Objekt werden, dem sich die Patientin entziehen oder aber an das sie ihre eigenen Veränderungswünsche delegieren könnte, während sie sich selbst gegen die „strikte Anforderungen" zur Wehr setzen könnte. Die Erhellung dieser Dynamik sowie der Problematik, dass das Beibehalten selbstdestruktiver Mechanismen bzw. eine mangelnde innere Festlegung darauf, zentral an ihrer Überwindung zu arbeiten, keine wirkliche Veränderung zuließe, führte nach einem heftigen inneren Kampf zu einer authentischen Therapiebereitschaft der Patientin.

Angesichts der diagnostischen Einschätzung (niederes Strukturniveau innerhalb des Borderline-Spektrums und viele vorangegangene Therapieversuche) verabredete ich mit der Patientin eine analytische Langzeittherapie von zwei Stunden pro Woche im Gegenübersitzen.

Das erste halbe Jahr der Therapie war neben der Bearbeitung von Anlässen für selbstdestruktive Verhaltensweisen vor allen Dingen durch die Inszenierung des in Kap. 1 (S. 13 f.) beschriebenen *Borderline-Dilemmas* in der Übertragungsbeziehung zu mir gekennzeichnet. Die Patientin vermied sorgsam ein zu hohes Maß an Vertrautheit, wies mein Interesse zuweilen schroff und die Therapie lächerlich machend ab und war dann wiederum ängstlich besorgt, dass ich gekränkt oder über sie ärgerlich sein könnte. Neben dem verlässlichen Rahmen und der interpretativen Arbeit innerhalb der Behandlungsstunden trugen weitere Faktoren zur allmählichen Stabilisierung von Frau D. bei: Der Kauf eines Hundes, der nun zum ständigen Begleiter von Frau D. wurde und ihr so half, sich nicht mehr allein und verlassen fühlen zu müssen, aber auch, wenn die Kinder in der Schule waren, sich nicht „ganz hängen lassen zu können", sondern mit dem Hund etwas unternehmen zu müssen. Auch die Beziehung zu ihrem Freund K. hatte eine positive Wirkung, da sie in ihm einen Mann gefunden hatte, der – ebenfalls Patient und an einer Persönlichkeitsstörung leidend – Verständnis für ihre Schwächen hatte und ihre Wutausbrüche ertragen konnte.

Gegen Ende des ersten Jahres verstärkte sich allerdings die Krisenstimmung wieder: Die Patientin musste erkennen, dass sie in ihrem Studium nicht wirklich vorankam und sich ernsthafter die Frage über ihre Zukunft stellen. Weiterhin bemerkte sie, dass ihren inzwischen gewachsenen Bedürfnissen und Fähigkeiten nach einer kontinuierlichen Beziehung die Weigerung ihres Freundes, mehr Intensität und Nähe zuzulassen, entgegenstand. Als sie einen lang ersehnten Urlaub mit ihrem Freund planen wollte und dieser ihr zu verstehen gab, dass er lieber arbeiten würde, als mit ihr so lange zusammen zu sein, fühlte sie sich zutiefst verletzt und zurückgewiesen, und er brach die Beziehung ab.

In der Stunde nach dem entsprechenden Telefongespräch kam Frau D. wie vereist, wirkte starr, die Augen dabei rot gerändert vom Weinen. Sie vermied es, mich anzusehen, und erzählte schließlich stockend, dass sie sich getrennt habe, in Wut über die Demütigung durch ihren Freund ihre halbe Wohnung kurz und klein geschlagen habe, sodass Kinder und Hund sich verängstigt zurückgezogen hätten. Auch hätte sie heute vor der Therapiestunde beim Spaziergang im Park einen anderen Hund, der ihren Hund bedroht habe, so fest getreten, dass es fast zu einer Prügelei mit dem Besitzer des anderen Hundes gekommen sei. Sie sei sich auch klar darüber, dass sie diesen Mann habe provozieren wollen und dieser massive Streit befreiend für sie gewirkt habe.
Dazu fiel ihr ein, dass K. gut mit ihrer Wut habe umgehen können, verstanden habe, dass sie eigentlich nicht ihn gemeint habe; sie sei jetzt so wütend auf sich selbst sei, dass sie die Beziehung, die ihr doch so viel bedeutete, beendet habe. Zunächst habe sie eine heftige Wut darüber erlebt, dass er sie so verletzt hatte, dann habe sie plötzlich realisiert: „Hilfe, jetzt bin ich alleine!" und habe sich immer wieder gesagt: „Hätt' ich es doch bloß nicht getan!"
Als ich sie frage, was denn wäre, wenn K. sie nun anrufen würde, äußert Frau D. voller Schreck, dass sie Angst habe, er könne sagen, er sei damit einverstanden, dass die Beziehung „jetzt aus ist". So ohne ein „Lebenszeichen" von ihm könne sie in der Phantasie immer noch denken, dass die Beziehung vielleicht ja doch noch weiter gehe. Andererseits sei ihr auch klar, dass sie in letzter Zeit „immer frustrierter" über die Beziehung gewesen sei, sich oft verletzt gefühlt habe, aber es ihr doch geholfen habe, dass jemand ihre Gefühle habe verstehen können.
Ich habe den Eindruck, dass die Patientin zutiefst verwirrt darüber ist, ob sie sich wirklich „zu Recht" von ihrem Freund getrennt oder aber in fahrlässiger Weise eine wertvolle Beziehung beschädigt habe; neben der tief greifenden Ambivalenz ist das Borderline-typische hier die große Unsicherheit, eigenen Gefühlen trauen zu können, das rasche Kippen der eigenen Einschätzung und der Verlust jeglichen Bezugssystems, an dem die Patientin Gefühle, Einschätzungen und Entscheidungen messen könnte.
Ich wende deshalb ein, dass ich den Eindruck hätte, dass sie in letzter Zeit zunehmend „normalere" Beziehungswünsche entwickelt hätte und dabei offensichtlich an die Grenze des mit ihrem Freund Möglichen gestoßen sei.

Früher wäre die Begrenzung seiner Beziehungsmöglichkeiten auch ihren Bindungsängsten entgegengekommen – ihre zunehmende Bindungsbereitschaft und Bindungssehnsucht habe aber die Situation grundlegend verändert.
Die Patientin taucht plötzlich aus ihrem traurigen Gefühl auf, wird ärgerlich und fährt mich an: „Was ist hier normal?“ Wie könne ich mich anmaßen, etwas als „normal“ zu bezeichnen?
Ich bin zunächst überrascht über den plötzlichen Stimmungsumschwung und die aggressive Attacke der Patientin, fange mich nach einiger Zeit und habe den Eindruck, dass nun ich zum schädigenden und verfolgenden Objekt geworden bin. Ich sage Frau D., dass ich den Eindruck hätte, sie ärgere sich darüber, dass ich es ihr durch meine Betonung der „Normalität“ ihrer Beziehungswünsche erschwere, innerlich wieder umzukippen und – um ihre Verlassenheitsängste nicht aushalten zu müssen – sich K. wieder anzunähern.
Frau D. nickt, schweigt einen Moment, wird dann wieder heftig: Ich könne mir gar nicht vorstellen, was es für sie heiße, plötzlich wieder allein zu sein, diese schrecklichen Angstzustände zu haben und am liebsten nicht mehr leben zu wollen. Sie habe ein schlechtes Gewissen, fühle sich schuldig – „du bist ja selber schuld, dass er nicht mehr anruft!“ Wie ich denn von ihr erwarten könne, dass sie das aushalte?
Ich habe jetzt den Eindruck, dass Frau D. in ihrem massiven inneren Konflikt zwischen Ärger und Selbstbehauptung gegenüber K. einerseits und ihrer Verlassenheitsangst andererseits durch eine interpersonelle Abwehr vorübergehend Entlastung sucht. Ich deute: „Es ist für Sie im Moment kaum auszuhalten, dass Sie sich einerseits trennen wollten und andererseits damit ihre heftigen Ängste vor dem Alleinsein und ihr Gefühl, schlecht und schuldig zu sein, ertragen müssen. In dieser Situation werde ich jetzt zum Träger Ihres Teils, der sich trennen will und für seine Beziehungswünsche eintritt, und Sie greifen dann mich mit dem gleichen Ärger an, mit dem Sie kurz vorher noch sich selbst beschimpft haben.“
Mit dieser Intervention über die Spaltungs- und Projektionsvorgänge der Patientin möchte ich ihr helfen, den Konflikt als einen verstehbaren, aber auch ertragbaren zu erleben und beide Anteile ihrer Impulse und Persönlichkeit wieder bei sich zu erleben. Dies hat eine integrierende Wirkung, wobei der Therapeut als anwesendes Objekt eine Voraussetzung für die Integration darstellt.
In der Tat beruhigt sich Frau D., wird eher traurig und spricht über die positiven Seiten, die sie bei K. erlebte: dass er sich gut in sie einfühlen konnte, ihre Wut tolerierte, ihr aber auch immer wieder gesagt habe, „du kennst mich doch, ich kann mich da nicht verändern.“

In dieser ruhigeren Atmosphäre können wir nun darüber sprechen, dass die Patientin tatsächlich eine Wahlmöglichkeit hat, etwas bewirken und sich nach wie vor für oder gegen die Beziehung zu K. entscheiden kann. Wir sprechen auch darüber, dass es wichtig sein könnte, zu unterscheiden, ob die Angst vor Trennung tatsächlich K. als einmaliger Person oder seiner Funktion als Stütze und Begleiter gelte.
Gegen Ende der Stunde hat sich Frau D. beruhigt und ist dabei, den inneren Konflikt wieder als einen eigenen Konflikt zu erleben, ihre Gefühle und Affekte stärker zu differenzieren. Wir sprechen darüber, dass durch Demütigung und Trennungssituationen ihre immense Wut mobilisiert wird, die in Gefahr ist, selbstzerstörerisch zu werden, entweder indem sie direkt sich oder ihre Wohnung beschädigt oder andere so provoziert, dass diese ihr schaden könnten.
Zum Abschluss sprechen wir noch darüber, was sie in Situationen von starker Verlassenheitsangst oder aufkeimender Wut anstelle des gewohnten Verhaltens tun könnte – z. B. an unsere Stunde denken, eine gute Freundin anrufen oder mit dem Hund einen erschöpfenden, raschen Spaziergang machen.

Diese zusammenfassende Wiedergabe einer Behandlungsstunde sollte zeigen, dass in der analytischen Therapie von Borderline-Störungen innerhalb der Stunde verschiedene Perspektiven und Interventionsweisen einander abwechseln (vgl. Kap. 5, S. 91 ff.). Zum einen geht es generell darum, eine haltende Beziehung und Atmosphäre zu etablieren, innerhalb derer auch massive Affekte erlebt, benannt, zugeordnet und mit der entsprechenden Kognition verbunden werden können. Weiterhin geht es darum, konfliktbedingte, Ich-schwächende Abwehrmechanismen wie Spaltung und Projektion zu erkennen, Konfliktanteile klärend zu benennen und den Umgang mit Konflikt und Abwehr zu konfrontieren – d. h., dem Patienten zu zeigen, wie er mit dem Konflikt umgeht. Dies ist immer dann besonders wirkungsvoll, wenn es innerhalb der Übertragung geschehen kann, d. h., wenn der Patient erleben kann, wie er den Therapeuten in seinem Bemühen um eine psychische Homöostase einbezieht und ihm entsprechende Rollen und Haltungen zuweist, die eigenen abgespaltenen Strebungen und Persönlichkeitsanteilen entsprechen. Dieses Vorgehen stellt den Kern einer psychodynamischen Borderline-Therapie dar, es kann dann – ähnlich wie in kognitiv-behavioralen Ansätzen – um die Stärkung und Mobilisierung von Bewältigungsmechanismen (z. B. angesichts von Wut und Verlassenheitsängsten) ergänzt werden. Dies stellt einen supportiven Aspekt dar, der allerdings nicht von allen analytischen Autoren geteilt wird.

In der Folge kann Frau D. wichtige Schritte unternehmen, um autonomer zu werden und Verlassenheitsängste besser zu ertragen. Sie trennt sich zunächst von ihrem Partner, ohne in die früher übliche Krise mit Alkoholabusus und destruktivem Verhalten zu geraten. Sie beendet ihr Studium und beginnt eine anspruchsvolle Ausbildung zu einem kreativen Beruf im Bereich der neuen Medien. Dies bedeutet aber auch, dass sie verstärkt auf die Unterstützung ihrer Eltern zur Versorgung der Kinder angewiesen ist, was sie unter einen starken Druck bringt, da sie ihren Vater als ihre Bedürfnisse und Grenzen nicht respektierend erlebt und ihre Mutter (durchaus in Konkurrenz um den Vater und im Sinne einer „Gut-böse-Spaltung") massiv abwehrt.
In einem gemeinsamen Gespräch mit Patientin und Vater kann eine „Übereinkunft" zwischen beiden erarbeitet werden: Der Vater hält sich an bestimmte Regeln (z. B. Anruf vor einem Besuch in der Wohnung der Patientin, keine unabgesprochenen Reparaturen im Haushalt), die Patientin bleibt dafür für ihn telefonisch erreichbar.
Beide sprechen darüber, was das typische Muster eines eskalierenden Konfliktes zwischen ihnen ist (sich ungerecht behandelt fühlen, keiner will nachgeben, Machtkampf) und wie sie beide jeweils frühzeitig aus der Eskalation „aussteigen" können. Zu einem späteren Zeitpunkt soll auch die Mutter zu einem Gespräch dazukommen.
Der Beginn der Ausbildung wirkt deutlich strukturierend und antiregressiv auf die Patientin. Sie kann eine realistische Einschätzung über ihre Leistungsfähigkeit erhalten, es fällt ihr leichter, auf Alkohol zu verzichten, sie fühlt sich gestärkt durch Erfolgserlebnisse. In den Stunden sprechen wir über die vielen möglichen „Explosionsanlässe" in der Ausbildungsgruppe, und die Patientin ist in wachsendem Maße stolz darüber, Konflikten auch aus dem Weg gehen zu können und sich nicht an aggressiven Affekten gleichsam „zu berauschen" (vgl. Kap. 1, S. 36).
Auch der Freund kommt nach einer Trennungsphase wieder ins Spiel: Zum ersten Mal hat ihn die Patientin nicht mit „Versöhnungstelefonaten" verfolgt, was es ihm leichter werden lässt, nun auf sie zuzugehen. Zudem arbeitet er im EDV-Bereich und kann der Patientin nun eine wertvolle Unterstützung sein, was das vorher unausgewogene Gleichgewicht der Paarbeziehung positiv beeinflusst.

Flankierende Therapieangebote

Die *Einbeziehung von Partnern und Familienangehörigen* scheint mir ein wichtiger Parameter in der Borderline-Psychotherapie zu sein (vgl. auch Cierpka u. Reich 2000). Viele Angehörigen fühlen sich im Umgang mit einem Menschen, der eine Borderline-Struktur aufweist, überfordert und reagieren selbst mit Angst, Wut und Ohnmacht. Umgekehrt ist auch der Borderline-Patient oft in seinen destruktiven Beziehungsmustern gefangen. Durch die Anwesenheit des triangulierenden Therapeuten (vgl. Lohmer 1988) können in vielen Fällen hilfreiche Regelungen erarbeitet werden, um einen konstruktiveren Umgang miteinander zu ermöglichen. Für den vielleicht eher an Einzeltherapie gewohnten Therapeuten ist es eine wichtiger Schritt, den Hilfewunsch der Familienangehörigen nicht zu pathologisieren, sondern aufzugreifen, und eine hilfreiche Erfahrung, die oft verzerrt geschilderten Bezugspersonen des Patienten einmal direkt zu erleben.

Neben der Notwendigkeit zu intermittierenden Paar- oder Familiengesprächen entsteht bei der Behandlung von Borderline-Patienten oft auch die Notwendigkeit einer begleitenden *Pharmakotherapie* (vgl. Moleman et al. 2000) bzw. einer begleitenden *sozialpädagogischen* Beratung in den vielfältigen sozialen Problemen (Arbeits- und Wohnungsproblematik, finanzielle Unterstützung), mit denen Borderline-Patienten oft konfrontiert sind. Weiterhin kann der Besuch einer *Selbsthilfegruppe* oder einer begleitenden *Fertigkeitentrainings-Gruppe* im Sinne der dialektisch-behavioralen Therapie sinnvoll sein. Ein ambulantes Therapieangebot kann also speziell bei den schwer gestörten Borderline-Patienten auf niederem Strukturniveau sinnvollerweise – wie in der stationären Psychotherapie – ein *multimodales Therapieangebot* sein. Auch die Kombination von psychodynamischer Einzeltherapie und Gestaltungs- oder Körpertherapie in der Gruppe hat sich bewährt. Voraussetzung dafür ist eine gute Kooperation unter den Therapeuten und die Vereinbarung mit dem Patienten, dass ein Austausch zwischen den Therapeuten stattfindet. Eine klare Aufgaben- und Rollendefinition zwischen den unterschiedlichen Therapeuten und Therapien muss immer wieder getroffen und präzisiert werden. Bei einem Überhandnehmen der Probleme in all diesen Feldern kann allerdings zeitweise eine stationäre Krisenintervention (vgl. Bronisch 1999) oder eine längerfristige stationäre Psychotherapie notwendig werden (vgl. Kap. 8).

Einzel- versus Gruppentherapie

In diesem Kapitel wurde ambulante Therapie als ambulante Einzeltherapie vorgestellt. Dies ist in der Tat das dominierende Therapie-Setting in der Praxis, wobei Gruppenverfahren im Sinne des oben beschriebenen multimodalen Vorgehens ergänzend einen wichtigen Beitrag leisten können. Der Vorteil für ein einzeltherapeutisches Vorgehen liegt auf der Hand: Innerhalb der Einzeltherapie lässt sich die zentrale Übertragungsthematik leichter in der Therapeut-Patient-Beziehung kontinuierlich fokussieren; das Setting entspricht auch der Sehnsucht und inneren Entwicklungsnotwendigkeit von Borderline-Patienten nach einer intensiven dyadischen Beziehung. Vor allen Dingen im stationären Bereich gibt es aber auch gute Erfahrungen mit Gruppentherapie (vgl. Votsmeier 2001), und auch aus psychodynamischer Sicht wird die Anwendung von Gruppentherapie für den ambulanten Bereich diskutiert (vgl. König u. Kreische 2000). Der Vorteil des Gruppen-Settings liegt in dem starken Halt, den eine Gruppe bieten kann, in dem Modelllernen und in der starken Konfrontierungsbereitschaft, die Borderline-Patienten untereinander haben. Der Nachteil einer alleinigen Gruppentherapie kann darin bestehen, dass speziell im ambulanten Setting nicht in gleicher Intensität auf die Entwicklungsschritte des einzelnen Patienten eingegangen werden kann wie in der Einzeltherapie.

Die Gestaltung des Therapieendes

Entgegen der Befürchtung vieler Borderline-Patienten, dass der Therapeut überraschend und strafend bzw. (bei eingetretener „Gesundung“) erleichtert die Therapie beenden wird, sind es in der Regel die Patienten selbst, die das *Therapieende* festlegen. In wenigen optimalen Fällen wird dies an einem Punkt geschehen, an dem Patient und Therapeut gemeinsam den Eindruck haben, dass eine ausreichende Entwicklung stattgefunden hat, Eigenständigkeit möglich ist und Verlassenheitsängste bewältigbar sind. In vielen Fällen wird das drohende Behandlungsende noch einmal eine massive Krise hervorrufen und viele Patienten brechen vorzeitig oder „kurz“ vor dem vereinbarten Ende ab. Dies kann zum einen durch äußere Bedingungen (berufliche Inanspruchnahme, Wohnortswechsel etc.) unterstützt werden, zum anderen kann der Patient eine Enttäuschungsreaktion „inszenieren“, die ihm einen Abschied unter Umgehung des Trennungsschmerzes und der Verlassenheitsängste ermöglichen soll. Generell sollte sich der Therapeut durch ein ihm plötzlich erscheinendes oder vorzeitiges Therapieende nicht zu gekränkt fühlen, da Borderline-Patienten in ihrer Entwicklung oft viele therapeutische Anläufe benötigen.

Nach Beendigung der Therapie erscheint es mir wichtig, dass es dem Patienten ermöglicht wird, einen „unanstößigen" Kontakt zum Therapeuten zu unterhalten, sodass seine innere Repräsentanz und damit die Objektkonstanz aufrechterhalten werden kann. Ungünstig wäre hier die Überführung der therapeutischen Beziehung in eine Realbeziehung (freundschaftlicher Umgang miteinander, Duzen, gemeinsames Treffen zum Kaffeetrinken etc.), aber ebenso negativ wäre eine Vermeidung posttherapeutischer Kontakte im Sinne einer falsch verstandenen Abstinenz.

Viele Borderline-Patienten brauchen demgegenüber gerade in den ersten Jahren nach Therapieende die Möglichkeit, etwa alle sechs bis zwölf Monate „nachzuschauen", ob es den Therapeuten noch „gibt" und ob sie bei ihm noch repräsentiert sind. (Ich erinnere hier an den in Kap. 1, S. 25, explizierten Gedanken, dass die innere Repräsentanz des Patienten beim Therapeuten derjenigen des Therapeuten beim Patienten vorangeht.) Diese Kontakte deklariere ich als „persönlich" (Lazar, persönliche Mitteilung) – d. h. als professionell, nicht aber als therapeutisch oder als privat. Entsprechend diesem Grundverständnis berechne ich diese Zeit den ehemaligen Patienten auch nicht. Die Patienten kommen in meine Praxis, wir verabreden eine Zeit von etwa 30 Minuten, ich interessiere mich dafür, wie es ihnen geht, was sie in der Zwischenzeit erlebt haben, ohne diese Berichte aber mit therapeutischen Interventionen im engeren Sinne zu begleiten. Der Zweck ist kein „Nachtherapieren", sondern allein die Aufrechterhaltung von so viel „Realkontakt", dass das innere Bild des Therapeuten und der therapeutischen Beziehung und damit des inneren „kreativen Paares" behalten und entwickelt werden kann.

8 Stationäre Psychotherapie bei Borderline-Störungen

In diesem Kapitel soll beschrieben werden, wann eine stationäre Psychotherapie für Borderline-Patienten indiziert ist, wie die Grundzüge des Settings gestaltet werden können und welche Behandlungsphilosophie den Umgang mit diesen schwierigen Patienten erleichtern kann. Schließlich soll anhand eines Fallbeispiels ein typischer Behandlungsablauf nachgezeichnet werden.

Indikation und Behandlungsziele der stationären Psychotherapie

Es gibt *zwei Indikationen* für die stationäre Psychotherapie bei Borderline-Patienten. Bei Patienten, für die eine langfristige ambulante Psychotherapie die Therapie der Wahl ist, kann eine möglichst kurzfristige *Krisenintervention* (vgl. Bronisch 1999) bei Suizidalität oder psychotischen Episoden indiziert sein. Auch bei Behandlungskrisen wie negativer therapeutischer Reaktion oder Gefährdung des ambulanten therapeutischen Arbeitsbündnisses durch das Agieren des Patienten kann eine kurzfristige stationäre Behandlung die ambulante Therapie unterstützen.

Daneben gibt es aber eine Gruppe schwerer gestörter Borderline-Patienten, für die eine längerfristige stationäre Psychotherapie als *eigenständige Behandlungsform* indiziert ist. Diese Patienten sind über lange Zeit nicht dazu in der Lage, im Rahmen einer ambulanten Behandlung eine fruchtbare therapeutische Beziehung einzugehen und ein stabiles Arbeitsbündnis aufrechtzuerhalten. Durch ihre Erwartungen und Beanspruchungen werden Therapeuten häufig an die Grenzen ihrer eigenen Belastbarkeit gebracht. Mit großem Druck, suizidalen Drohungen und Wutausbrüchen fordern diese Patienten eine intensive Versorgung, bis hin zu einer Realbeziehung und -befriedigung. Gleichzeitig können sie aber die intensive Nähe, die ein wirkliches Verstanden-Werden bedeutet, nicht ertragen. Diese Patienten brechen häufig nach kurzer Zeit die Therapie ab und wechseln von einem Therapeuten zum anderen in der Hoffnung, endlich den „idealen Retter“ zu finden. Offensichtlich sind diese Patienten durch die Auseinandersetzung mit einem einzigen Therapeuten überfordert, da die regressiven Wünsche nach Abhängigkeit und Rettung durch den Therapeuten so immens, gleichzeitig aber die Ängste, von einem dann so allmächtigen Therapeuten aufgesogen und ihrer eigenen Identität beraubt zu werden, so überwältigend sind (vgl. Kap. 1, S. 13 ff.). Zusätzlich können die in den Therapeuten über den Mechanismus der projektiven Identifizierung verlegten destruktiven Anteile heftige Ängste vor dem Therapeuten als verfolgendem Objekt auslösen. Beide Prozesse führen dazu, dass der Kontakt schließlich abgebrochen werden muss.

Neben diesen Problemen der therapeutischen Beziehung können auch Ausmaß und Intensität bestimmter Symptome wie Ängste, Panikattacken, depressive Zustände und Derealisations- und Depersonalisationserscheinungen die haltende Funktion eines ambulanten Settings überfordern.

Schließlich besteht bei Borderline-Patienten oft eine Häufung sozialer Probleme. So haben sie nicht selten gleichzeitig Probleme mit ihrer Wohnung, sind arbeitslos, haben Schulden und weitere schwer wiegende soziale Belastungen. Als weitere Komplikation kommt hinzu, dass es Borderline-Patienten kaum möglich ist, planvoll und realitätsgerecht mit diesen Problemen umzugehen. Der ambulante Psychotherapeut allein ist bei der Bearbeitung einer solchen Problemhäufung oft überfordert. Konzentriert sich der Therapeut auf die Bewältigung dieser sozialen Probleme, besteht die Gefahr, dass die Therapie einen eher stützenden als übertragungsfokussierten Charakter erhält. Thematisiert der Therapeut die Lebensbewältigung nur am Rande, besteht die Gefahr, dass es in diesen Problemfeldern zu einer kontinuierlichen Labilisierung und schließlich zu einer Dekompensation kommt.

Im Rahmen einer stationären Psychotherapie, in der der psychodynamische Psychotherapeut nicht allein für den Patienten zuständig und nicht sein einziger Ansprechpartner ist, sind die emotionalen Belastungen oft eher erträglich als im ambulanten Bereich, und durch die verschiedenen Berufsgruppen wie Schwestern und Pfleger, Sozialpädagogen und nonverbale Therapeuten ergibt sich eine umfassende Möglichkeit der therapeutischen Intervention.

Geht es um eine stationäre *Krisenintervention*, so sollte der Zeitraum der stationären Aufnahme möglichst 14 Tage nicht überschreiten, da der Patient danach in der Regel aus der Phase einer vorläufigen Stabilisierung in die Phase einer verstärkten Regression eintritt und es in dieser Phase – vor allen Dingen in Psychiatrischen Kliniken – oft zu unbefriedigenden Behandlungsverläufen mit vielen Suizidversuchen; deswegen kommt es dazu, dass eine Entlassung nicht möglich ist. Die konsequente Einhaltung einer kurzen Zeit zur Krisenintervention erlaubt dagegen die Fokussierung auf die Krisenbewältigung und die Fortsetzung einer Behandlung außerhalb der stationären Einrichtung, ohne dass sich der Patient zu stark auf ein Leben innerhalb der Institution einrichtet.

Für die längerfristige stationäre Behandlung als eigenständige Behandlungsform erscheint mir eine Behandlungsphase von etwa vier bis sechs Monaten sinnvoll zu sein, in der zum einen intensives Arbeiten an den Objektbeziehungsmustern sowie den Bewältigungsmechanismen stattfinden kann, andererseits aber noch das „Leben draußen" als Perspektive deutlich genug vorhanden ist. Ziel einer solchen begrenzten stationären Psychotherapie kann natürlich nicht eine umfassendere Strukturveränderung sein, sondern die Förderung einer besseren Lebensbewältigung und der Fähigkeit zu einem verlässlichen Arbeitsbündnis – beides soll die Voraussetzung für eine nachfolgende ambulante Psychotherapie schaffen. Realistisch gesehen geht es also um eine graduelle Modifikation der primitiven Abwehrmechanismen und um eine partielle Integration der widersprüchlichen Selbst- und Objektaspekte zusammen mit einer Stärkung des Ichs; dies soll den Patienten von einer Dekompensation bewahren und ihm die Fähigkeit zur Objektverwendung (Winnicott 1973) ermöglichen.

An diesen Behandlungszielen wird schon deutlich, dass sich die stationäre Psychotherapie nicht in Konkurrenz zur ambulanten Psychotherapie befindet; vielmehr hat sie in diesem Fall die Funktion, auf eine ambulante Psychotherapie und der Krisenintervention in schwierigen Behandlungsphasen vorzubereiten. Schließlich sollte aber auch nicht übersehen werden, dass es eine Gruppe schwer gestörter Borderline-Patienten gibt, bei denen depressive Affekte und Schuldgefühle massiv durch Spaltung und Entwertung abgewehrt werden müssen, aggressive Impulse lustvoll ausgelebt werden, wenig Introspektionsfähigkeit besteht und der narzisstische Triumph des Patienten über den Therapeuten genossen wird (vgl. Rosenfeld 1981). Diese Patienten, bei denen meist narzisstische oder antisoziale Charakterzüge dominieren (vgl. Rauchfleisch 1999), bestehen oft auf der Therapie als realer Wunscherfüllung und sind nicht in der Lage, mit Frustrationen und Wutgefühlen umzugehen. Diese Gruppe von Patienten kann daher auch nicht von einer stationären analytischen Psychotherapie profitieren und kommt in Krisensituationen meist in Psychiatrische Kliniken. Hier scheint eine Hilfe noch am besten mit einer stützenden Orientierung, wenig regressivem Angebot, kurzen Behandlungszeiten und einem konfrontativen Vorgehen möglich zu sein.

Setting und Behandlungsphilosophie

In den letzten Jahren wurden in Psychiatrischen und Psychotherapeutischen Kliniken zunehmend Spezialstationen und Settings eingerichtet, die stationäre Psychotherapie nach einem psychodynamischen, integrativen oder kognitiv-behavioralen Modell speziell für Borderline-Patienten anbieten. Damit wurde der Erfahrung Rechnung getragen, dass sich aufgrund ihrer spezifischen Dynamik Borderline-Patienten nur schlecht zusammen mit anderen neurotischen oder psychotischen Patienten behandeln lassen, sondern dass sie eines homogenen Settings bedürfen, in dem ihnen ein spezielles Lernfeld zur Verfügung gestellt wird. Einen beträchtlichen Nutzen können Borderline-Patienten dabei aus ihrer Fähigkeit ziehen, sich gegenseitig zu *konfrontieren*, aber auch *einzufühlen* und zu verstehen. Insofern sollte jedes Borderline-Setting auch in besonderer Weise ein Gruppen-Setting sein.

Die meisten psychodynamischen stationären Behandlungsmodelle für Borderline-Patienten weisen eine Zweiteilung auf. Der *milieutherapeutische* Bereich betrifft idealtypisch den Umgang mit der „äußeren Realität“, der im engeren Sinne *psychodynamische* Teil hat die Bearbeitung der „inneren Realität“ zum Gegenstand (vgl. Lohmer 1988; Skogstad 2001).

Die Gesamtsituation bildet dabei einen stabilen *Rahmen*, innerhalb dessen sich die pathologischen Objektbeziehungsmuster des Patienten entfalten können, aber auch auf feste Grenzen treffen (vgl. auch Kap. 6). So kommt der Beachtung des Rahmens und der verschiedenen ihn konstituierenden Grenzen wie den Setting-Formen und Stationsregeln eine zentrale Bedeutung zu. Da sich Borderline-Patienten in Konfliktsituationen mehr über Handlungen im Sinne von Agieren als über Verbalisieren verständlich machen, kommt es zu ständigen Konflikten mit den Strukturen und Grenzen, die somit auch die Funktion haben, die Pathologie der Patienten herauszufordern und damit bearbeitbar zu machen. Der Widerstand der Patienten äußert sich so vor allen Dingen als Widerstand gegen den Rahmen (vgl. auch Ermann 1988). Insbesondere die Milieutherapie mit ihren konkreten Anforderungen hat die Aufgabe, Ich-Funktionen zu stärken, regressive Entwicklungen zu verhindern und einen besseren Realitätsbezug zu entwickeln.

In der *Milieutherapie* können die Patienten damit konfrontiert werden, wie sie die Beziehung zu Mitpatienten, Schwestern und Pflegern gestalten, wie sie mit Angst und Aggression umgehen und in welchen Situationen es zu selbstdestruktivem Verhalten (wie z. B. „Schnippeln“) kommt. Dabei fällt auf, dass Borderline-Patienten konkrete Probleme mit der äußeren Realität (wie z. B. Arbeits- oder Wohnungsprobleme), den schwierigen Umgang mit Regeln und sozialen Situationen oft als „banale Probleme“ entwerten und zu vermeiden suchen. Die Beschäftigung mit diesen Problemen wird abgewehrt, weil sie die offenen oder geheimen Größenphantasien gefährdet und in Konflikt mit den starken Entschädigungs- und Versorgungswünschen gerät. Ein sichtbarer therapeutischer Fortschritt in der Kompetenz zur Lebensbewältigung muss oft auch deshalb vermieden werden, weil er als ein Zuwachs an Selbstständigkeit erlebt wird. Selbstständigkeit wird von Borderline-Patienten aber oft mit Verlassen-Werden gleichgesetzt und löst heftige Verlassenheitsdepressionen aus. Es stellt deshalb einen wichtigen Fokus in der stationären Arbeit dar, diese automatische Verbindung von *Selbstständigkeit* und *Verlassen-Werden* allmählich zu lockern.

In besonderem Maße beschäftigt sich die Milieutherapie mit den *Defiziten* des Patienten, hier können auch Konzepte der *dialektischen Verhaltenstherapie* (Bohus u. Bathruff 2000; Linehan 1996; vgl. auch Kap. 4) eingesetzt werden. Insbesondere geht es hier um ein Training von Fertigkeiten, mit denen Patienten z. B. alternative Möglichkeiten der Spannungsentlastung und Selbstberuhigung lernen können und sich so nicht mehr automatisch auf z. B. selbst verletzendes Verhalten oder suizidale Gesten angewiesen fühlen. In analytischen Modellen der stationären Psychotherapie wird dieser Bereich des sozialen Lernens oft durch eine milieutherapeutische Gesprächsgruppe, die Ergotherapie, den Kontakt zu den Bezugsschwestern und die Sozialarbeit repräsentiert.

Die zentrale Aufgabe der *analytischen Therapien* im engeren Sinne besteht darin, dem Patienten zu helfen, an die Stelle des Agierens allmählich eine Symbolisierung von Erfahrung zu setzen. Weiterhin geht es um das übertragungsfokussierte Durcharbeiten der destruktiven Objektbeziehungsmuster (vgl. Kap. 1, S. 22 ff.) auf der Mikroebene des Stundenverlaufs sowie um das Kennenlernen anderer und gesünderer Formen von Beziehung und Bindung.

Dieser *psychoanalytische Bereich* wird in der psychodynamischen stationären Psychotherapie durch die psychoanalytisch orientierte Einzel- oder Gruppentherapie und die nonverbale Einzel- oder Gruppentherapie (Gestaltungstherapie, Musiktherapie oder konzentrative Bewegungstherapie) repräsentiert.

In den meisten Modellen kommt dem psychodynamischen Einzel- oder Gruppentherapeuten die Aufgabe zu, mithilfe des Austausches in den Teamgesprächen den Überblick über die Rolle des Patienten innerhalb der Stationsdynamik zu gewinnen und die in den unterschiedlichen Feldern der stationären Psychotherapie verteilten Übertragungsmuster des Patienten immer wieder in seinen eigenen Stunden mit dem Patienten zu deuten und zu integrieren. Obwohl somit im Rahmen eines integrativen Teamansatzes alle beteiligten Therapeuten Verantwortung für den therapeutischen Prozess tragen, hat der psychodynamische Einzel- oder Gruppentherapeut letztendlich die Verantwortung für den therapeutischen Gesamtprozess.

Es ist eine Grundsatzentscheidung, ob die psychodynamische übertragungsfokussierte Behandlungsmodalität in *Einzel- oder Gruppentherapie* stattfindet. Einzeltherapie ist zunächst für nur wenig erfahrene Therapeuten leichter durchzuführen und erlaubt eine individuellere Abstimmung des Settings auf die therapeutischen Bedürfnisse des Patienten – sie hat allerdings den Nachteil, dass die Gruppen-Settings gegenüber dem „höherwertigen“ Einzel-Setting häufig entwertet werden und wichtige Auseinandersetzungen dort dann nicht stattfinden. Gruppentherapie als analytisches Setting setzt eine höhere professionelle Erfahrung des Therapeuten voraus, hat aber den Vorteil, dass die Konfrontationsbereitschaft und -fähigkeit der Mitpatienten sowie die gegenseitige Bezugnahme auf Verträge (s. S. 136) und Vereinbarungen besser genutzt werden kann. In der Regel wird es sich dabei um ein Modell „Einzeltherapie in der Gruppe“ handeln und nicht um ein Modell klassischer analytischer Gruppenanalyse. Der Therapeut wird also – ähnlich wie in der Einzeltherapie – eine aktive strukturierende und konfrontierende Haltung einnehmen und die Beiträge der Mitpatienten nutzen. Gruppendeutungen werden dann zum Einsatz kommen, wenn die einzelnen Anteile eines oder mehrerer Patienten auf die verschiedenen Gruppenmitglieder verteilt werden bzw. wenn auffällige Spaltungen oder Widerstandsformen von der gesamten Gruppe ausgedrückt werden.

Generell könnte man sagen: Je mehr junge Borderline-Patienten mit agierendem, selbst verletzendem oder antisozialem Verhalten im Rahmen des Modells „Therapeutische Gemeinschaft“ (s. S. 135) behandelt werden, desto eher ist ein gruppentherapeutisches Modell sinnvoll. Je mehr ältere, zum introvertierten Spektrum gehörende Borderline-Patienten (hypochondrische, schizotypische, schizoide Störung) bzw. narzisstische Patienten behandelt werden, desto eher ist ein einzeltherapeutisches Setting mit einem höheren Maß an Flexibilität und individuellem Eingehen auf den Patienten sinnvoll.

Teamarbeit, therapeutische Triangulierung und Containing-Funktion

Die zunächst bipolar anmutende Aufgabenteilung zwischen Milieutherapie und psychoanalytischer Therapie sollte durch ein integratives Verständnis der Teamarbeit ergänzt werden. Während etwa Kernbergs (1981, 1984) Konzept der stationären Psychotherapie bei Borderline-Patienten darauf abzielt, Spaltungsprozesse der Patienten innerhalb des Teams möglichst frühzeitig zu vermeiden, bedeutet die integrative Arbeitsweise, wie sie z. B. auch von Janssen (1985, 1987, 2000) und Hoffmann (1982) vertreten wird, dass Spaltungen zumindest zeitweise toleriert werden. Der Patient kann Beziehungen zu verschiedenen Mitgliedern des therapeutischen Teams aufnehmen und seine Übertragung immer wieder aufspalten, während das Team durch sein gemeinsames Verstehen die aufgespaltenen Teile integriert. Für den Patienten bedeutet dies, dass er anders als in der ambulanten Einzeltherapie seine aufgespaltenen Teilobjektbeziehungen in der Beziehung zu verschiedenen Therapeuten realisieren kann und so auch, wie es Rotmann (1978) für die frühe Triangulierung beschrieben hat, in Zeiten des Konflikts und heftiger aggressiver Gefühle gegenüber einem Therapeuten emotional in die Beziehung zu einem anderen Therapeuten ausweichen kann.

Diese *therapeutische Triangulierung* (Lohmer 1988) ermöglicht dem Patienten, eine Triangulierung als positive Beziehungserfahrung kennen zu lernen und damit eine Alternative zu Spaltung oder Beziehungsabbruch in der Bewältigung des Frustrationshasses zu finden. Das multipersonale Beziehungsangebot der stationären Psychotherapie kann so als *Kombination unterschiedlicher Beziehungsdreiecke* gesehen werden. Gelingt es dem Therapeuten, die Ambivalenzspannung innerhalb dieses Dreiecks aufrechtzuerhalten und zu ertragen, idealisiertes oder entwertetes Objekt zu sein, ohne von sich aus diese Idealisierung im Sinne einer „ganz speziellen Beziehung" zum Patienten zu pflegen oder als entwertetes Objekt aggressiv zurückzuschlagen, so besteht die Möglichkeit, dass die Spaltung in nur gute und nur böse Objekte immer wieder auch aufgegeben werden kann. So kann der Patient erleben, wie der scheinbar nur gute Therapeut auch verweigernde Züge hat, z. B. indem er Bündnisangebote nicht mitagiert, sondern aufdeckt. Der scheinbar nur böse Therapeut erhält auch gute Züge, indem der Patient erlebt, dass er die Wut aushalten kann und nicht wie vielleicht das Primärobjekt depressiv, mit Beziehungsabbruch oder Vergeltung reagiert. Durch die Bearbeitung der hinter der Spaltungsnotwendigkeit stehenden Ängste, z. B. vor den eigenen aggressiven Affekten und vor dem Loyalitätsverrat, kann der Patient erleben, dass gleichzeitige Beziehungen zu verschiedenen Personen möglich sind – auch wenn dies ein Verzicht auf Phantasien von narzisstischer Einmaligkeit und omnipotenter Kontrolle bedeutet.

Genau wie es Bion (1962, 1970) für die einzeltherapeutische Situation beschrieben hat, kann man es auch als die Aufgabe eines stationären Teams verstehen, den unerträglichen Gefühlen des Patienten, dem *Contained*, einen verstehenden Raum, den *Container*, zu geben. Der Patient kann die zunächst unerträglichen Gefühle und Selbstanteile in das Team projizieren; die Aufgabe des Teams als Container besteht darin, diese projektiven Identifizierungen zunächst zu registrieren, dann zu verstehen und schließlich dem Patienten das Verständnis als Konfrontation und Deutung zurückzuvermitteln. Allmählich kann so der Patient das, was er vorher abspalten und projizieren musste, wieder als zu sich gehörig zurücknehmen.

Die Idee des Containing ist dabei nicht auf die Arbeit mit den einzelnen

Patienten beschränkt, sondern kann auch einen Leitgedanken für das *System* der stationären Psychotherapie darstellen. Borderline-Patienten können nicht nur die Containing-Funktion einzelner Mitarbeiter, sondern auch die Integrationsfähigkeit der gesamten therapeutischen Organisation extrem belasten. Die innere Konfusion von Borderline-Patienten, bedingt durch den massiven Einsatz von projektiven Identifizierungen, verursacht häufig auch eine äußere Konfusion im sozialen System der Station. Diese kann sich z. B. darin ausdrücken, dass im gesamten System Verwirrung über den Umgang mit Grenzen, unterschiedlichen Rollen und Aufgaben herrscht. So kann es passieren, dass die Aufgabe, einem Patienten eine bestimmte Konsequenz für die Missachtung einer Stationsregel mitzuteilen, zwischen dem Einzeltherapeuten, der Schwester und dem Stationsarzt hin und her geschoben wird, dass ein Pfleger plötzlich lange „verständnisvolle" Einzelgespräche mit dem Patienten führt, die er aber vor dem Rest des Teams geheim hält, oder dass der Einzeltherapeut „vergisst", sich mit dem Sozialarbeiter über die Regelung von Schulden- und Wohnproblemen abzusprechen.

Durch die mangelnde *Triangulierungsmöglichkeit* von Borderline-Patienten (vgl. auch Rohde-Dachser 1987) kann es also zu massiven Spaltungen im Team kommen; das systemische Denken in Kategorien der Teamarbeit und des Gesamtsystems der Station droht immer wieder verloren zu gehen. Für jeden Mitarbeiter ist die Versuchung groß, sich mit dem Patienten wie in einer von der Umwelt separierten Zweierbeziehung zu erleben und wie er die Welt mit „dyadischen Augen" zu sehen. Es ist deshalb hilfreich, wenn das System der stationären Psychotherapie als eine Zusammenarbeit verschiedener Subsysteme gesehen wird, in dem das jeweils umfassendere und daher mit weiter reichenden Leitungsfunktionen ausgestattete Subsystem eine Schutz-, Steuerungs- und Containing-Funktion für das patientennähere Subsystem einnimmt. Ist beispielsweise ein Therapeut gegenüber einem Patienten in seiner therapeutischen Funktion beeinträchtigt, was durch ein Übermaß an projektiver Identifizierung des Patienten immer wieder geschehen kann, so ist es die Aufgabe des Teams, an der Wiederherstellung dieser Funktion zu arbeiten. Die Klärung der Übertragungs-Gegenübertragungs-Szene innerhalb des Teams und damit der im Containing enthaltene Verarbeitungs- und Verstehensprozess kann dem Therapeuten dabei helfen, seine therapeutische Funktion wiederzuerlangen. Wird beispielsweise die Arbeitsfähigkeit eines ganzen Teams durch die regressive institutionelle Dynamik zwischen Patienten und Mitarbeitern beeinträchtigt, so ist es die Aufgabe der Klinikleitung und ihrer Repräsentanten, durch klärende oder Grenzen setzende Interventionen ein Containing für das Team bereitzustellen. Mitarbeiter und Teams müssen sich vom Gesamtsystem hinreichend gehalten und unterstützt fühlen, um ihre Aufgabe erfüllen zu können. (Dieser Aspekt des Containment-Systems der stationären Psychotherapie wird in Kap. 9, S. 163, noch vertieft.)

Die Rolle der therapeutischen Gemeinschaft

Ähnlich wie in der ambulanten Psychotherapie muss auch in der stationären Psychotherapie ein therapeutischer Raum geboten werden, der durch einen klaren Rahmen mit eindeutigen Strukturen und Regeln definiert wird und der so die Voraussetzungen dafür bietet, dass Agieren begrenzt, Verzerrungen korrigiert und neue Lernerfahrungen ermöglicht werden. Die Behandlungsform der therapeutischen Gemeinschaft, wie sie im England der Nachkriegsjahre beispielsweise von Maxwell Jones am Henderson-Hospital und von Tom Main (1957) am Cassel-Hospital entwickelt (vgl. Skogstad 2001), in Deutschland leider nur recht spät und unvollständig rezipiert wurde (vgl. Lohmer 1988), bietet meines Erachtens die beste Voraussetzung dafür, eine „lernende Gemeinschaft“ zu etablieren. Charakteristisch für an einer therapeutischen Gemeinschaft orientierte Institutionen sind ein hohes Maß an Verantwortlichkeit und Selbstregulation für die Patienten sowie partizipative Entscheidungsprozesse auch für Patienten bei gleichzeitig klarer Vorgabe dahingehend, in welchem Rahmen Entscheidungen möglich sind und welche Rollen dafür besetzt werden müssen. Eine therapeutische Gemeinschaft braucht *eindeutige* das soziale Leben regulierende *Werte* und *Normen*, die von allen, auch den Mitarbeitern anerkannt und unterstützt werden müssen. Dies ist die Grundlage für eine wirksame Konfrontation bei Regelbruch durch die Gemeinschaft der Mitpatienten. Diese Einigung über klare Regeln und Normen ermöglicht die Entwicklung einer starken Gruppenkultur, die das Bedürfnis nach einer Orientierung an einem Gruppen-Über-Ich anerkennt, den Gruppendruck aber pädagogisch ausnutzt und damit eine temporär gesündere äußere Struktur anstelle der fehlenden inneren bietet, die im Lauf der Zeit dann internalisiert werden kann und somit nicht dauerhaft von außen zur Verfügung gestellt werden muss. Wichtig ist dabei, dass Lernen primär nicht in therapeutischen Einzelbeziehungen geschieht, sondern gruppenzentriert ist. Bekommen Patienten Rollen wie Partner für neue Patienten, Verbindungsmann zu den Mitarbeitern, Verantwortlicher für Einkauf, Küchenarbeit oder Leiter der Stationsgruppe zugewiesen, so erlaubt die Identifikation mit der Rolle einen Abstand und einen Schutz vor destruktiven Persönlichkeitsanteilen und somit eine Ich-stärkende Erfahrung. Gerade junge erwachsene Patienten erleben den Regelbruch oft als identitätsstiftend und haben die unbewusste Annahme, dass die stark gewünschte Autonomie unvereinbar mit einer Beachtung von Regeln der „Erwachsenenwelt“ ist. Das Ausüben von Rollen mit Verantwortlichkeit kann dagegen zu der Erfahrung beitragen, dass *Autonomie* und *Normorientierung* keine unvereinbaren Kategorien sein müssen. Die partizipative Kultur einer therapeutischen Gemeinschaft mit der Bereitschaft, alle Verhaltensweisen und Normen, auch die der Mitarbeiter offen infrage zu stellen und untersuchen zu können, ist dabei eine notwendige Voraussetzung für die Internalisierung neuer Regeln und Normen. Dabei kann immer wieder die zunächst verblüffende Erfahrung gemacht werden, dass Offenheit gegenüber Kritik und Fähigkeit zu klaren, aber freundlichen Grenzsetzungen letztlich zusammengehören, ebenso wie eine Laissez-faire-Haltung rasch in Rigidität umschlagen kann. Innerhalb der therapeutischen Beziehung kommt der Regel auch eine *triangulierende Funktion* zu. Sie ist sowohl für den Patienten als auch für den Therapeuten bindend, ein „höheres Gesetz", und stellt in der Übertragung gegenüber der eher als mütterlich erlebten Institution ein Grenzen setzendes, klärendes und objektivierendes väterliches Element dar. Ein zuverlässiger Rahmen darf daher nicht, wie es so oft geschieht, durch das aktuelle Geschehen in der therapeutischen Institution gefährdet werden, indem Behandlungspläne, therapeutische Handlungen und Sanktionen für Agieren fortwährend hektisch und unüberlegt verändert werden. Es ist von großem Vorteil, wenn zu erwartende Krisen, Regelverstöße und darauf folgende Sanktionen schon bei Behandlungsbeginn, also vor der eigentlichen Krise, mit dem Patienten besprochen werden. Entsprechend der Behandlungsvereinbarung mit ambulanten Patienten sollte daher auch mit stationären Patienten bei Behandlungsbeginn darüber gesprochen werden, welche für sie typischen selbstdestruktiven bzw. Therapie gefährdenden Verhaltensweisen zu erwarten sind und wie der Patient dazu beitragen kann, dieses Ausagieren wirksam zu kontrollieren.

Verträge und Sanktionen

Vor allen Dingen die psychodynamisch-erfahrungsorientierte Therapie bei Borderline-Störungen in der Psychosomatischen Klinik Bad Grönenbach (vgl. Stauss 1993; Votsmeier 1998, 2001) hat diese Grundideen der therapeutischen Gemeinschaft zu einem differenzierten Umgang mit Regeln und Grenzen weiterentwickelt. Neben ein psychodynamisches Verstehen intrapsychischer und interpersoneller Prozesse und neben die Anwendung erfahrungsorientierter Interventionsmethoden tritt eine transaktionsanalytisch orientierte (und lerntheoretisch wirksame) Verwendung von Verträgen und Sanktionen. Je strukturell Ich-gestörter Patienten sind, desto stärker ist auch das problemlösende Denken gestört, und die Patienten oszillieren zwischen Überanpassung und Rebellion. Passivität, magische Erwartungshaltungen und beziehungszerstörendes Verhalten verhindern dabei eine therapeutische Neu-Erfahrung. Verträge, in denen destruktives Verhalten thematisiert und Problemlösungsschritte entwickelt werden können, betonen demgegenüber ein aktives Bewältigungsdenken. Bei der Aufnahme beispielsweise in das spezielle Borderline-

Setting wird destruktives Ausagieren im Grönenbacher Modell durch so genannte „Non-Verträge" thematisiert. Suizidalität, selbst verletzendes Verhalten, Weglaufen, sozialer Rückzug etc. werden durch diese Non-Verträge, z. B. „Non-Suizidvertrag", „Non-Selbstverletzungsvertrag" in einer ersten *Basisphase* begrenzt. Der Patient muss darin im Sinne einer Verhaltensanalyse beschreiben, welches das für ihn typische destruktive Verhalten in Krisen ist, wie es ausgelöst werden kann, woran er selbst und andere es erkennen können, was er in Krisensituationen stattdessen tun könnte, und schließlich, zu welchen Sanktionen er sich bereit erklärt, wenn es trotz Vertrag zu diesem destruktiven Verhalten kommt.

Dieser Punkt der *Sanktionen* scheint mir besonders wichtig zu sein. Viele Behandlungsinstitutionen reagieren auf Regelüberschreitungen eher hilflos mit Sanktionen wie Ausgangssperre, Entzug von Vergünstigungen, Androhung von Entlassung und schließlich mit der Entlassung selbst. Sie müssen oft feststellen, dass das Repertoire an Sanktionen oder „Konsequenzen" rasch erschöpft ist und eine relativ grobe Antwort auf das regelverletzende Verhalten darstellt. Oft werden solche Sanktionen vom Patienten nur als eine Bestrafung und damit als eine Bestätigung seiner Über-Ich-Projektion erlebt und führen bestenfalls zu einer oberflächlichen Anpassung aus Strafangst. Solche Sanktionen werden im Grönenbacher System als „Skript verstärkend" aufgefasst, weil sie die unbewussten Erwartungen der Patienten, z. B. bei Fehlverhalten entlassen zu werden, bestätigen. Demgegenüber sollte es das Ziel stationärer Einrichtungen sein, so genannte „positive Sanktionen" zu entwickeln; sie werden in der Sprache der Transaktionsanalyse als „Skript korrigierend" bezeichnet. Eine *positive Sanktion* sollte dabei drei Aspekte abdecken:

- Die *Reflexion* über das Geschehene: Was habe ich vernachlässigt? Was werde ich beim nächsten Mal anders machen?
- Eine *Wiedergutmachung*: Wie kann ich den Schaden wiedergutmachen, wenn andere durch mein Verhalten geschädigt worden sind?
- Die *Auflösung der Vermeidung*: Das positive Verhalten (z. B. Kontaktaufnahme), das ich vor dem ausagierenden Verhalten vermieden habe, muss ich nun in sinnvoller und angemessener Weise nachholen. Das Entscheidende ist Folgendes: Dieses „Nachholen" beinhaltet, dass ich ein kleines Wagnis eingehe, das Verhalten ein Stück schwieriger ist, als es meinem normalen Verhalten entspricht.

Zur Illustration kann uns das Beispiel eines Patienten dienen, der sich in einer Krise immer mehr aus dem Kontakt zurückzieht, unzugänglich wird und schließlich sich selbst verletzt.

Beschäftigen wir uns zunächst mit dem Aspekt der positiven Sanktion, der auf die Beziehung des Patienten zur *Gruppe* ausgerichtet ist. Viele Borderline-Patienten haben keine Hoffnung und keine Erwartung, mit Worten allein andere wirklich erreichen und bei ihnen etwas bewirken zu können. Daher haben viele destruktive Verhaltensweisen einen appellativen Charakter. Indirekt-manipulativ soll Beachtung erzwungen werden, wobei gleichzeitig der – positive – Wunsch nach Beachtung durch die Inszenierung z. B. einer Selbstverletzung mit einer negativen Konsequenz wie eigenen Schuldgefühlen oder einer ärgerlichen Reaktion der anderen verbunden wird. Aber selbst wenn das indirekte Ziel „Beachtung" erreicht wurde, haben die Patienten meist kein Gefühl dafür, die anderen in einem Zustand der Besorgnis und Angst versetzt zu haben – genauso wenig wie sie sich vorstellen konnten, im Positiven etwas bewirken zu können, fehlt auch die Vorstellung, dass ihre destruktiven Handlungen bei anderen wirklich eine emotionale Reaktion hervorrufen. Hier kommt wieder die mangelnde Fähigkeit zur Geltung, sich in den anderen als getrenntes und eigenständiges Individuum einfühlen zu können (vgl. Kap. 1, S. 18).

An diesem Punkt setzt daher auch die gruppenbezogene positive Sanktion an: So muss der Patient z. B. darüber nachdenken, welchen Schaden er angerichtet hat, wen er wie beeinträchtigt hat (dies wäre der Aspekt der *Wiedergutmachung*). Dem schließt sich der Aspekt der *Reflexion* an: Aus welcher Situation heraus ist das selbst verletzende Verhalten entstanden – also wieder das Prinzip der detaillierten Verhaltensanalyse, aber verbunden mit der Berücksichtigung der Gruppendynamik. Dieser Prozess kann auch auf einer kognitiven Ebene intensiviert werden durch Möglichkeiten, wie z. B. ein Referat über das eigene destruktive Verhalten zu halten und auch damit an die Stelle von Verwirrung Klarheit zu setzen. Schließlich sollte dieser Reflexions- und Einfühlungsprozess mit einer symbolischen Geste, die den Wunsch nach Wiedergutmachung ausdrückt, abgeschlossen werden. Diese kann z. B. darin bestehen, jemandem, der durch das Verhalten besonders beeinträchtigt wurde, eine besondere Aufmerksamkeit zukommen zu lassen (etwa ein Bild zu malen) oder für die Gruppe eine kleine Feier auszurichten. Dabei scheint mir wichtig, dass diese Geste der Wiedergutmachung nicht den Charakter einer „manischen Wiedergutmachung" bekommt, in der es um den Wunsch nach Ungeschehen-Machen geht. Wichtig ist vielmehr – entsprechend dem kleinianischen Konzept der depressiven Position –, dass es zu einem Gefühl wirklicher *Reue* kommen kann, das die Einfühlung in den anderen und das Bewusstsein, auf ihn angewiesen zu sein, auch im Akt der Verzeihung, beinhaltet.

Bei sehr selbst bezogenen Patienten kann darüber hinaus durch bestimmte *Aufgaben* gezielt am Kontaktverhalten gearbeitet werden; eine solche Aufgabe kann z. B. darin bestehen, in der nächsten Woche Kontakt zu jemandem aufzunehmen, den der Patient vorher abgewertet hat, um zu entdecken, dass dieser vielleicht auch andere Seiten hat – oder aber auch Kontakt zu jemandem aufzunehmen, der vorher gefürchtet oder idealisiert wurde. Solche „Verschreibungen" können auch bei Patienten hilfreich sein, die einen dauerhaften Clinch inszenieren und durch ihre fortgesetzten Streitaktionen eine ganze Gruppe terrorisieren können. Hier könnte beispielsweise vereinbart werden, dass wechselseitig jeweils einer der beiden Kontrahenten den Kontakt so gestalten muss, dass dem anderen ein Streitverhalten erschwert bzw. ein positiver Kontakt erleichtert wird – dies entspricht etwa der aus der Systemischen Familientherapie bekannten Frage: „Was können Sie tun, damit der andere nicht mit Streit und Aggressivität reagieren muss?"

Der Aspekt der positiven Sanktion, der die *Auflösung der Vermeidung* beinhaltet, besteht nun darin, den im destruktiven Akt enthaltenen positiven Impuls, etwa den Kontaktwunsch, aufzugreifen und statt der erpressten und erzwungenen eine offene und gewährte Kontaktsituation herzustellen. So kann beispielsweise vereinbart werden, dass ein Mitpatient dem Patienten einen angenehmen Körperkontakt ermöglicht, z. B. eine Fußmassage durchführt, oder ihm – bei mehr Distanzbedürfnis – eine Geschichte vorliest. Solche Sanktionen sind besonders wirkungsvoll bei Patienten, die sehr um Kontrolle im Kontakt bemüht sind und sich paradoxerweise bei erpresster Zuwendung sicherer fühlen als bei gewährter. Die positive Sanktion bezieht sich somit auf eine eigentlich Angst besetzte und damit üblicherweise vermiedene Situation. Hat der Patient, der mit Selbstverletzung reagierte, z. B. vorher vermieden, gegenüber einem Mitpatienten zu seiner Meinung zu stehen, so könnte die Sanktion beinhalten, vor der Gruppe seinen Standpunkt zu behaupten. Die Steigerung von der Einzelsituation zur Gruppensituation stellt in den meisten Fällen eine ausreichend hohe Schwelle dar, um den Patienten davon abzuhalten, den Non-Vertrag zu brechen. Kommt es aber dennoch zum Vertragsbruch, so sorgt diese positive Sanktion für die Erprobung eines *positiven* problemlösenden Verhaltens. Natürlich muss die Überwindung dieser Schwelle im Rahmen der vorhandenen persönlichen Ressourcen liegen – die Sanktion muss ja per definitionem unbedingt positiv ausgehen, d. h., problemlösend und „Skript korrigierend" sein. Zum Abschluss berichtet der Patient in der Gruppe über seine Erfahrungen dabei, wie er die Sanktion durchführte, und bekommt Rückmeldungen über seine Art, wie er dies tat.

Die positive Sanktion sorgt so für einen Ausweg aus dem Teufelskreis von Rückzug, darauf folgendem destruktivem Verhalten, aggressiver Reaktion der Gruppe und weiterem Rückzug. Der Patient mit dem Non-Vertrag kommt gewissermaßen nicht darum herum, eine positiv problemlösende Erfahrung zu machen, auch wenn er den Vertrag gebrochen hat. Obgleich der Umgang mit Konsequenzen auf vorher gezeigtes Verhalten lerntheoretisch-verhaltenstherapeutisch verstanden werden kann, gibt es auch wichtige Unterschiede zu üblichen verhaltenstherapeutischen Vorgehensweisen, da – im Gegensatz z. B. zur stationären DBT, die durchaus mit negativen Konsequenzen und Bestrafung arbeitet – Bestrafung erfolgreich vermieden werden kann.

In der *Basisphase* beschreibt der Patient somit das für ihn typische destruktive Verhalten und trägt durch die Erstellung von Non-Verträgen zu dessen

Begrenzung selbst aktiv bei. Diese Arbeit hat natürlich auch einen beträchtlichen positiven Einfluss auf die Motivation des Patienten, bzw. sie führt dazu, dass Patienten, die für eine stationäre Behandlung derzeit nicht geeignet sind, auch frühzeitig wieder gehen können. Der rituelle Übergang aus der „Basisphase" in die *Kernphase* hilft dem Patienten, zu erkennen, dass er in der Einrichtung nicht auf eine magisch Weise die Wiedergutmachung „Heilung" erfährt, sondern an einem aktiven Lernprozess teilnimmt. Dazu dient auch ein *Konfrontationsvertrag*, den jeder Patient in der Basisphase ausarbeitet (während die Non-Verträge nur dann zur Anwendung kommen, wenn sie indiziert sind). In diesem Vertrag willigt er darin ein, durch andere in einer „sorgenden Weise" mit seinem Problemverhalten konfrontiert zu werden, sich mit diesen Konfrontationen auseinanderzusetzen und davon zu lernen sowie auch andere in dieser Weise zu konfrontieren (vgl. Votsmeier 1998, S. 29). So wird die Gruppe der Mitpatienten aktiv in eine therapeutische Position gebracht und gleichzeitig auch ein Rahmen vorgegeben, der ein destruktives Missbrauchen von Rückmeldungen verhindert bzw. wiederum konfrontierbar macht. Anderes unerwünschtes Verhalten kann in Problemlisten formuliert und für dessen Veränderung können Etappenziele angegeben werden. So hat es sich bewährt, dass Patienten sich für einen Zeitraum von z. B. zwei Wochen ein bestimmtes Ziel setzen, beispielsweise von sich aus Gespräche mit Mitpatienten anzufangen, und nach diesem Zeitraum gemeinsam mit einer kleinen Gruppe und dem Therapeuten eine Evaluation vornehmen, inwieweit diese Ziele erreicht und welche Erfahrungen dabei gemacht wurden. Auch solche Hilfen, neue Erfahrungen machen zu können, sind Teil der Rahmenbedingungen, da sie eine Struktur bieten, die die massiven Ängste begrenzen kann, die durch den Verzicht auf altes destruktives, aber gleichzeitig Sicherheit vermittelndes Verhalten, auftreten.

In Kap. 1 (S. 37 ff.) habe ich bereits ausgeführt, dass wir in der Psychotherapie von Borderline-Patienten oft unterschätzen, welches Ausmaß diese *Ängste vor Veränderung* annehmen können und welche Krise der Verzicht auf destruktives Verhalten wie Wutausbrüche, Nichtstun, Überanpassung, Suchtmittelgebrauch etc., aber auch der Verzicht auf die Gewissheit bestimmter Einstellungen („Für mich interessiert sich ja eh keiner", „Am besten ist es, sich immer auf sich selbst zu verlassen") für viele Patienten bedeutet. Destruktive Verhaltensweisen sind ja auch jeweils „optimale" Kompromissbildungen, die gerade bei strukturell Ich-gestörten Patienten ein basales Gefühl von Sicherheit herstellen sollen. Besonders jüngere Borderline-Patienten mit narzisstischen und vor allen Dingen antisozialen Zügen weisen die besondere Schwierigkeit auf, dass für sie ein neues Verhalten mit einem offeneren, emotionaleren Kontakt, dem Verzicht auf omnipotente Kontrolle und Manipulation sowie dem Aushalten auch schmerzlicher Gefühle einen Verrat gegenüber der bisher Sicherheit vermittelnden Einstellung des „Dagegen-Seins", der Opposition und der Bildung „oppositioneller Banden" innerhalb von Institutionen darstellt. Diese „Gang"-Kultur (vgl. Duncker u. Müller 1993; Meltzer 1973; Lohmer u. Wernz 2000) ist durch Folgendes charakterisiert:

- ein lustvolles Ausagieren destruktiver Impulse,
- eine fast vollständige Unterwerfung des einzelnen unter eine Gruppenautorität und die Identifikation mit dieser,
- eine Delegation der Verantwortung an sie,
- Idealisierung von Regelbruch, Ausbeutung, Manipulation und sozialer Randstellung der Gruppe.

Die Mitglieder einer solchen *Gang-Kultur* weisen in der Regel eine Über-Ich-Pathologie mit einem Dominieren sadistischer Über-Ich-Vorläufer auf. Ein solches pathologisches Über-Ich hat immer einen strafenden, grausamen und angreifenden Charakter, der sich beispielsweise in massiver Selbstentwertung bis hin zu Selbsthass, Selbstschädigungs- und Suchtverhalten, in sozialem Scheitern und Suizidalität äußert.

Zur *Abwehr* dieser inneren Angriffe und zur Kompensation angesichts des lädierten Selbstwertgefühls kommt es nun häufig zu einer Identifikation mit diesem primitiven Über-Ich. Dies könnte man auf der Ebene der inneren Objektbeziehungen auch als Identifikation mit dem Aggressor bezeichnen. Dadurch kann nun die Angriffsenergie nach außen gerichtet werden, die *Gang* wird zu einem Teil des Selbst, und die Außenwelt wird projektiv mit dem entwerteten schwachen Teil des eigenen Selbst gleichgesetzt. Solche Patienten fühlen sich dann mächtig, triumphieren über Weichheit und Schwäche, die sie bei sich selbst abspalten und in andere projizieren. Die Identifikation mit einem primitiven sadistischen Über-Ich wird nach außen oft als Coolness sichtbar – ihr Inhalt ist demonstrative Indifferenz gegenüber allen sozialen Normen wie Einfühlung in andere und Ehrlichkeit. Allenfalls herrscht eine äußerliche Anpassungsbereitschaft bei gleichzeitiger Verachtung regelorientierten Verhaltens.

Die Aufgabe dieser inneren und äußeren Gang-Kultur im Rahmen eines therapeutischen Prozesses, begleitet durch die an positivem, regelorientiertem Verhalten ausgerichteten Normen einer therapeutischen Gemeinschaft, stellt eine enorme Krise und einen entsprechenden Entwicklungsschritt für diese Subgruppe von Borderline-Patienten dar. – Die Problematik dieser inneren Entscheidung und dieses Loyalitätsverrates sollte daher in Einzel- und Gruppengesprächen mit solchen Patienten immer wieder thematisiert werden.

Während es bei dieser Subgruppe vor allen Dingen um *dissoziales Ausagieren*, Regelbruch und fremdschädigendes Verhalten geht, erleben die eher selbstdestruktiv ausagierenden Borderline-Patienten angesichts des bedrohlichen Identitätsverlusts durch eine Veränderung den *Rückfall* in selbst verletzendes oder süchtiges Verhalten als eine Möglichkeit, sich ihrer selbst zu vergewissern.

Die temporäre Orientierung an Rollen und klaren Regeln, die durch Verträge und Sanktionen operationalisiert werden können, ermöglicht demgegenüber ein basales Gefühl von Gehalten-Werden und Vorhersehbarkeit inmitten eines Prozesses, in dem so viel in Bewegung gerät. Das Team seinerseits kann durch ein solches System aus seiner „Feuerwehrfunktion" heraustreten, muss nicht ständig neue Konsequenzen für überraschendes Agieren erfinden, sondern kann auf ein klares System des Reagierens zurückgreifen, das zudem einem Vertrag mit dem gesunden Ich-Anteil eines Patienten entspricht. Ein solches System von Grenzen und Regeln schützt auch die Teammitglieder vor einem destruktiven Gegenagieren, indem beispielsweise omnipotente Heilungs- oder sadistische Bestrafungswünsche begrenzt werden. Erst innerhalb eines sicheren Rahmens kann das therapeutische Engagement der Gruppe der Mitarbeiter jenseits einzelner heroischer „Rettungsversuche" schwieriger Patienten wirksam und der Gefahr von Burnout-Prozessen begegnet werden. Die Stabilität des Settings mit seinen Rahmenbedingungen schafft somit erst einen therapeutischen Raum, in dem sowohl Patienten wie Mitarbeiter den notwendigen Schutz, den Abstand und die Kontinuität erhalten, die notwendig sind, um psychisches Wachstum zu fördern.

Methodenintegration in der stationären Psychotherapie

Vielleicht ist bisher schon ersichtlich geworden, wie in der Praxis einer stationären psychodynamischen Psychotherapie, die an der Aufrechterhaltung des therapeutischen Rahmens, der aktiven Gestaltung unterschiedlicher Rollen innerhalb der therapeutischen Gemeinschaft und der beständigen Klärung der therapeutischen Aufgaben und Ziele orientiert ist, eine Integration der unterschiedlichen therapeutischen Sichtweisen notwendig zustande kommt. Idealtypisch könnte man sagen, dass eine *psychoanalytisch-systemische Sichtweise* zunächst analysieren hilft, wie sich die innere Konfliktsituation (z. B. der Konflikt zwischen anklammerndem Kontaktwunsch und Fusionsangst) im Rahmen der Gesamtdynamik der Gruppe der Mitpatienten und der Institution darstellt (z. B. indem selbst verletzendes Verhalten zur Kontaktregulation angewandt wird). Dieses Verständnis kann im Team erarbeitet und dann dem einzelnen Patienten sowie der Gruppe der Patienten als Deutung vermittelt werden. In einem nächsten Schritt können Methoden der *Verhaltenstherapie,* der *Gemeinschaftstherapie* und der transaktionsanalytisch orientierten Verwendung von Verträgen benutzt werden. Im Sinne einer Verhaltensanalyse kann der Patient die genaue Verknüpfung von Interaktionssituationen und durch sie ausgelöste Gefühlen beschreiben, die zu einem Problemverhalten oder erwünschtem Verhalten führen (vgl. z. B. Linehan 1996).

Die fortwährende Analyse der Übertragungen im Hier und Jetzt sowie der entsprechenden Gegenübertragungsgefühle im gesamten Team und seiner Dynamik hilft uns wiederum, damit zurechtzukommen, dass wir selbst als Therapeuten und Betreuer ja ständig in diese Inszenierungen mit einbezogen werden und einen „Container", einen haltenden Raum für die abgespaltenen und projizierten Persönlichkeitsanteile der Patienten, bereithalten müssen.

Fallbeispiel[3]

Um die bisherigen Ausführungen zu verdeutlichen, werden nun an einem Therapieverlauf charakteristische Konstellationen und Probleme beschrieben.

Frau N. ist bei Aufnahme eine 32-jährige, attraktive Frau mit langen schwarzen Haaren, die zunächst sehr selbstbewusst wirkt, andere im Kontakt rasch für sich einnimmt und differenziert über ihr Leben zu berichten vermag. Sie ist Mutter einer 6-jährigen Tochter und arbeitet freiberuflich in einem künstlerisch-pädagogischen Beruf, in dem sie ihre künstlerischen Begabungen entfalten kann, aber unter der Strukturarmut der freien Tätigkeit leidet. Die Patientin klagt zu Behandlungsbeginn darüber, dass sie sich leer fühle, an Panikattacken leide, keine wirkliche Verbindung zu ihrem Körper habe, sondern ihn nur als tote Hülle empfinde. Wenn diese Gedanken stärker würden, könne sie sich selbst kaum mehr aushalten und sich gegen diese Gedanken auch nicht wehren. Sobald sie sich allein gelassen oder zurückgewiesen fühle, gerate sie in ein „Tief", in dem sie sich besonders leer, antriebslos, verzweifelt und einsam fühle. In den „Hochs", die sie manchmal erlebe, habe sie rasch neue Pläne, werde selbst aktiv, entwickle dann aber Vorstellungen, die sie nicht realisieren könne. Sie empfinde sich oft als orientierungslos und fühle sich von anderen Menschen wie durch eine unsichtbare Mauer getrennt. Schon länger sei sie depressiv gewesen, zu einer eindeutigen Verschlechterung sei es aber gekommen, als sie Anfang des Jahres eine eigene Wohnung habe beziehen wollen. Sie habe sich dort so allein gefühlt, dass sie nicht einmal ihre Umzugskisten habe auspacken können.

3 Diese Behandlung wurde an der Abteilung für Psychosomatische Medizin des Krankenhauses München-Bogenhausen durchgeführt. Ich danke der Gestaltungstherapeutin, Frau Ulrike Scharr, für ihre Mitarbeit bei der Abfassung der Falldarstellung.

In der Vergangenheit habe sie immer wieder Therapieversuche gemacht, einmal eine an Jung orientierte Psychotherapie, dann eine Verhaltenstherapie, eine Zeit lang habe sie sich Bhagwan angeschlossen; zuletzt habe sie EA-Gruppen (Emotional Anonymous) besucht und es als sehr erleichternd empfunden, dass auch andere Menschen ähnliche Probleme wie sie hätten.
Im Anamnesegespräch berichtet die Patientin über eine schwierige Beziehung zu ihrer manisch-depressiven Mutter, die sie als eindringend und vernachlässigend erlebt hat und von der sie erzählt, dass sie sie als Kleinkind so lange in einem kalten Zimmer liegen gelassen habe, bis sie blau angelaufen sei; bei einer Schiffsreise habe sie sie wohl absichtlich die Treppe herunterfallen lassen, um sie loszuwerden. Jegliche Triebbedürfnisse seien von der Mutter als schlecht bezeichnet worden, sodass sie sich oft abgelehnt und böse vorgekommen sei. Bei aller Wut, die die Patientin gegenüber ihrer Mutter äußert, wird auch deutlich, dass sie sich gleichzeitig nicht von ihr hat lösen können und nach wie vor auf eine „Wiedergutmachung“ durch die Mutter hofft. Der Vater trennte sich in den ersten Lebensjahren der Patientin von der Mutter, er wird von der Patientin als erfolgreicher Geschäftsmann beschrieben, der aber jegliches Gefühl abwehre und nur über seinen kühlen analytischen Intellekt funktioniere. Es wird deutlich, dass eine starke Sehnsucht nach diesem Vater besteht, der zugleich aber als fern, unerreichbar und unzugänglich erlebt wird. In der Beziehung zu ihrer Tochter bemüht sich die Patientin, eine „bessere Mutter“ als ihre eigene zu sein, fühlt sich aber oft von den Bedürfnissen der Tochter eingeengt und erdrückt.

Erste Phase: Idealisierung der Station und Wut auf die Mutter

In der ersten Phase, die etwa zwei Monate dauert, wirkt Frau N. zunächst sympathisch, konstruktiv, gut mitarbeitend und eher neurotisch. Es kommt zu keinem deutlichen Agieren und nur in der Situation der Stationsgruppe mit ihrer Großgruppendynamik wird die Borderline-Struktur durch die dort aktivierten Spaltungs- und projektiven Mechanismen deutlich. So fühlt sie sich hier rasch bedroht und kritisiert, gerät immer wieder in eine Oppositionsrolle gegenüber den Teammitarbeitern, kann Äußerungen von Mitpatienten, wenn sie eine ihr widersprechende Meinung ausdrücken, kaum wahrnehmen.

Es wird deutlich, dass sie in dieser Situation mehr von dem Erleben ihrer inneren Objekte als von einem objektiven Wahrnehmen der äußeren Realität beeinflusst ist. Die Klinik erlebt sie als „nur gut“, während alles Bedrohliche und Böse draußen ist, vor allem bei der Mutter.

In der Gestaltungseinzeltherapie beschäftigt sich die Patientin zunächst vor allem mit ihrer Wut gegen die Mutter. Die Therapeutin soll verstehen, wie es der Patientin genau geht, wie schlimm es sei, sich so zerstückelt zu fühlen und wie sehr sie Opfer der Mutter sei. Was sie selbst zu Konfliktsituationen beiträgt, kann sie nicht sehen. Auf einem Bild, in dem mehrere Bestandteile durch tiefe Gräben voneinander getrennt sind, wird zum ersten Mal auch der Vater zum Thema – ihm gegenüber empfindet sich die Patientin nur als ohnmächtig; sie hat das Gefühl, nichts bewirken zu können. Während sie im verbalen Bereich intellektualisierend und stark kontrollierend ist, können im bildnerischen Gestalten beängstigende Gefühle sichtbar werden.

Hier wird erlebbar, dass sich Frau N. nur als Opfer ihrer Eltern sieht und daraus den Anspruch auf Wiedergutmachung und Entschädigung durch die Eltern oder gegenwärtige Elternfiguren erhebt – etwas, was typisch für Borderline-Patienten ist. Diese Wünsche werden oft zum Widerstand innerhalb der Therapie, da die Abspaltung des „Schlechten" und die Projektion nach außen aufrechterhalten werden müssen, um das „Recht auf Wiedergutmachung" weiterhin einklagen zu können.

In der analytischen Einzelpsychotherapie werde ich schon in den ersten Stunden von Frau N. als besonders kompetenter Therapeut idealisiert, der sie gut verstehen könne und viel besser als die früheren sei – während in mir gleichzeitig das quälende Gefühl entsteht, nicht wirklich in einen emotionalen Kontakt mit ihr zu kommen. Ihre intellektualisierende Abwehr verführt mich immer wieder zu eher kognitiven Deutungen, sodass wir manchmal eine Art „Fachgespräch" darüber führen. Die Anamneseerhebung dehnt sich lange aus, wobei ich den Eindruck habe, dass die Patientin das Erzählen über ihre Lebensgeschichte als Katharsis benutzen möchte und die magische Vorstellung hat, sich so ihrer bedrängenden Phantasien gleichsam auf einen Schlag entledigen zu können.

Bei vielen Borderline-Patienten findet sich diese Sehnsucht nach intensiven Gefühlen und kathartischem Erleben – zum einen wohl, weil die Gefühle von Leere und Nichtfühlen als so quälend empfunden werden, zum anderen aber auch als Ausdruck des Wunsches, seelischen Schmerz auszustoßen und von sich abzutrennen.

Nach einigen Wochen entwickelt Frau N. mir gegenüber starke sexuelle Wünsche, ohne dass dabei jedoch eine erotisch getönte Atmosphäre in der Therapie entsteht. Diese Wünsche werden für die Patientin so schwer erträglich, dass sie für eine Woche von der Klinik beurlaubt werden möchte, um in einer anderen Stadt einen Freund aufzusuchen und mit ihm zu schlafen.

Wenn ich die Patientin wirklich verstehen kann, droht für sie die Grenze verloren zu gehen; in der Sexualität kann sich die Patientin jedoch sonst bedrohliche Nähewünsche zugestehen, da die Sexualität einen Rahmen dafür bietet. Die prägenitalen Fürsorgewünsche der Patientin werden so sexualisiert und sollen in der anderen Stadt „abgeführt" werden.

Mein Urlaub und das damit verbundene Trennungserlebnis leiten nach zwei Monaten eine Entidealisierung und eine neue Therapiephase ein.

Zweite Phase: Der „Abgang"

Während meiner Abwesenheit entsteht in der Patientin der intensive Wunsch, ein weiteres Kind zu bekommen. In dieser Zeit malt sie in der Gestaltungstherapie eine Reihe von Embryobildern, in denen ein wie magisch strahlender, wunderschöner Embryo in einer glitzernden Uterushülle thront. Frau N. identifiziert sich mit dem Embryo, phantasiert dazu Kraft, sieht sich erwachsen, gleichzeitig aber auch behütet und betont immer wieder, dass sie sich als Embryo alles selbst geben könne.

Der Embryo erscheint hier als magisch-mächtige Figur und entspricht dem Wunsch der Patientin nach einem Zustand, in dem es keine Abhängigkeit gibt, da man sich alles selbst geben kann. Mit dieser omnipotenten Phantasie soll die drohende Verlassenheitsdepression, die durch die Trennung von mir ausgelöst wird, abgewehrt werden. Die Hilflosigkeit und Angewiesenheit des Embryos werden ebenso verleugnet wie die Abhängigkeit der Patientin vom Mutterbauch Klinik, von mir, aber auch von der nährenden Beziehung zur Gestaltungstherapeutin.

Kurz nach meiner Rückkehr fühlt sich die Patientin tatsächlich schwanger und erlebt schließlich auf der Toilette sitzend einen Abgang. Obwohl sie innerlich sehr in Aufruhr versetzt ist, teilt sie dies nur ganz beiläufig dem Arzt mit, der daraufhin das entsprechende Präparat ins Labor schickt. Als die Mitarbeiter sich um sie nicht in einer so mütterlich-umfassenden Weise bemühen, wie Frau N. es sich wortlos gewünscht hat, fühlt sich die Patientin in extremer Weise von der Situation insgesamt, insbesondere aber auch vom Arzt verlassen und mit all ihrer Panik und ihrem Schrecken allein gelassen. Das Agieren eskaliert blitzartig, bis hin zum Einschalten eines Rechtsanwalts, der Station und Arzt wegen „unterlassener Hilfeleistung" verklagen soll. In der Therapiestunde bei mir beklagt sich die Patientin bitter darüber, dass sie niemand verstünde. Als ich versuche, mit ihr zu verstehen, was dieses Erlebnis eines Abgangs für sie wohl bedeute, reagiert sie mit heftiger Wut und klagt mich an, dass ich sie in gefühlloser Weise nach „Bedeutungen" frage, statt mit ihr zu fühlen und sie zu verstehen. Sie erlebt es als Zurückweisung, dass ich mich auch als Teil des Teams und nicht als ihr Anwalt verstehe.

Im Erleben der Patientin können verschiedene Ebenen unterschieden werden, die ich zunächst auch zu deuten versuche. Der Wunsch nach einem Kind ist auch ein pseudoödipaler Ausdruck eines Wunsches nach einer speziellen, verschmelzenden Beziehung zu mir. Angesichts der Enttäuschung und Wut der Patientin über meine Abwesenheit erleidet dieser Wunsch einen Abgang. Da enttäuschende und befriedigende Aspekte in einer einzigen Person von der Patientin noch nicht integriert werden können, werde ich zunächst zu einem „ganz schlechten" Objekt. Auf einer präödipaleren Ebene erlebt die Patientin, identifiziert mit dem Embryo, im Abgang die Angst, von der „Mutter Station" nicht genügend gehalten zu werden und abgetrieben zu werden – so wie sie ihre Mutter als ein inneres Objekt erlebt, das sie loswerden will. Damit werden aber nicht nur die depressiven Ängste vor dem Verlassen-Werden, sondern auch die paranoid-schizoiden Ängste vor Vernichtung aktiviert. Die Patientin wird in dieser Situation nun selbst zum *Verfolger*, attackiert die Station, fühlt sich aber durch die in die Station projizierte eigene Wut selbst verfolgt, was zu erneuten Gegenattacken führt, um sich vor Angstüberflutung zu schützen. In dieser Regression auf die paranoid-schizoide Position kann die Patientin meine Deutungsversuche aber nicht mehr als Verstehen annehmen, sondern muss sie als Ausdruck von Verfolgung bekämpfen.

Ich kann ihr daher in dieser Phase nur noch deuten: „Angesichts Ihrer großen Ängste, von mir überwältigt zu werden, können Sie meine Versuche zu verstehen, was mit Ihnen passiert, nur als Angriff erleben."
Mit dem Abgangserlebnis zerfällt die omnipotente Unabhängigkeitsphantasie von Frau N. Die Fassade einer kompetenten, sich selbst versorgenden Frau, die eine eindeutige Führungsrolle in der Patientengemeinschaft hatte, bricht zusammen und wird überwuchert von dem Gefühl, nicht richtig versorgt zu werden und wie ein Kleinkind einer feindlichen Umgebung ausgeliefert zu sein. In der Gestaltungstherapie wechseln in den nächsten Stunden idealisierte Vorstellungen von Wiedergeburt mit schrecklichen Monsterbildern. Die Gestaltungstherapeutin beginnt, die bis jetzt ausufernden bildnerischen Gestaltungsweisen der Patientin zu begrenzen und

kleinere Formate einzuführen. In dieser Zeit ist die Gestaltungstherapeutin die einzige Person, zu der die Patientin eine positive Beziehung aufrechterhalten kann. Sie wird idealisiert, aber auch kontrolliert. Immerhin kann die Patientin aufgrund dieser positiven Beziehung ansatzweise die konfrontierende Deutung der Therapeutin verstehen, dass sie nicht den Stationsarzt verklagen und sich gleichzeitig vom Team weiterhin Hilfe erwarten kann.
Zusammen mit dem Verstehen, das ihr mit der Gestaltungstherapeutin möglich ist, trägt ein Gespräch mit dem Chefarzt als „Intervention von außen" etwas zur Beruhigung bei; diese Phase endet nach zwei Wochen, als die Patientin die Entscheidung trifft, zumindest vorläufig auf eine Klage zu verzichten. Dies wird auch dadurch unterstützt, dass sich das Präparat vom „Abgang" als ein Stück Kot herausstellt. Die Patientin ist jedoch nur zögernd bereit, den Phantasiecharakter ihres Erlebens zu realisieren. Der Wunsch nach Hilfe und Therapie überwiegt aber die Vergeltungswünsche. Die Patientin kann ihren „Frieden" mit der Station dadurch machen, dass sie feststellt: „Die anderen, die Therapeuten und Patienten, sind nicht wirklich böse, sondern hilflos!" – Indem die Therapeuten so depotenziert und entwertet werden, deutet sich schon das Thema der nächsten Phase an.

Dritte Phase: Macht und Ohnmacht
Nachdem die Patientin aufgrund ihres Agierens beinahe ihren realen „Abgang" aus dem mütterlichen „Stationsbauch" inszeniert hätte, verändert sich ihre Rolle auf der Station nachhaltig.
Das starke Agieren bewirkt, dass sie aus der Patientengemeinschaft herausfällt und zusehends mehr isoliert wird. In dieser Phase dominiert der Kampf der Patientin gegen einen Pfleger, der die Milieutherapiegruppe leitet, und gegen mich als dem analytischen Einzeltherapeuten.
Die Einzelstunden sind beherrscht von den Klagen der Patientin, dass ich sie nicht richtig verstehe, dass ich kalt sei, sie ablehne und mit meinen Deutungen „in die Ecke drängen wolle". Immer wieder fühle ich mich in der Zeit tatsächlich unfähig, habe Schwierigkeiten zu denken, zu sprechen und stehe ohnmächtig den Angriffen der Patientin gegenüber.

Allmählich wird mir klar, dass eine projektive Identifizierung stattgefunden hat. Eigentlich fühlt sich die Patientin klein, ohnmächtig und hilflos. Durch ihre entwertenden Angriffe versucht sie, mich nun in die Rolle des Hilflosen zu bringen. Sie selbst kann sich in dieser Beziehung mit dem inneren mütterlichen Objekt identifizieren, triumphiert, wenn sie mich als hilflos erlebt, unterwirft mich immer neuen Tests, die ich durch mein „Nichtverstehen" regelmäßig nicht bestehe. Durch die Angriffe beraubt sie mich real meiner Fähigkeit, sie zu verstehen, und macht mich somit so unverständig, wie sie ihre Mutter erlebt hat. Es wird deutlich, dass es für die Patientin im Moment nur ein „Oben oder Unten“ gibt – da sie die Ablehnung durch mich so sehr fürchtet, muss sie mich in die Position des Ohnmächtigen bringen, da sie sich sonst allein und verloren fühlen müsste (vgl. Kap. 1, S. 30 ff.). Über lange Zeit hinweg kann ich nichts anderes tun, als die Angriffe auszuhalten und ihr diesen Mechanismus immer wieder zu deuten.

Auch in der Gestaltungstherapie geht es parallel zu dieser Auseinandersetzung um die Thematik von Macht und Ohnmacht. In einem Bild, in dem sie sich selbst als „kleines Würmchen“ darstellt, das von einem gierigen Monster verschlungen wird, kann sie ihre großen Ängste vor der Vernichtung darstellen.
Eine Wendung nimmt die Therapie, als es auf der Station zu einer Art „Exorzismus“ bei einer Mitpatientin kommt. Die Mitpatientin klagt über heftige Schmerzen in ihrem Körper, eine Gruppe von Patienten versammelt sich in ihrem Zimmer, Frau N. übernimmt dabei eine Therapeutenrolle und versucht in einem magischen Ritual, der Mitpatientin „ihr inneres Monster, ihre Spinne“ auszutreiben. Als sie in der Gestaltungstherapie ganz stolz über diese Erfahrung berichtet, kommt es zu einem Verknüpfen der verschiedenen therapeutischen Fäden. Sie malt zunächst ein Selbstbildnis mit einer Spinne auf dem Gesicht und entdeckt, dass sie selbst eine Spinne in sich spürt. Auf dem Bild malt sie daraufhin ein Genital, das blutet. Plötzlich beginnt sich Frau N. schreiend auf dem Boden zu wälzen und erinnert, wie ihre Mutter ihr als kleines Mädchen abends immer wieder Würmer aus der Scheide herausgeholt habe. Sie hatte dies voller Ohnmacht als extreme Verletzung ihrer Grenzen erlebt.

Dies ist eine der häufigen Situationen in der Psychotherapie von Borderline-Patienten, in denen Patienten von einer als traumatisch erlebten Situation berichten, von der wir als Therapeuten – gerade wenn sie in einer derart kathartischen Weise plötzlich erinnert wird – nicht oder zumindest eine ganze Zeit lang nicht sicher sein können, ob es sich um ein Trauma handelt, das genau in dieser Weise abgelaufen ist, oder aber um eine Verdichtung von realen Erfahrungen mit nachträglichen Bearbeitungen durch unbewusste Phantasien. Das Entscheidende scheint mir zu sein, sich in dieser Situation nicht in die Rolle eines „Detektivs“ zu begeben, der zu entscheiden hat, ob es sich wirklich um ein realistisch erinnertes Trauma handelt oder nicht, sondern stattdessen die Erfahrung als im Moment subjektiv bedeutsam zu nehmen und als Teil des inneren Erlebens des Patienten zu behandeln.

Entsprechend konfrontiert die Gestaltungstherapeutin die Patientin damit, dass doch eine überraschende Ähnlichkeit in der Art und Weise bestehe, wie sie das Verhalten ihrer Mutter als Grenzverletzung erlebt habe und wie sie ihrerseits die Grenzen der Mitpatientin im „Exorzismus" überschritten habe. An dieser Stelle im therapeutischen Prozess und angesichts ihres eigenen Evidenzerlebnisses kann die Patientin diese Verbindung nachvollziehen. Deutlich wird ihre Angst vor Grenzüberschreitung auch, als ihr die Gestaltungstherapeutin zur Beruhigung die Hand auf die Schulter legt. Die Patientin erlebt dies als beängstigend und eindringend. Sie kann nur darüber berichten, wie sie in Situationen von Grenzverletzungen und beengenden Gefühlen immer wieder neben sich steht, den Körper verlässt, sich aber dann auch erschreckend leer fühlt.

Nach zwei Monaten endet diese Behandlungsphase, und es beginnt die letzte Behandlungsphase.

Vierte Phase: Versöhnung und Abschied

In der Therapie mit mir nehmen nun Spaltung und projektive Identifizierung ab. Frau N. beginnt, auch Positives an mir zu entdecken. Sie kann sehen, dass sie mich lange Zeit wie ihre Mutter erlebt hat, als jemand, der in sie eindringt, sie nicht akzeptiert, kritisch ist und dessen sie sich nur im Machtkampf erwehren kann. Als zweites Übertragungsmuster wird die Übertragung eines distanzierten, intellektuellen, unerreichbaren Vaters deutlich, der als abwesender Vater Ziel von viel Sehnsucht, aber auch Enttäuschung ist. Sie kann gleichzeitig darüber sprechen, wie sie meine väterlich-begrenzenden Teile als erleichternd erlebte. Frau N. kann nun Abhängigkeit eher zulassen, ohne die Angst zu haben, damit alle Eigenständigkeit zu verlieren.

In der Milieutherapiegruppe kann Frau N. über ihre Traurigkeit sprechen, dass die Zeit hier bald zu Ende geht, kann sich von Mitpatienten mit Bedauern verabschieden. Ihr Affekt wird depressiver, sie kann sich aber auch mehr nach außen wenden, die Wohnungs- und Arbeitsprobleme in Angriff nehmen und muss dies nicht mehr als „banal" entwerten.

Nach einem Monat endet diese Phase mit der Entlassung der Patientin. Panikattacken und Entfremdungserlebnisse waren weit gehend zurückgegangen, depressive und hypomanische Zustände waren einer ausgeglicheneren Stimmungslage gewichen. Von sich aus wünschte Frau N. eine weiter führende langfristige ambulante Psychotherapie, die sie zusammen mit einer begleitenden milieutherapeutischen Gruppe auch aufnahm.

Agieren und der institutionelle Kontext der stationären Psychotherapie

Dieses Fallbeispiel sollte verdeutlichen, dass in der stationären Psychotherapie das gesamte soziale System der Station therapeutische Bedeutung gewinnt. Aus der *Inszenierung* der inneren Objektbeziehungen der Patienten im Hier und Jetzt des stationären Milieus ergibt sich die besondere Möglichkeit, die innere Realität der Patienten szenisch zu verstehen. Obwohl dieses Darstellen der inneren Objektbeziehungen auch über primitive Kommunikations- und Abwehrmechanismen wie Spaltung und projektive Identifizierung abläuft, muß es unbedingt vom destruktiven Agieren unterschieden werden. Während eine Darstellung der inneren Welt für die Therapie notwendig ist, ist destruktives Agieren (im Fallbeispiel z. B. der Wunsch, die Station zu verklagen, und die wütenden Angriffe gegen die gesamte Station) nicht mehr eine Inszenierung des unbewussten Erlebens und damit ein Medium des Verstehens. Stattdessen soll destruktives Agieren gerade diese emotionalen Fähigkeiten des Verstehens bei sich und den Objekten zerstören, indem die Fähigkeit, Verbindungen zwischen Handlungen und Gefühlen herzustellen, angegriffen und behindert wird – etwas, was Bion (1959) als „Attacks on Linking" beschrieben hat. Dieses *Zerstören* von Sinnzusammenhängen durch Agieren wirkt zunächst entlastend, weil eigener seelischer Schmerz und unklar ängstigende Gefühlszustände keine benennbare Kontur gewinnen, sondern der emotionale Druck direkt umgeleitet wird.

Nur ein konsequentes Unterbinden dieser selbst- und fremddestruktiven Ausweichmöglichkeit zusammen mit dem Interpretieren dieser Dynamik kann hier therapeutisch fruchtbar sein.

Die Aufgabe, ein hilfreicher Container für Agieren und schwer erträgliche Zustände der Patienten zu sein, bedeutet also immer eine starke, aber unvermeidliche Belastung für die Mitarbeiter und die Institution. Eine integrative Teamarbeit mit klaren Grenzen und Rollen, ein systemisches Verständnis der Institution und eine Bereitschaft zur Untersuchung von Übertragung und Gegenübertragung bei allen Mitarbeitern sind eine Voraussetzung dafür, dass die Kräfte von Projektion, Spaltung und Verzerrung nicht überwiegen, sondern das aktiv auseinander Gehaltene schließlich zusammengebracht werden kann.

Gelingt dies, so können erfreuliche Entwicklungsverläufe bei den Patienten und trotz der Belastung oft eine hohe *Arbeitszufriedenheit* bei den Mitarbeitern beobachtet werden. So fällt auf, dass die therapeutischen Mitarbeiter in speziellen Borderline-Stationen oft kontinuierlicher, länger und mit einer höheren Identifikation mit der Arbeit zusammenarbeiten als die Mitarbeiter anderer Stationen. Überwiegen über einen längeren Zeitraum hinweg jedoch Klagen,

Unzufriedenheit und ständige Äußerungen von Überlastungsgefühlen aufseiten der Mitarbeiter, so sollte z. B. im Rahmen einer Team-Supervision nach dem eigentlichen Ursprung dieser Unzufriedenheit gesucht werden (vgl. auch Kapitel 9, S. 161 f.). Häufige Gründe für *chronische Unzufriedenheit* und Überlastungsgefühle sind:

- Eine unzureichende personelle Ausstattung für die Arbeit mit diesen besonders schwierigen Patienten und dementsprechend eine Gefahr von Burnout-Zuständen.
- Eine unzureichende fachliche Anleitung und Supervision für *alle* Berufsgruppen, die mit diesen Patienten zusammenarbeiten.
- Eine unzureichende Unterstützung durch Team- oder Klinikleitung in der Auseinandersetzung mit der institutionellen Umwelt (andere Teile des Klinikums, Zuweiser etc.) – gerade in der Psychotherapie von Borderline-Patienten ist ein aktives Grenzmanagement der Leitung von besonderer Bedeutung, da diese Patienten ja auch außerhalb der unmittelbaren stationären Umwelt heftige Reaktionen hervorrufen können, die sich oft direkt auf und gegen die Mitarbeiter der Station richten.
- Eine zu starke „Opferidentifikation" der Mitarbeiter. Diese drückt sich häufig darin aus, dass sowohl die Patienten von den Mitarbeitern als Opfer ihrer Umwelt erlebt werden als auch die therapeutischen Mitarbeiter sich selbst als ohnmächtige Opfer der Institution erleben. Dieses Selbsterleben geht oft einher mit einer starken Anspruchshaltung nach Hilfe, Unterstützung und Erleichterung der Arbeitsbedingungen – dies entspricht einer institutionellen Regression, in der ein nicht angemessenes Maß an Unterstützung und Förderung von außen erwartet wird.
- Innerhalb der Gesamtdynamik einer Klinik unterliegt eine spezielle Borderline-Station oft einem starken Idealisierungs-Entwertungszyklus. Hier spiegelt sich die Patientendynamik wider in der Dynamik zwischen der Borderline-Station und der Gesamtinstitution (vgl. auch Lohmer u. Wernz 2000). Ähnlich wie auch Borderline-Patienten selbst lädt die Station dazu ein, einerseits als „spezielle" Station mit besonders erfahrenen Mitarbeitern und schwierigen Patienten idealisiert zu werden, andererseits – bei Problemen – als „Sorgenkind" der Klinik und Verursacher von Störungen im Nacht- und Wochenenddienst entwertet zu werden.

Die Aufklärung dieser Teamdynamik unter Einschluss der Dynamik der Gesamtinstitution ist somit unbedingt erforderlich, um eine befriedigende und erfolgreiche Arbeit der stationären Psychotherapie von Borderline-Patienten zu gewährleisten.

9 Der Umgang mit Krisen in Institutionen und Teams bei der Behandlung von Borderline-Störungen

Einführung

In diesem Kapitel sollen zunächst typische Krisenmuster zwischen Team und Patienten in der stationären Behandlung von Borderline-Patienten dargestellt werden. Dabei zeigt sich, dass Borderline-Patienten mit ihrer Aktivierung früher Objektbeziehungsmuster und Abwehrstrategien innerhalb psychotherapeutischer Behandlungen auch unverarbeitete Konflikte, primitive Beziehungsmuster und Gegen-Agieren in therapeutischen Teams mobilisieren können.

Ein psychodynamisches Leitungsverständnis von Organisationen, das sich im Sinne des *Tavistock-Modells* am Konzept des Containments und der Organisation als *offenem System* orientiert sowie eine entsprechende Team-Supervision können helfen, diese destruktiven Prozesse einzudämmen, zu verarbeiten und eine sowohl für den Patienten als auch für das Team förderliche Atmosphäre des Lernens und der Entwicklung zu etablieren.

Während der ersten Wochen des Kosovo-Krieges zwischen NATO und Rest-Jugoslawien wird ein 23-jähriger Borderline-Patient auf die spezielle Borderline-Station einer Psychosomatischen Klinik aufgenommen. Der Patient hat eine lange Heimkarriere hinter sich, wurde in seiner Kindheit und Jugend von seinem Vater exzessiv geschlagen und lebt – seit längerer Zeit arbeitslos

– in einer therapeutischen Wohngemeinschaft. Das vereinbarte Behandlungsziel für den Patienten besteht darin, seine „soziale Anpassung“ zu verbessern, sodass es ihm möglich wird, Beziehungen zu unterhalten und eine Arbeit aufzunehmen.
Der erfahrene Therapeut stellt den Patienten in der externen Team-Supervision vor: Der Patient sei so ehrlich gewesen, zu ihm zu kommen und ihm zu sagen, dass er und eine Mitpatientin auf Station eine Beziehung begonnen hätten. Er habe das Gefühl, darin wichtige Erfahrungen zu machen, und bitte den Therapeuten, diese Beziehung zu dulden. Der Therapeut gerät daraufhin in einen starken inneren Konflikt: Einerseits gibt es die Stationsregel, dass Patienten während ihres Aufenthaltes keine (sexuelle) Beziehung zu einem Mitpatienten unterhalten sollen; andererseits leuchtet ihm ein, dass ja gerade dieser Patient es lernen soll, Beziehungen zu gestalten. Außerdem beeindruckt ihn die Ehrlichkeit des Patienten. Das Team zeigt sich in der Besprechung gespalten: Einige Mitglieder teilen die Einschätzung des Therapeuten, mit diesem Patienten eine Ausnahme machen zu können, andere haben den Eindruck, dass dieses Verhalten zu einer ganzen Reihe von provokativen Verhaltensweisen des Patienten gehöre. So laufe er auf der Station in einer Art Kampfanzug mit tief in die Stirn gezogener Mütze umher, habe seine Zimmertür (entgegen einer allgemeinen Stationsregel) mit Zeitungsausschnitten und Statements über den Kosovo-Krieg gepflastert und sitze zudem (zuweilen in Umarmung mit seiner „Freundin“) stundenlang auf einer Couch vor dem Stationszimmer, verfolge genau die Bewegungen der Teammitglieder und mache spöttische Bemerkungen. Dies habe schon dazu geführt, dass einige Teammitglieder lieber einen längeren Umweg zum Stationszimmer in Kauf nehmen, als direkt an ihm vorbeizugehen. Andere Teammitglieder hingegen schmunzeln bei seinem Anblick, sprechen ganz gern im Vorübergehen mit ihm und finden es – wie sie jetzt in der Sitzung sagen können – eigentlich ganz richtig, dass sich jemand in dieser Klinik zu den Problemen des Kosovo-Krieges äußert und „nicht alles unter den Teppich gekehrt wird“.
Die Teammitglieder und der Supervisor können nun zusammen erarbeiten, dass sich das Team in dem Dilemma befindet, entweder gegen die vielfältigen Regelverletzungen des Patienten einzuschreiten, dann aber als Tyrann gegenüber einem ohnmächtigen Opfer dazustehen, oder aber sich weiterhin vom Patienten tyrannisieren zu lassen und selbst ohnmächtiges Opfer zu sein.

Diese nicht lebbaren Alternativen sind eine typische *Beziehungsfalle*, in die Teams bei der Behandlung von Borderline-Patienten geraten (vgl. Kap. 1). Weiterhin wird deutlich, dass der Patient unbewusst bis vorbewusst virtuos unterschiedliche Anteile *innerhalb* der Teammitglieder und *zwischen* Teammitgliedern aufgreift und ausspielt: Eigene adoleszente Anteile von Teammitgliedern bewirken, dass diese insgeheim die Lust am Regelbruch und an der Provokation billigen und fördern (vgl. Lohmer u. Wernz 2000). Manchen kommt selbst die Regel, keine Beziehungen auf der Station zu unterhalten, als „zu starr" vor; und der Patient spricht mit seiner „Wandzeitung" ja auch ein Thema an, das alle Teammitglieder selbst sehr beschäftigt. Das aggressive Auftreten wiederum entspricht einer oft gehemmten, abgewehrten und deswegen umso virulenteren, latent aggressiven Dynamik innerhalb des Teams. Hier kann der Beginn einer *Kollusion* beobachtet werden: Unausgesprochen und teilweise unbewusst lässt ein Teil des Teams den Patienten eigene unverarbeitete, abgewehrte, aber virulente Themen ausagieren, während andere Teile des Teams in starker Weise eine Ohnmacht dabei empfinden, etwas mit ansehen zu müssen (vgl. Lohmer u. Wernz 2000).

Gibt es keine Möglichkeit, eine solche Dynamik zu verstehen, zu analysieren und zu einer gemeinsamen Teamhaltung zu finden, kommt es zu einem *Stillstand* der therapeutischen Entwicklung: Der Patient kann Entwicklung und neue Erfahrungen durch den Rückgriff auf vertraute Beziehungsmuster vermeiden, wenn die Teammitglieder gelähmt sind, da sie von den unverarbeiteten Aspekten des Patienten infiziert sind und eigene ungelöste Themen die Arbeit blockieren.

Krisenmuster in der Behandlung von Borderline-Patienten

Regression und Erlösungshoffnung

An diesem für Borderline-Patienten typischen Fallbeispiel wird deutlich, dass das stationäre Milieu mit seinem starken *Regressionsangebot* für diese Patienten eine besonders schwierige Situation schafft. Diese Regressionsmöglichkeit ist bei neurotisch strukturierten Patienten eine notwendige Bedingung, um die bisherige rigide Abwehrstruktur etwas zu lockern und einen Zugang zu den eigenen infantilen Wünschen und Triebimpulsen zu erhalten. Bei Borderline-Patienten dagegen kann dasselbe Regressionsangebot die Illusion völliger Versorgung und die Gefahr einer weiteren Fragmentierung der Ich-Struktur fördern.

Eine Reihe von Autoren (z.B. Adler 1973; Dulz u. Schneider 1995; Friedman 1969; Janssen 1990; Lerner 1980; Lohmer 1988; Wishnie 1975) hat darauf hingewiesen, dass gerade intensive Behandlungs-Settings, die eine Vielzahl therapeutischer Kontakte während des Tages anbieten, regressive Entwicklungen und selbstdestruktives Agieren bei Borderline-Patienten eher fördern als verhindern. Modell (1963) meint dazu, dass das Selbst dieser Patienten in der Regel aus zwei Bildern besteht. Eines entspreche dem eines hilflosen Kindes, das andere dem eines sich omnipotent gebenden oder omnipotent zerstörerischen Selbst. Der Patient schreibe dabei den omnipotent gütigen oder omnipotent destruktiven Aspekt des Selbstbildes dem Therapeuten zu. Auf diese Weise habe er das Gefühl, dass er nichts sei als ein hilfloses Kind. „Der Therapeut wird also unausweichlich als jemand wahrgenommen, der mit magischen omnipotenten Qualitäten ausgestattet ist und der nur durch seinen Kontakt mit dem Patienten eine Heilung bewirken wird, ohne die Notwendigkeit, dass der Patient aktiv oder verantwortlich sein muss“ (Modell 1963, S. 284; Übersetzung M.L.). In seiner magischen Hoffnung, sich nach einer symbiotischen Verschmelzung mit solch einem omnipotenten Objekt besser zu fühlen, vollständiger zu sein und vor den eigenen „bösen“, destruktiven Seiten geschützt zu sein, wird der Patient jedoch zwangsläufig enttäuscht. Der Patient wird sich voller Wut von diesem Objekt abwenden, gleichzeitig aber von der Angst erfüllt sein, mit seiner Wut dieses Objekt beschädigt zu haben und nun dessen Rache fürchten zu müssen. Er wird sich ein neues Objekt suchen, mit dem die gleiche Erfahrung aufs Neue wiederholt wird. In einem intensiven Behandlungs-Setting wird diese Illusion der Hilfe durch symbiotische Verschmelzung somit ständig neu provoziert und enttäuscht; ein sich selbst verstärkender Teufelskreismechanismus wird aufgebaut.

Neben der strukturellen Schwierigkeit, dass die Station viele solche als omnipotente Heiler phantasierbare Objekte bietet (Therapeuten, Krankenpflegepersonal, Praktikanten usw.), wird das Regressionsangebot durch die weit gehende Versorgungssituation zusätzlich verstärkt (Essen und Wohnen wird bereitgestellt, der Patient muss nicht arbeiten und erlebt nur wenige der realistischen Anforderungen, wie sie in der Außenwelt gelten, an sich gestellt). Damit wird die Phantasie genährt, Heilung könnte möglich sein, ohne selbst Initiative ergreifen und Frustrationen ertragen zu müssen.

Narzisstische Verführung und Gegenübertragung des Teams

Der strukturelle Beitrag der Station zu dem oben beschriebenen Teufelskreis von phantasierter Erlösung und destruktiver Enttäuschungswut wird durch eine generelle Gegenübertragungseinstellung verstärkt, die für die Mitglieder helfender Berufe in einem psychiatrisch-psychotherapeutischen Team charakteristisch ist. Wishnie (1975) hat beschrieben, wie sich die Mitglieder eines solchen Teams als sensible, warme, sorgende und wohlwollende Individuen sehen möchten. Dahinter liegt die Annahme, dass der Patient durch eine warmherzige und positive Beziehung Vertrauen lernen kann, verständnisvolle und stützende Kontakte sein Selbstbewusstsein entwickeln, er sich mit seinen vorher abgelehnten Anteilen versöhnen und somit Heilung erfahren kann. Dies entspräche in etwa dem Behandlungsverlauf, wie er den Teammitgliedern von neurotischen Patienten vertraut ist. Die direkte Anwendung dieser Behandlungsphilosophie bei Patienten mit Borderline-Störung kann aber genau den oben beschriebenen Mechanismus von Erlösungswünschen und destruktiver Enttäuschungswut auslösen. Dieses Selbstbild eines warmen und wohlwollenden Helfers kann nämlich dazu führen, dass ein Mitarbeiter die über projektive Identifizierung in ihn verlagerte Rolle eines omnipotenten und allwissenden Helfers nur allzu gerne annimmt. Der narzisstische Sog, von einem Patienten bevorzugt zu werden und eine „spezielle Beziehung" zu ihm zu haben, mit der sonst niemand ausgezeichnet wird, kann dazu führen, dass sich ein Mitarbeiter vom Rest des Teams innerlich entfernt, dass er nach und nach seine Objektivität bei der Beurteilung des Patienten und dessen verzerrter Beziehungswahrnehmung verliert. Damit verliert er aber natürlich auch die Möglichkeit, dem Patienten bei der Beurteilung seiner gegenwärtigen Situation zu helfen. „Objektiver zu sein könnte den Patienten ärgerlich machen und damit das Risiko beinhalten, die ‚spezielle Beziehung' zu verlieren. Das wirkliche Risiko aber besteht darin, dass das Teammitglied damit seine Vorstellung von sich verlieren könnte, ein warmer und omnipotenter Heiler zu sein" (Wishnie 1975, S. 53; Übersetzung M.L.). Die Aufrechterhaltung dieser speziellen Beziehung führt schließlich zu der oft beschriebenen Spaltung des Teams in Mitarbeiter, die vehement für eine „verständnisvoll" gewährende Behandlung des Patienten werben, und solche, die eine straffere, einschränkendere, manchmal aber auch unbewusst sadistisch-bestrafende Behandlung des Patienten fordern.

Sobald ein Mitarbeiter, der eine spezielle Beziehung zu einem Patienten unterhält, versucht, die Rollenzuschreibung des Patienten abzustreifen oder durch eine unvermeidbare Enttäuschung plötzlich das Umschlagen einer heftig positiven in eine heftig negative Übertragung des Patienten erfährt, kann es bei ihm selbst zu starken Gegenübertragungsgefühlen von Wut, Enttäuschung und Gegenentwertung des Patienten als Schutz vor dessen Entwertung kommen. Wishnie (1975) meint dazu: „Wenn Teammitglieder immer wieder in ihren eigenen Phantasien von Omnipotenz und Gutartigkeit durch den raschen Wechsel in der Übertragung des Borderline-Patienten erschüttert werden, entsteht eine Tendenz, sich vom Patienten abzuwenden, ihn zu ignorieren oder mit ihm in ständige Machtkämpfe zu geraten und seine Verlegung oder Entlassung zu betreiben. Diese Sequenz: Verführung, verletzter Narzissmus des Mitarbeiters, Abwendung vom Patienten, Zunahme von destruktiven Machtkämpfen, die schließlich zur Entlassung oder Verlegung führen, erfüllt bei Patienten und Mitarbeitern eine Abwehrfunktion. Der Prozess von Verführung und Machtkampf hält den Patienten in Kontakt mit den Objekten seiner Umgebung, während er gleichzeitig eine genauere Untersuchung des tiefen Gefühls von Leere beim Patienten verhindert. In diesen Machtkämpfen reagiert der Patient so, als hätten ihn die Mitarbeiter in einer Übereinkunft enttäuscht, ihm alle seine Wünsche zu erfüllen. Als Konsequenz dieser Annahme fühlt sich der Patient nun bei jeder seiner Reaktionen auf die Enttäuschung legitimiert und im Recht. Die in einem Machtkampf befangenen Individuen sind aber praktisch nicht dazu in der Lage, sich auf die Tatsache zu konzentrieren, dass nie ein solches Versprechen ausgesprochen wurde, sondern dass es einem projizierten Wunsch des Patienten entspricht" (S. 54, Übersetzung M.L.). In dieser Beschreibung wird deutlich, dass Patienten mit einer Borderline-Persönlichkeitsorganisation über eine spezifische Fähigkeit verfügen, die Mitarbeiter eines Teams in ihre eigenen magischen Denkzirkel hineinzuziehen und zu einer regressiven Realitätsverzerrung eines ganzen Teams beizutragen.

Institutionelle Dynamik und regressive Gruppenprozesse

Ich habe bisher zu zeigen versucht, wie der regressive Sog eines Stationsmilieus bei Borderline-Patienten spezifische Erwartungen weckt, die zwangsläufig enttäuscht werden müssen, und wie er zu einer speziellen Übertragungs-Gegenübertragungs-Konstellation zwischen Patient und Mitarbeitern führen kann. Ich möchte nun noch einen regressionsfördernden Aspekt des stationären Settings beschreiben, der durch die institutionelle Dynamik einer Station zustande kommt.

Der Patient gerät bei Beginn der Therapie in eine neue Umgebung; diese ist kaum strukturiert, in ihr gibt es nur wenige klare Rollen, Regeln und Normen, und er kann nicht auf seine normalen sozialen, familiären und beruflichen Rollen zurückgreifen, die seine Identität sonst stützen. Zusätzlich wird das Gleichgewicht des Patienten noch dadurch labilisiert, dass er gleichzeitig zu vielen verschiedenen Personen im stationären Milieu Beziehungen aufnimmt. Kernberg (1981) hat darauf hingewiesen, dass unstrukturierte Gruppen die Regression auf frühe Objektbeziehungsmuster fördern. Viele verschiedene Objekte ermöglichen dabei eine Vielzahl verschiedener Objektbeziehungen. Gerade bei Patienten auf einem niederen Strukturniveau, wie den Borderline-Patienten, sind die verschiedenen Objektbeziehungseinheiten nur schlecht integriert und können daher auch rasch aktiviert werden. Das heißt, in der Klinik kommt es zu einer raschen Aufnahme von Beziehungen, die primitive Teilobjektbeziehungen repräsentieren. Dies erklärt, warum es bei Patienten, die in die Klinik kommen, so schnell zu einer Darstellung des pathogenen Konflikts in der Beziehung zum Selbst, zu den Mitpatienten und zu den Therapeuten kommt. Wie in einem Theater mit vielen Mitspielern, in dem er selbst der unbewusste Regisseur ist, wird der Patient daher seine unbewusste Szene im Milieu der psychotherapeutischen Station entfalten. Diese Regression auf frühe Objektbeziehungsmuster führt zum Aufleben entsprechender infantiler Abhängigkeitswünsche, heftiger Ängste vor Verfolgung und Vernichtung sowie primitiver Abwehrmechanismen zur Bewältigung dieser Ängste wie Spaltung, Verleugnung und projektive Identifizierung. Je weniger strukturiert eine stationäre Umwelt ist (wie es z. B. auf viele Psychiatrische Aufnahmestationen zutrifft), desto stärker ist das regressive Potenzial einer Station. Umgekehrt sind diejenigen Borderline-Spezialstationen besonders erfolgreich, die ein hohes Maß an durchsichtiger, nachvollziehbarer und klarer Struktur mit eindeutigen Anforderungen und rascher Integration des Patienten in den Tagesablauf gewährleisten.

Neben dieser strukturellen Grundbedingung der institutionellen und Großgruppendynamik, die das Regressionspotential jedes einzelnen Patienten fördert, gibt es auch regressive Gruppenprozesse, die die Gesamtgruppe der Patienten, Subgruppen der Patienten, aber auch die Gesamtgruppe von Patienten und Mitarbeitern erfassen können. Bion (1961) hat darauf hingewiesen, dass in jeder Arbeits- und Therapiegruppe drei „Grundannahmen" entstehen können, die einer unbewussten regressiven Gruppenphantasie entsprechen.

Grundannahme meint hier, dass sich die Mitglieder der Gruppe so verhalten, als wäre diese Grundannahme für sie handlungsleitend. Die erste dieser drei Grundannahmen ist die der *Abhängigkeitsgruppe*. Die Gruppenmitglieder suchen sich dabei unbewusst einen Führer, den sie mit phantasierten magischen Fähigkeiten ausstatten, zu dem sie sich in eine Abhängigkeitsbeziehung begeben, dem sie sich unterwerfen, von dem sie aber auch Schutz, Nahrung und Heilung erwarten. Dieser Führer kann sowohl ein Gruppenmitglied als auch der Gruppenleiter sein. Die Gruppenmitglieder geben dabei eigene Selbststeuerungsfähigkeiten auf und projizieren die Fähigkeit zur Erfüllung ihrer Wünsche nach Rettung, Ernährung und magischem Schutz in den Führer. Da die Führerfigur die omnipotenten Erwartungen auf Dauer natürlich nie erfüllen kann, schlägt die Erwartungs- und Unterwerfungshaltung regelmäßig in Wut und Aggression gegen den Führer um, der nun entwertet, bekämpft, in der Phantasie vernichtet und entweder durch einen neuen Führer oder durch eine neue Grundannahme der Gruppe ersetzt wird.

Die zweite Grundannahme ist die der *Kampf-Flucht-Gruppe*. Die Gruppe verbündet sich dabei gegen einen gemeinsamen Außenfeind, der die Gruppe vorübergehend eint, sodass die Gruppe nun eine gemeinsame Bedrohung von außen empfindet. Erlebt sich die Gruppe als stark, wird sie gegen den Außenfeind kämpfen. Erlebt sich die Gruppe als schwach, wird sie gemeinsam vor ihm flüchten. Die Gruppenmitglieder teilen also eine gemeinsame paranoide Wahrnehmung.

Die dritte Grundannahme ist die der *Paarbildungsgruppe*. Die Gruppe erhofft sich dabei das Heil nicht nur von einer einzelnen Führerfigur, sondern projiziert ihre Wunsch- und Heilserwartungen in ein (phantasiertes) meist heterosexuelles Paar. Von diesem Paar wird erwartet, dass es den „Messias" produziert, was einer grandiosen Idee oder einer magischen Lösungsmöglichkeit für die Probleme der Gruppe entsprechen kann; aber auch diese Erwartung wird mehr oder weniger rasch enttäuscht und führt dazu, dass die Gruppe ihre Grundannahme ändert.

Je unstrukturierter dabei die Gruppe ist, je weniger präzise Rollen- und Aufgabendefinitionen sie besitzt, desto stärker werden diese Grundannahmen aktiviert. Der Wechsel dieser Grundannahmen lässt sich gut in Stationsversammlungen beobachten, an denen alle Patienten und alle Teammitglieder teilnehmen. Zunächst herrscht meist die Dynamik einer *Abhängigkeitsgruppe* mit den entsprechenden Wünschen an die Therapeuten, die Fragen beantworten, Themen vorgeben und den Verlauf der Gruppe strukturieren sollen. Werden diese Erwartungen enttäuscht, schlägt die Stimmung oft um in eine *Kampf-Flucht-Gruppe*, die Gruppe der Mitarbeiter wird zum bedrohlichen Außenfeind, der die Gruppe der Patienten eint. In dieser Situation werden oft Borderline-Patienten durch ihre rasche Bereitschaft zur paranoiden Wahrnehmung und ihr Aggressionspotential zu „Oppositionsführern" innerhalb solcher Kampf-Flucht-Gruppen, die gegen das Team gerichtet sind. Das Aufdecken dieser Dynamik kann dazu führen, dass die Gruppe ihre Arbeitsfähigkeit wiedererlangt und sich auf ihre autonomen kreativen und realitätsangemessenen Fähigkeiten besinnt. Bleibt die Bearbeitung dieser Großgruppendynamik aus, kann dagegen auf der Station eine lähmende, destruktive Atmosphäre entstehen, in der die nicht ausgetragenen Spannungen durch Ausagieren (z. B. Selbstverletzung, Schlägereien, Selbstmordversuche, Missachtung der Stationsregeln) abgeführt werden. Dies kann schließlich zur Folge haben, dass auch bei neurotischen Patienten, vor allem aber bei Borderline-Patienten, die psychotischen Teile der Persönlichkeit mit der entsprechenden Realitätsverzerrung aktiviert werden. Diese Grundannahmen bleiben dabei nicht auf die Gruppe der Patienten beschränkt. Main (1957) hat darauf hingewiesen, dass regredierte Patienten die Aktivierung dieser Grundannahmen auch bei den Mitarbeitern der Klinik bewirken können. Umgekehrt kann natürlich auch eine regressive Stimmung der Mitarbeiter die Aktivierung dieser Grundannahme in der Gruppe der Patienten bewirken, sodass es zu einer gegenseitigem Verstärkung dieser Grundannahmen und damit zu einer gemeinsamen Realitätsverzerrung kommen kann.

Der regressionsfördernde Charakter einer stationären Psychotherapie kann also die Pathologie von Borderline-Patienten verstärken, statt sie aufzulösen.

Andererseits ist ein gewisses Maß an Regression die Grundbedingung dafür, dass der Patient seine abgespaltenen und unbewussten Objektbeziehungsmuster in seiner Beziehung zu Mitpatienten und Mitarbeitern der Station darstellen und erleben kann. Ein zu starrer Behandlungsrahmen, der durch ein Übermaß von Regeln, Vorschriften und Verhaltensnormen sowie ein zu distanzierendes Verhalten der Mitarbeiter regressive Entwicklungen zu vermeiden sucht, hätte zur Konsequenz, dass das diagnostische Erkennen und therapeutische Bearbeiten der pathogenen Konflikte des Patienten nicht mehr möglich wäre und der Patient bestenfalls in eine äußere Anpassung an die Normen der Station gezwungen würde. Der Rahmen der stationären Behandlung muss also zum einen ausreichend flexibel sein, um die regressive Darstellung der Beziehungspathologie zu ermöglichen, zum anderen sollte er verlässliche Grenzen bieten, um ein Ausufern der regressiven Dynamik zu verhindern und den Patienten, aber auch den Mitarbeitern ein „Lernen aus Erfahrung" (Bion 1962) zu ermöglichen.

Die Bewältigung von Krisen: die Aufgaben von Team, Leitung und Supervision

Wie gelang es dem Team in unserem anfänglichen Fallbeispiel, seine Arbeitsfähigkeit wiederzuerlangen? Zunächst wurde im Rahmen der Team-Supervision Folgendes erarbeitet: Hinter der Frage, ob dem Patienten eine Ausnahme von der Stationsregel, keine Beziehungen zu unterhalten, gestattet werden solle, stand die Verleugnung der aggressiven Provokation durch den Patienten und die Kollusion mit eigenen adoleszenten Anteilen. Durch die Erlaubnis, im Rahmen der Team-Supervision auch die lustvollen Aspekte der Provokation auszusprechen und nachzuempfinden, konnte die Kollusion ohne Gefühle von Schuld und Beschämung analysiert werden; damit konnte die Projektion auf und Delegation an den Patienten zurückgenommen werden. Dieses erweiterte, befreiende emotionale Erleben im Team (einhergehend mit Äußerungen von Ärger, aber auch von Lachen und Schmunzeln) erlaubte dann im zweiten Schritt eine emotionale Distanzierung: Die Dringlichkeit des Mitagierens und der Übernahme der Perspektive des Patienten oder des Gegenagierens und damit der „Bestrafung" des Patienten ließ nach; die wiederum hinter dem Agieren des Patienten liegende Beziehungsfalle konnte erstmals formuliert werden: „Entweder wir werden zum Tyrannen

und der Patient zum Opfer, wenn wir ihm Grenzen setzen, oder aber der Patient bleibt Tyrann, und wir werden zum ohnmächtigen Opfer, wenn wir ihn gewähren lassen.“ Die Erhellung dieser Dynamik im Rahmen der Team-Supervision erlaubte einen Schwenk des Fokus: Es ging nicht mehr um die Frage, ob dem Patienten eine Ausnahme gewährt wird, sondern wie ihm die oben beschriebene Beziehungsdynamik vermittelt werden kann. Dabei wurde deutlich, dass sich das Team noch nicht vollständig aus der Paralysierung durch die Infizierung mit der Patientendynamik befreit hatte: Es zeigte sich ratlos angesichts der Frage, ob man dem Patienten nun die Beziehungsfalle interpretieren solle und man dann abwarten könne, was geschehe, oder ob man ihm Grenzen setzen müsse.
In einer anschließenden Arbeitssitzung mit dem Chefarzt der Klinik wurde die Problematik nochmals berichtet. Der Chefarzt als Außenstehender zeigte sich erstaunt von der Willfährigkeit des Teams gegenüber dem Patienten und fragte, was denn eigentlich der therapeutische Auftrag des Patienten an das Team sei. Nach einigem Überlegen konnte sich das Team erinnern, dass der Behandlungsauftrag lautete, dem Patienten zu helfen, sein Beziehungs- und Sozialverhalten zu verbessern. Jetzt erst fiel es den Teammitgliedern wie Schuppen von den Augen, dass das Agieren des Patienten seinem eigenen bewussten Behandlungsauftrag diametral entgegenstand und das Team am eigenen Leibe erlebte, auf welche Weise der Patient durch Provokation, Entwertung und Ansprüchlichkeit Beziehungen gefährdete und ein Auskommen in Arbeitssituationen torpedierte. Durch die Intervention des Chefarztes konnte das Team nun formulieren, dass dem Patienten dieses Verständnis über den kommunikativen Aspekt seines Agierens und die Art der Beziehungsfalle gedeutet werden solle und gleichzeitig der Verzicht auf das Agieren als Grenze von ihm eingefordert werden müsse, damit der Patient – gemäß seinem eigenen Auftrag – überhaupt die Chance erhielt, ein beziehungsförderliches Sozialverhalten zu lernen.

Die Beziehung von „Container" und „Contained" als Modell der therapeutischen Beziehung

Bion (1962) hat in seinem entwicklungspsychologischen Modell gezeigt, wie die frühe Mutter für das Kleinkind zu einem Behälter (Container) wird, der vom Kind nicht verarbeitbare Affekte (Hunger, Angst, Unzufriedenheit) als projizierte Elemente („das Enthaltene“ – Contained) aufnimmt und zunächst stellvertretend verarbeitet. Dies ist ein emotional-kognitiver Prozess, in dem die Mutter identifikatorisch den geistigen Zustand des Babys nacherlebt und bedenkt und dieser durch die Fähigkeit der Mutter zum Containment in eine Handlung oder ein Verhalten überführt wird. Das kann ein verständnisvolles Reden mit dem Kind, ein Füttern, ein Halten etc. sein. Das Kleinkind wiederum kann sich mit der emotional-kognitiven Kapazität seiner Mutter zum Containment identifizieren und auf diese Weise schließlich selbst Denk- und Verarbeitungsprozesse erwerben.

Dieses entwicklungspsychologische Modell stellt auch ein gutes Modell für die therapeutische Beziehung dar. Im obigen Fallbeispiel haben wir gesehen, wie das Team stellvertretend für den Patienten seine widersprüchlichen unintegrierten Affekte sowie Selbst- und Objektaspekte integriert und zu einem kohärenten Verständnis verarbeitet hat. Es nimmt damit gegenüber dem Patienten eine Containing-Funktion ein. Der Prozess ist dadurch gekennzeichnet, dass sich das Team in den Patienten einfühlt, sich infizieren lässt, ohne aber die zugeschriebenen Rollen und Affekte vollständig zu übernehmen. Die Möglichkeit des *Verarbeitens* mit Nachempfinden und Reflektieren kann dem Patienten schließlich eröffnet werden kann. Dieser in jeder therapeutischen Dyade wirksame Prozess des Containments kann und sollte durch eine unterstützende Ausrichtung des sozialen Systems der Institution, in der die Behandlung geschieht, unterstützt werden.

Psychotherapeutische Institutionen als offene Systeme

Aus der gruppendynamischen Arbeit am Tavistock Institute of Human Relations, das eng mit der kleinianisch orientierten Tavistock Clinic in London verbunden ist, wurde die Systemtheorie von Miller und Rice zur Beschreibung und Analyse von Individuen, Gruppen und Organisationen entwickelt (Miller 1976; Miller u. Rice 1967; Rice 1965; s. auch Lohmer 2000). Bekannt wurde die Arbeit des Tavistock Institutes vor allem durch seine Großgruppenlaboratorien (Group Relations Training Program). Verschiedene Autoren (z. B. Heim 1984; Janssen 1987; Kernberg 1981; Lohmer 1988) haben diese Systemtheorie auch auf die Psychotherapie angewandt.

Zentral für die Systemtheorie von Miller und Rice ist die Auffassung, dass Organisationen (also z. B. Betriebe, Kliniken, Vereine etc.), um lebensfähig zu sein, *offene Systeme* darstellen müssen. Ein offenes System ist dadurch gekennzeichnet, dass es in einem Austausch mit seiner Umwelt steht. Es verfügt über einen Input (bei Betrieben z. B. Rohstoffe, bei einer Klinik behandlungsbedürftige Patienten), einen Umwandlungsprozess (in einem Betrieb die Herstellung des Produkts, in einer Klinik die Behandlung von Patienten mit verschiedenen Verfahren) und einen Output (z. B. das fertige Produkt oder die behandelten Patienten, die entlassen, verlegt oder weitervermittelt werden).

Jedes offene System kann dabei durch seine *Primäraufgabe* definiert werden; diese bestimmt den Zweck der Organisation und bezieht sich auf den Austausch der Organisation mit der Umwelt. Bei einem Betrieb kann die Primäraufgabe beispielsweise die marktgerechte Herstellung und der Verkauf von Produkten sein, bei einer Klinik die Behandlung von Patienten. Die Primäraufgabe verbindet die Mitglieder der Institution untereinander und die Organisation mit der Außenwelt. Wird diese Primäraufgabe nicht mehr erfüllt, ist die Existenz des offenen Systems gefährdet, und es beginnt sich in Richtung eines geschlossenen Systems zu entwickeln, das in keinem Austausch mit seiner Umwelt mehr steht und in seinem Überleben gefährdet ist. Für das Funktionieren eines offenen Systems ist die Steuerungsfunktion („Control Function") von entscheidender Bedeutung. Die *Steuerungsfunktion* muss die Grenzen des Systems bestimmen und bewahren. Üblicherweise wird diese Funktion von der Leitung bzw. vom Management einer Organisation wahrgenommen. Ein Zusammenbruch der Systemgrenzen, sei es zwischen den verschiedenen Subsystemen einer Organisation, sei es zwischen der Organisation und der Umwelt, führt zu einem Zusammenbruch der Kontrolle; dadurch steht die Erfüllung der Primäraufgabe auf dem Spiel, wodurch wiederum das Überleben der Organisation gefährdet ist.

Wie jede Organisation ist auch eine psychotherapeutische Klinik ein komplexes System mit unterschiedlichen Aufgaben, Rollen und Subsystemen. Die unterschiedlichen Subsysteme bestehen dabei in vielfältigen horizontalen und vertikalen Gliederungen. So stellen die einzelnen Berufsgruppen (z. B. Krankenpflegepersonal, Psychotherapeuten, Therapeuten der Spezialverfahren, Sozialarbeiter) verschiedene Subsysteme des Gesamtsystems dar, ebenso die verschiedenen Behandlungs-Settings. Die Steuerungsfunktion über die Gestaltung dieser Grenzen und über die Erfüllung der Primäraufgabe der Klinik wird durch die offizielle Leitung der Klinik wahrgenommen, z. B. durch die Oberärzte und den Chefarzt bzw. den Verwaltungsdirektor. Aber auch alle anderen Mitglieder der Organisation üben *Führung* aus, indem sie in ihrer jeweiligen Rolle die Verantwortung übernehmen, die an sie bezogen auf einen speziellen Aufgabenbereich delegiert wurde.

Diese systemtheoretische Perspektive kann auf Gesellschaften, Organisationen und Gruppen, aber auch einzelne Individuen angewendet werden. Rice (1969) fasst das Ich eines Menschen als seine Steuerungsfunktion auf. Die Ich-Funktion vermittelt zwischen der äußeren und inneren Welt, sie definiert so die Grenze zwischen innen und außen. In der Beziehung zum einzelnen Individuum nimmt sie eine „Führungsrolle" ein und übt eine „Management-Steuerungsfunktion" aus. Entsprechend kann Psychopathologie als der teilweise oder völlige Zusammenbruch der Steuerungsfunktion des Ichs angesehen werden. Damit ist aber auch eine realitätsgerechte Gestaltung von Beziehungen und die Befriedigung von Bedürfnissen des Patienten, also seine Primäraufgabe, gefährdet.

Kernberg (1981) vergleicht die Aufgabe des Psychotherapeuten mit der Einführung eines Beraters in ein solches System. Im Falle eines Patienten kann so die therapeutische Aufgabe als die Wiedererrichtung der Steuerungsfunktion und der Fähigkeit des Patienten, wieder selbst die Leitung zu übernehmen, gesehen werden.

Das Ausmaß an Störung und psychischem Schmerz, das in der therapeutischen Arbeit mit diesen Patienten spürbar wird, kann zudem bei den Mitarbeitern eine starke *kollektive Abwehrdynamik* auslösen. Menzies (1970) hat beschrieben, wie die Art und Weise, in der soziale Systeme organisiert sind, auch als psychosoziale Abwehr gegenüber den heftigen Affekten, die in der Arbeit mit schwer gestörten Patienten mobilisiert werden, verstanden werden kann. Die kollektive Verleugnung einer solch schweren Störung, eine besonders mütterlich-versorgende oder aber rigide-strafende Haltung innerhalb eines Behandlungsteams, können so auch als Ausdruck *psychosozialer Abwehrmechanismen* gesehen werden (vgl. Lohmer 2000).

Das Beachten der verschiedenen Grenzen und die effektive Ausübung der Steuerungsfunktion an diesen Grenzen kann nun dazu beitragen, diese regressiven Entwicklungen des Gesamtsystems zu verhindern oder doch zumindest rechtzeitig zu bemerken. Durch eine funktionale Ausübung der Steuerungsfunktion kann die Institution dem Patienten gleichzeitig ein Modell für den Umgang mit seiner Steuerungsfunktion an seinen Ich-Grenzen sein. Dies kann die Fähigkeit des Patienten stärken, zwischen innen und außen zu unterscheiden; das Erleben einer funktionalen nichtautoritären Leitungsfunktion kann ihm dabei helfen, seine eigene Leitungsfunktion wahrzunehmen und Verantwortung für sich zu übernehmen.

Die Arbeit an den Grenzen erfolgt in unterschiedlichem Maße auf der Ebene aller Subsysteme. Das jeweils umfassendere, und daher mit weiter reichenden Leitungsfunktionen ausgestattete Subsystem nimmt dabei eine Schutz-, Steuerungs- und Containing-Funktion für das patientennähere Subsystem ein. In einem Bild ausgedrückt könnte man dies mit der Konstruktion der „russischen Puppe" vergleichen, in der die jeweils kleinere Puppe von einer größeren umhüllt wird, die ihrerseits in einer noch größeren steckt (vgl. Abb. 9-1).

Im Subsystem der *therapeutischen Beziehungen* (z. B. der Psychotherapie, den nonverbalen Therapieverfahren, der Milieutherapie) geschieht die Beachtung der Grenzen durch die Aufrechterhaltung des Settings (d. h. der Bestimmung von Ort, Zeit, Dauer und Art der therapeutischen Bearbeitung); wird das Setting durch das Agieren des Patienten gefährdet, so kann dies zunächst in den einzelnen therapeutischen Beziehungen angesprochen und bearbeitet werden. Die einzelnen Therapeuten stellen so gegenüber dem Patienten mit ihrem Setting das umfassendere System dar, das dem Patienten dabei hilft, seine Grenzen wieder zu stabilisieren und seine eigene Steuerungs- und Leitungsfunktion wahrzunehmen.

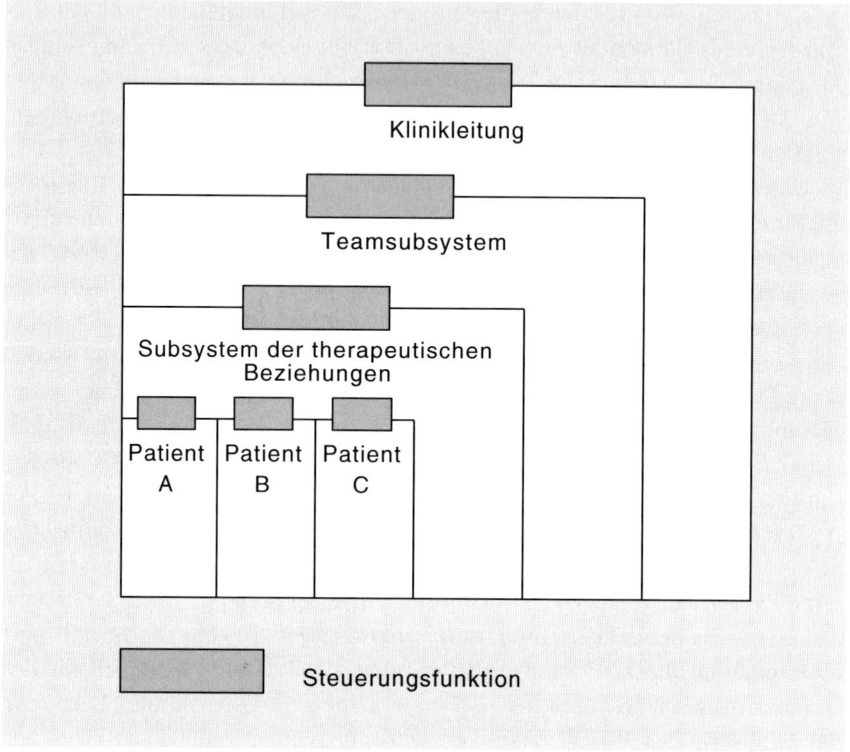

Abb. 9-1 Das Containment-System der stationären Psychotherapie

Die Besprechung und Verarbeitung der therapeutischen Prozesse auf der Ebene des *Team-Subsystems* stellt das nächst umfassendere Subsystem dar, das für die einzelnen therapeutischen Settings im Sinn eines übergeordneten Containing zuständig ist. Ist beispielsweise ein Therapeut gegenüber einem Patienten in seiner Steuerungsfunktion beeinträchtigt, was durch ein Übermaß an projektiven Identifizierungen des Patienten immer wieder geschehen kann, so ist seine therapeutische Funktion für den Patienten gefährdet. Die Klärung der Übertragungs-/Gegenübertragungsszene innerhalb des Teams, also der im Containing enthaltene Verarbeitungs- und Verstehensprozess, soll dem Therapeuten dabei helfen, seine Steuerungsfunktion wieder zu erlangen. Reicht die psychotherapeutische Bearbeitung des Agierens nicht aus, können auf der Ebene dieses Subsystems auch Sanktionen besprochen und beschlossen werden. Das Team als *kollektives Management* stellt so auch ein Bindeglied zwischen Therapie und Verwaltung (Management) der Organisation dar. Hier können Gefährdungen der Grenzen bemerkt und verstanden sowie damit wichtige integrative Funktionen erfüllt werden. So hat die Teambesprechung beispielsweise die Aufgabe, ein diagnostisch-therapeutisches Verständnis der einzelnen Patienten bzw. der Gruppendynamik einer Station zu erarbeiten. Insofern sie den Umgang der Patienten mit dem Stationsrahmen zum Gegenstand hat und Konflikte zwischen den Mitarbeitern behandelt, dient sie aber auch der Aufrechterhaltung der Organisation und ihrer Grenzen. So kann z. B. die ständige Regelverletzung durch einzelne Patienten oder Gruppen von Patienten (z. B. Missachtung des Alkoholverbots, der Ausgangszeiten, Störung der Nachtruhe oder Gewalttätigkeit) zum einen als diagnostisch-therapeutisches Problem gesehen und im Rahmen der Teambesprechung auf seinen konfliktdynamischen Ausdrucksgehalt hin untersucht werden. Zum anderen stellen solche Regelverletzungen auch eine Gefährdung des Gesamtsystems und des Rahmens der stationären Psychotherapie dar. Erfolgt keine Grenzen setzende Reaktion, wird sich ein Laissez-faire-Stil entwickeln, der eine Konfrontation mit dem Agieren unmöglich macht und zur Zerstörung des Rahmens beiträgt. Die Einigung auf solche Grenzen setzenden Reaktionen des Teams dient damit neben der Behandlung des Patienten auch der Aufrechterhaltung der Organisation und ihrer Arbeitsfähigkeit.

Das nächst umfassendere Subsystem besteht in der *Klinikleitung*. Es ist mit der Regelung der Arbeit der Gesamtinstitution befasst. Wird beispielsweise die Arbeitsfähigkeit eines Teams durch die regressive institutionelle Dynamik zwischen Patienten und Mitarbeitern oder andere Belastungsfaktoren (vgl. Kap. 6, S. 151) beeinträchtigt, so ist es die Aufgabe der Klinikleitung und ihrer Repräsentanten (z. B. des Chefarztes oder der Oberärzte), durch klärende oder Grenzen setzende Interventionen zur Stabilisierung der Steuerungsfunktion eines Teamsubsystems beizutragen. In unserem Fallbeispiel entsprach dies der Intervention des Chefarztes, der in der gemeinsamen Sitzung dem Team die Frage nach dem *Behandlungsauftrag* stellte. Dies entspricht der Aufgabe der Klinikleitung, auf die Erfüllung der *Primäraufgabe* der Institution und die dafür notwendigen Grenzen zu achten. Gleichzeitig ist es die besondere Aufgabe des Leitungssubsystems, die Beziehungen zur Außenwelt zu regulieren und damit auf einer politischen Ebene für die Lebensfähigkeit der Institution zu sorgen.

Damit der Patient sich mit der Containing-Funktion der Mitarbeiter identifizieren und so selbst wieder die „Leitung" für sich übernehmen kann, muss die gesamte therapeutische Arbeit so gestaltet sein, dass die einzelnen Mitarbeiter und Subsysteme auch unter emotionalen Belastungen ihre Containing-Funktion aufrechterhalten können. Mitarbeiter und Teams müssen sich vom Gesamtsystem hinreichend gehalten und unterstützt fühlen, um diese Aufgabe erfüllen zu können. Ist die Steuerungsfunktion in einem der Subsysteme (z. B. im Einzeltherapeuten und seinem Setting, dem Team oder der Gesamtinstitution) nicht mehr gewährleistet, kann auch die therapeutische Funktion des einzelnen und der Gesamtinstitution für den Patienten nicht mehr wahrgenommen werden. Eine klare, eindeutige Ausübung der *Leitungsfunktion* und eine transparente Abgrenzung von *Verantwortungsbereichen* trägt dazu bei, diese Aufgabe zu erfüllen. Ebenso wichtig ist eine *Supervision* auf allen Ebenen (z.B. des Einzeltherapeuten, der Schwestern und Pfleger, der extraverbalen Therapeuten und des Gesamtteams). Janssen (1987) hat beschrieben, worin beispielsweise die Rolle des Oberarztes in einer Beratung des Teams und seiner Subsysteme bestehen kann. Diese *interne* Supervision sollte durch eine *externe Team-Supervison* ergänzt werden. Auch eine regelmäßige Supervision des *Leitungsteams* kann entscheidend zur Stärkung der Containing-Funktion der Leitung einer stationären Einrichtung beitragen.

Indem solche Steuerungsfunktionen im System eingebaut sind, wird die Möglichkeit gestärkt, sich immer wieder auf die jeweilige *Primäraufgabe* zu konzentrieren. Geschieht dies nicht, können die Behandlungsziele aus dem Blickfeld geraten, die Grenzen der einzelnen Subsysteme können verschwimmen, oder die Durchführung der Primäraufgabe kann durch das Überwiegen der Dynamik der Grundannahmengruppen und damit der Störung der Arbeitsfähigkeit der Gruppe gefährdet werden.

Zusammenfassung

- Der Versorgungscharakter einer psychotherapeutischen Station führt zu einer grundsätzlichen, bei neurotischen Patienten auch erwünschten Regression auf kindliche Bedürfnisse und Erwartungen, vermindert jedoch besonders bei Borderline-Patienten die Bereitschaft, Verantwortung und Aktivität innerhalb des therapeutischen Prozesses zu übernehmen.
- Der Verlust von Struktur und Sicherheit sowie die Vielzahl verständnisvoller und stützender Kontakte induzieren Krisen, in denen zunächst *illusionäre Erlösungshoffnungen* genährt und schließlich enttäuscht werden.
- Die spezielle *narzisstische Empfänglichkeit* von „Helfern“ für die Idealisierung durch Patienten und das Angebot einer „speziellen Beziehung“ fördert eine komplementäre Gegenübertragungseinstellung der Teammitglieder, die zu einer gemeinsamen Realitätsverzerrung mit den Patienten, zu Machtkämpfen und einer Spaltung des Teams führen kann.
- Die Orientierung des sozialen Systems stationärer Psychotherapie an der Ausübung einer Containing-Funktion hilft der Institution, präverbale Erfahrungen und nonverbale Interaktionen in verstehbare und sprachlich darstellbare Beziehungsmuster zu übersetzen. Sie wird durch die *Rolle* des Therapeuten und durch sein *Setting* geleistet.
- Die Gestaltung der Institution nach den Gesichtspunkten eines *offenen Systems* unterstützt die Containing-Funktion.

- Das Beachten der verschiedenen *Grenzen* und die effektive Ausübung der *Leitungs- und Steuerungsfunktion* können dazu beitragen, regressive Entwicklungen des Gesamtsystems zu verhindern. Darüber hinaus hilft es dem Patienten, seine eigene Steuerungsfunktion wahrzunehmen und die Ich-Grenzen wiederherzustellen.
- Um die Containing-Funktion effektiv ausüben zu können, müssen die einzelnen Mitarbeiter in ihren Subsystemen und dem Gesamtsystem der Klinik ausreichend getragen und unterstützt werden.
- Eine *psychoanalytisch-systemisch orientierte Team-Supervision* stellt in der stationären Behandlung von Borderline-Patienten eine besonders wichtige Form des Containments dar – der institutionalisierte Blick von außen kann als triangulierende Erfahrung dazu beitragen, Verwicklungen innerhalb des Teams zu verstehen und aufzulösen. Damit kann eine stellvertretende Form der Integration stattfinden, die im nächsten Schritt dann eine entsprechende Integration beim Patienten bzw. bei der Patientengruppe ermöglicht.

IV Anhang

Wissenschaftlicher Austausch im Bereich Persönlichkeitsstörungen

Für diejenigen, die einen intensivierten Austausch im Bereich der Psychotherapie von Persönlichkeitsstörungen wünschen, bietet sich als Forum die *Gesellschaft zur Erforschung und Therapie von Persönlichkeitsstörungen* (GePs e.V.) an.

Um viele bisher parallel laufende Initiativen zu bündeln und den Austausch unter Forschern und Praktikern zu fördern, wurde diese Gesellschaft 2001 gegründet.

Die Gesellschaft dient dem Zweck, die Weiterentwicklung der interdisziplinären Erforschung und Therapie von Persönlichkeitsstörungen zu fördern und zur Verbreitung diesbezüglicher Erkenntnisse beizutragen.

Dazu gehören:

- Austausch von Erfahrungen und Erkenntnissen aus Klinik, Forschung und Praxis der Behandlung von Persönlichkeitsstörungen, vor allem aus den Bereichen Klinische Psychologie, Psychiatrie, Psychotherapie, Psychosomatische Medizin, Psychoanalyse, Verhaltensmedizin und Differenzielle Psychologie;
- wissenschaftliche, auch internationale Kooperationen (z.B. Initiierung von Multicenter-Studien);
- Förderung der Fort- und Weiterbildung in der Anwendung der spezifischen Diagnostik und Therapie der Persönlichkeitsstörungen;
- Förderung der Zusammenarbeit von Vertretern der verschiedenen psychotherapeutischen Schulen im Bereich der spezifischen Behandlung von Persönlichkeitsstörungen;
- Zusammenarbeit mit anderen vergleichbaren Zwecken dienenden Einrichtungen.

Dieser Satzungszweck soll insbesondere verwirklicht werden durch wissenschaftliche Tagungen sowie die Durchführung von Kursen und Seminaren mit Fort- und Weiterbildungsangeboten als auch durch Vermittlung von Supervision jeweils primär für den Bereich Persönlichkeitsstörungen.

Mitglieder können alle im Bereich Klinik, Forschung und Praxis der Behandlung von Persönlichkeitsstörungen Tätigen mit abgeschlossener Berufsausbildung werden, die die grundlegenden Ziele des Vereins unterstützen und an der fachlichen Weiterentwicklung der Kenntnis von Persönlichkeitsstörungen mitwirken wollen. Über Aufnahme oder Ablehnung eines schriftlichen Aufnahmeantrages entscheidet der geschäftsführende Vorstand.

Die GePs ist eine Fachgesellschaft für den deutschsprachigen Raum und als Zweig der *International Society for the Study of Personality Disorders (ISSPD)* anerkannt.

Informationsadresse:

Dr. med. Birger Dulz
Klinikum Nord/Ochsenzoll
Langenhorner Chaussee 560
22419 Hamburg

E-Mail: BDulz@t-online.de
Telefon: 040/52 71 23 28
Fax: 040/4 22 28 88
Website: www.geps.info

Training und Supervision in psychodynamischer Borderline-Psychotherapie: Transference-Focused Psychotherapy (TFP)

Das Training basiert auf dem für den deutschsprachigen Raum bearbeiteten Manual von John F. Clarkin, Frank Yeomans, Otto F. Kernberg: Psychotherapie der Borderline-Persönlichkeit, das 2001 im Schattauer Verlag Stuttgart erschienen ist. Das störungsorientierte, manualgeleitete, übertragungsfokussierte TFP-Verfahren wird in der Münchner Arbeitsgruppe (MABP) in Zusammenarbeit mit dem Personality Disorders Institute (PDI) des Weill Medical College der Cornell University (New York) in einem Pilotprojekt seit vier Jahren angewendet und trainiert.

Ungefähr alle zwei Jahre wird in München für psychotherapeutisch erfahrene Ärzte und Psychologen an ca. zehn Wochenenden über 1 1/2 Jahre mit je 16 Stunden eine Fortbildung angeboten.

In den Trainingskursen werden Bestandteile der TFP-Therapie mit Borderline-Patienten dargestellt, trainiert und supervidiert.

Darüber hinaus gibt es eigene Programme für die Schweiz und für Österreich; für interessierte Institutionen, wie z.B. Kliniken, können auch Teile des Programms von den Trainern und Supervisoren vor Ort angeboten werden.

Derzeit umfasst das Programm folgende Bestandteile:

- Einführung in die theoretischen Grundlagen und Therapieprinzipien;
- mehrdimensionale Diagnostik, Strukturelles Interview, DSM-IV-, ICD-10-Diagnostik;
- Vereinbarung des Therapievertrags unter Berücksichtigung komorbider Störungen;

- hierarchisches Vorgehen bei der Bearbeitung der vorrangigen Probleme und Themen;
- Behandlungstechnik (Therapieprinzipien, taktisches Vorgehen, Interventionstechnik);
- Psychodynamik, Objektbeziehung, Abwehr, Übertragung und Gegenübertragung;
- Abweichungen von der technischen Neutralität;
- Umgang mit Krisensituationen, Indikation zur stationären Krisenintervention;
- Kombination mit Psychopharmakotherapie und anderen Therapieansätzen;
- Kontraindikationen für eine TFP-Behandlung, Umgang mit Therapieabbrüchen;
- Anwendung von TFP in der stationären Psychotherapie;
- regelmäßige Supervision von TFP-Behandlungen der Teilnehmerinnen und Teilnehmer.

Interessierte Kolleginnen und Kollegen erhalten das Programm unter folgender Adresse:

TFP-Institut München	**Wissenschaftliche Leitung**	**Organisation/ Anmeldung**
Fortbildung mit Training und Supervision in Psychodynamischer Borderline-Psychotherapie (TFP) in Kooperation mit dem **Personality Disorders Institute (PDI), New York** Prof. Otto F. Kernberg, Prof. John F. Clarkin, Prof. Frank E. Yeomans	Dr. phil. Claudia Bailer, München, Prof. Dr. med. Peter Buchheim, München, Dr. phil. Mathias Lohmer, München, Dr. med. Philipp Martius, Höhenried	Dr. med. Philipp Martius Radeckestr. 3 81245 München Fax: 089-83928291 P.Martius@lrz.tu-muenchen.de Website: www.tfp-institut.de

Verzeichnis der Originalveröffentlichungen

Einzelne Kapitel des Buches sind vollständig überarbeitete, aktualisierte und stark erweiterte Versionen nachfolgender Originalveröffentlichungen:

Kapitel 1: Abwehrmechanismen und Objektbeziehungsgestaltung bei Borderline-Patienten – eine psychoanalytische Perspektive. In: Handbuch der Borderline-Störungen. Kernberg OF, Dulz B, Sachsse U (Hrsg). Stuttgart: Schattauer 2000; 75–6.

Kapitel 2: Neid. In: Handbuch psychoanalytischer Grundbegriffe. Mertens W, Waldvogel B (Hrsg). Stuttgart: Kohlhammer 2000; 483–7.

Kapitel 5: Die spezifischen Aufgaben des Borderlinetherapeuten: Die Balance zwischen persönlichem Engagement und reflektierender Distanz. Persönlichkeitsstörungen 2000; 4: 112–22.

Kapitel 6: Zum Umgang mit Rahmen, Regeln und Vereinbarungen in der Borderline-Therapie. Persönlichkeitsstörungen 2004; 8: 4–9.

Kapitel 7: Ambulante analytische Therapie bei Borderline-Störungen. Psychotherapie im Dialog 2000; 4: 17–24.

Kapitel 8: Stationäre Psychotherapie bei Borderline-Störungen. In: Psychoanalytische Therapie der Borderline-Störungen. Janssen PL (Hrsg). Berlin, Heidelberg, New York: Springer 1990; 83–94.

Kapitel 9: Der Umgang mit Krisen in Institutionen und Teams bei der Behandlung von Borderline-Störungen. In: Psychotherapie der Borderline-Störungen. Dammann G, Janssen PL (Hrsg). Stuttgart, New York: Thieme 2001; 71–82.

Literatur

Abend SM, Porder MS, Willick MS (1994). Psychoanalyse von Borderline-Patienten. Göttingen, Zürich: Vandenhoeck & Ruprecht.

Abraham K (1920). Äußerungsformen des weiblichen Kastrationskomplexes. In: Gesammelte Schriften. Bd. I. Frankfurt: Fischer 1982; 78–108.

Abraham K (1921). Ergänzungen zur Lehre vom Analcharakter. In: Gesammelte Schriften. Bd. II. Frankfurt: Fischer 1982; 103–24.

Adler G (1973). Hospital treatment of borderline patients. Am J Psychiatry. 130: 32–76.

Balzer W (1993). Der Tod und der Kompass. Überlegungen zur trügerischen Plausibilität bei der psychoanalytischen Behandlung narzißtischer Patienten – mit einem Exkurs über eine Erzählung von J.L. Borges. In: Jahrbuch der Psychoanalyse. Bd 31. Eickhof FW, Loch W (Hrsg). Stuttgart: Fromann-Holzboog; 9–47.

Bateman AW, Fonagy P (2004). Psychotherapy for Borderline Personality Disorder. Mentalization based treatment. Oxford, New York: Oxford University Press.

Beck AT, Freeman A (1993). Kognitive Therapie der Persönlichkeitsstörungen. Weinheim: Psychologie Verlags Union.

Benecke C, Dammann G, Krause R, Buchheim P (2001). Überlegungen zur „qualitativ guten Beziehung" bei der Behandlung von Patienten mit Persönlichkeitsstörungen im Wechselspiel von klinischer Erfahrung und empirischer Psychotherapieforschung. In: Perspektiven einer integrierten psychosomatischen Medizin. Klussmann R, Gross R, Kuse-Isingschulte M (Hrsg). Sternenfels: Verlag Wissenschaft und Praxis; 199–215.

Bion WR (1958, 1967). On Arrogance. In: Second Thoughts. Bion WR. London: Heinemann; 86–92.

Bion WR (1959). Attacks on linking. In: Second Thoughts. Bion WR (ed). London: Maresfield; 93–109.

Bion WR (1961). Erfahrungen in Gruppen und andere Schriften. Stuttgart: S. Fischer 1990.

Bion WR (1962). Lernen durch Erfahrung. Frankfurt/M: Suhrkamp 1990.

Bion WR (1970). Attention and Interpretation. London: Maresfield.

Bohus M, Bathruff H (2001). Dialektisch behaviorale Therapie der Borderline-Störung im stationären Setting. Psychotherapie im Dialog; 4: 55–66.

Bott Spillius E (1993). Varieties of envious experiences. Int J Psychoanal; 74: 1199–211.

Bronisch, T (1999). Krisenintervention. Psychotherapie und Pharmakotherapie bei Persönlichkeitsstörungen. In: Giernalczyk, T (Hrsg). Tübingen: dgvt-Verlag; 127–141.

Buchheim A, Kächele K (2001). Adult attachment. Interview einer Persönlichkeitsstörung – eine Einzelfallstudie zur Synopsis von psychoanalytischer und bindungstheoretischer Perspektive. Persönlichkeitsstörungen; 5: 113–29.

Cierpka M, Reich G (2000). Familientherapie bei Patienten mit Borderline-Persönlichkeitsstörungen. In: Handbuch der Borderline-Störungen. Kernberg OF, Dulz B, Sachsse U (Hrsg). Stuttgart, New York: Schattauer; 613–24.

Clarkin JF, Yeomans FE, Kernberg OF (2001). Psychotherapie der Borderline-Persönlichkeit. Manual zur psychodynamischen Therapie. Stuttgart: Schattauer.

Dammann G (2001). Bausteine einer allgemeinen Psychotherapie der Borderline-Störung. In: Psychotherapie der Borderline-Störungen. Dammann G, Jannssen PL (Hrsg). Stuttgart: Thieme; 232–257.

Dammann G (2004). Manualgeleitete Borderline-Therapie. Möglichkeiten und Grenzen aus psychoanalytischer Sicht. Unveröffentlichtes Manuskript.

Dammann G, Buchheim P, Clarkin JF, Kernberg OF (2001). Die Arbeit mit Therapievereinbarungen in der übertragungsfokussierten, psychodynamischen Therapie von Borderline-Störungen. In: Psychotherapie der Borderline-Störungen. Dammann G, Janssen PL (Hrsg). Stuttgart: Thieme; 59–70.

Dulz B (1999). Wut oder Angst – welcher Affekt ist bei Borderline-Störungen der zentrale? Persönlichkeitsstörungen; 3: 30–5.

Dulz B, Gümmer S, Hoffmann SO, Sachsse U (1998). Zum aktuellen Stand der Versorgung von Borderline-Patienten: Ergebnisse einer bundesweiten Umfrage. Persönlichkeitsstörungen; 2: 201–8.

Dulz B, Jensen M (2000). Aspekte einer Traumaätiologie der Borderline-Persönlichkeitsstörung: Psychoanalytisch-psychodynamische Überlegungen und empirische Daten. In: Handbuch der Borderline-Störungen. Kernberg OF, Dulz B, Sachsse U (Hrsg). Stuttgart, New York: Schattauer; 167–94.

Dulz B, Schneider A (1995). Borderline-Störungen. Theorie und Therapie. Stuttgart: Schattauer.

Dulz B, Schreyer D, Nadolny A (2000). Stationäre Psychotherapie: von haltender Funktion, technischer Neutralität und persönlicher Sympathie. In: Handbuch der Borderline-Störungen. Kernberg OF, Dulz B, Sachsse U (Hrsg). Stuttgart: Schattauer; 483–504.

Duncker H, Müller G (1993). Beziehungen in Cliquen und Banden. In: Beziehungen im Fokus. Buchheim P (Hrsg). Berlin, Heidelberg: Springer; 117–29.

Eisler MJ (1922). Pleasure in sleep and the disturbed capacity for sleep. Int J Psychoanal; 3: 30–42.

Ermann M (1988). Die stationäre Langzeitpsychotherapie als psychoanalytischer Prozeß. In: Die stationäre Psychotherapie und ihr Rahmen. Schepank H, Tress W (Hrsg). Berlin, Heidelberg, New York, Tokio: Springer; 51–60.

Fairbairn WDR (1944). An Object-Relations Theory of the Personality. New York: Basic Books.

Fairbairn WDR (1958). On the nature and aims of the psycho-analytical treatment. Int J Psychoanal; 39: 374–85.

Ferenczi S (1932). Ohne Sympathie keine Heilung. Das klinische Tagebuch von 1932. Frankfurt/M: S. Fischer 1988.

Fiedler P (1995). Persönlichkeitsstörungen. 2. Aufl. Weinheim: Beltz – Psychologie Verlags Union.

Frankel S, Sherick I (1977). Observations on the development of normal envy. Psychoanal Study Child; 32: 257–81.

Freud S (1918). Das Tabu der Virginität. GW 12. Frankfurt/M: S. Fischer 1968, 1987; 159–80.

Freud S (1925). Einige psychische Folgen des anatomischen Geschlechtsunterschieds. GW 14. Frankfurt/M: S. Fischer 1968, 1987; 19–30.

Friedman HJ (1969). Some problems of in-patient management with borderline patients. Am J Psychiatry; 126: 299–304.

Fürstenau P (1990). Die Baby-mit-Mutter-Logik und der erwachsene Patient. Zum Umgang mit Frühstörungsmanifestationen in psychoanalytischen Behandlungen. In: Psychoana-

lytische Therapie der Borderline-Störungen. Janssen PL (Hrsg). Berlin, Heidelberg, New York: Springer.
Giernalczyk, T (1999). Suizidalität bei Borderline- und narzisstischen Persönlichkeitsstörungen. In: Giernalczyk, T (Hrsg). Tübingen: dgvt-Verlag; 49–60.
Green A (2000). Therapeutische Ansätze in Frankreich. In: Handbuch der Borderline-Störungen. Kernberg OF, Dulz B, Sachsse U (Hrsg). Stuttgart, New York: Schattauer; 633–40.
Grinberg L (1979). Projective counteridentification and countertransference. In: Countertransference. Epstein L, Feiner A (eds). New York: Jason Aronson.
Heim E (1984). Praxis der Milieutherapie. Berlin, Heidelberg, New York: Springer.
Hoffmann SO (1982). Stationäre Psychotherapie bei Patienten mit Borderline-Syndromen. In: Psychotherapie in der Psychiatrie. Helmchen H (Hrsg). Berlin, Heidelberg, New York: Springer; 256–60.
Høglend P (1993). Personality disorders and long-term outcome after brief dynamic psychotherapy. J Personal Disord; 7: 168–81.
Høglend P (1996). Analysis of transference in patients with personality disorders. J Personal Disord; 10: 122–31.
Janssen PL (1985). Auf dem Weg zu einer integrativen analytisch-psychotherapeutischen Krankenhausbehandlung. Forum Psychoanal; 1: 293–307.
Janssen PL (1987). Psychoanalytische Therapie in der Klinik. Stuttgart: Klett-Cotta.
Janssen PL (1990) (Hrsg). Psychoanalytische Therapie der Borderline-Störungen. Berlin, Heidelberg, New York: Springer.
Janssen PL (2000). Inszenierung der Borderline-Pathologie im stationären Raum. In: Handbuch der Borderline-Störungen. Kernberg OF, Dulz B, Sachsse U (Hrsg). Stuttgart, New York: Schattauer; 505–14.
Joffe WG (1969). A critical survey of the status of the envy concept. Int J Psychoanal; 50: 533–45.
Joseph B (1975). The patient who is difficult to reach. In: Psychic Equilibrium and Psychic Change. Joseph B (ed). New York, London: Tavistock/Routledge 1989; 75–87.
Joseph B (1986). Envy in everyday life. In: Psychic Equilibrium and Psychic Change: selected papers of Betty Joseph. Feldman M, Bott Spillius E. Joseph B (ed). London, New York: Routledge 1989; 181–91.
Joseph B (1989). Psychic Equilibrium and Psychic Change. New York, London: Tavistock/Routledge.
Kernberg OF (1978). Borderline-Störungen und pathologischer Narzißmus. Frankfurt/M: Suhrkamp.
Kernberg OF (1981). Für eine integrative Theorie der Klinikbehandlung. In: Objektbeziehung und Praxis der Psychoanalyse. Kernberg OF (Hrsg). Stuttgart: Klett-Cotta; 256–97.
Kernberg OF (1984). Long-term hospital treatment of severe borderline and narcissistic pathology. In: Severe Personality Disorders. Psychotherapeutic Strategies. Kernberg OF (ed). Yale, London: Yale University Press; 343–58.
Kernberg OF (1991). Schwere Persönlichkeitsstörungen. Stuttgart: Klett-Cotta.
Kernberg OF (1996a). Ein psychoanalytisches Modell der Klassifizierung von Persönlichkeitsstörungen. Psychotherapeut; 41: 288–96.
Kernberg OF (1996b) (Hrsg). Narzißtische Persönlichkeitsstörungen. Stuttgart, New York: Schattauer.
Kernberg OF (2000). Persönlichkeitsentwicklung und Trauma – theoretische und therapeutische Anmerkungen. In: Handbuch der Borderline-Störungen. Kernberg OF, Dulz B, Sachsse U (Hrsg). Stuttgart, New York: Schattauer; 525–36.
Kernberg OF, Selzer MA, Koenigsberg HW, Carr AC, Appelbaum AH (1993). Psychodynamische Therapie bei Borderline-Patienten. Bern, Göttingen: Huber.

Klein M (1940). Mourning and its relation to manic-depressive states. In: The Writings of Melanie Klein. Vol I. Klein M (ed). London: Hogarth Press 1987; 344–69.
Klein M (1946). Bemerkungen über einige schizoide Mechanismen. In: Das Seelenleben des Kleinkindes. Klein M. Reinbek: Rowohlt 1962; 101–25.
Klein M (1957). Envy and gratitude. In: The Writings of Melanie Klein. Vol. III. Envy and Gratitude and Other Works. Klein M (ed). London: Hogarth Press 1987; 176–235.
Klein M (1961). The narrative of a child analysis. In: The Writings of Melanie Klein. Vol IV. Klein M (ed). London: Hogarth Press 1987.
Köhler T (2000). Biologische Aspekte ausgewählter Persönlichkeitsstörungen. Persönlichkeitsstörungen; 4: 202–9.
König K, Kreische R (2000). Gruppentherapie mit Borderline-Patienten. In: Handbuch der Borderline-Störungen. Kernberg OF, Dulz B, Sachsse U (Hrsg). Stuttgart, New York: Schattauer; 625–32.
Koenigsberg HW (2000). Gegenübertragung. In: Handbuch der Borderline-Störungen. Kernberg OF, Dulz B, Sachsse U (Hrsg). Stuttgart: Schattauer; 87–98.
Kolk BA van der (1999). Das Trauma in der Borderline-Persönlichkeit. Persönlichkeitsstörungen; 3: 21–9.
Krause R (1988). Eine Taxonomie der Affekte und ihre Anwendung auf das Verständnis der frühen Störungen. Psychother Med Psychol; 38: 77–86.
Lazar RA (1993). Container – Contained und die helfende Beziehung. In: Die hilfreiche Beziehung in der Psychoanalyse. Ermann M (Hrsg). Göttingen: Vandenhoeck & Ruprecht; 68–91.
Lerner S (1980). The excessive need to treat. A countertherapeutic need in psychiatric hospital treatment. Bull Menninger Clinic; 44: 463–71.
Lichtenberg JD (1991). Psychoanalyse und Säuglingsforschung. Berlin, Heidelberg, New York: Springer.
Linehan MM (1996). Dialektisch-behaviorale Therapie der Borderline-Persönlichkeitsstörung. München: CIP-Medien.
Lohmer M (1988). Stationäre Psychotherapie bei Borderlinepatienten. Berlin, Heidelberg: Springer.
Lohmer M (1990). Diagnostik und Behandlung von Borderline-Störungen in einem stationären psychiatrischen Rahmen. Psychiatr Prax 17; 172–9.
Lohmer M (1996). Borderline-Persönlichkeitsstörungen – psychotherapeutische Behandlungsstrategien. TW Neurol Psychiatr; 10: 48–53.
Lohmer M (2000). Das Unbewußte im Unternehmen: Konzepte und Praxis psychodynamischer Organisationsberatung. In: Psychodynamische Organisationsberatung. Lohmer M (Hrsg). Stuttgart: Klett-Cotta; 18–39.
Lohmer M, Klug G, Herrmann B, Pouget D, Rauch M (1992). Zur Diagnostik der Frühstörung. Praxis Psychother Psychosom; 37: 242–55.
Lohmer M, Wernz C (2000). Zwischen Veränderungsdruck und Homöostaseneigung: Die narzißtische Balance in therapeutischen Institutionen. In: Psychodynamische Organisationsberatung. Lohmer M (Hrsg). Stuttgart: Klett-Cotta; 233–54.
Main TF (1957). Das Leiden. In: Psychotherapie in der Klinik. Hilpert H, Schwarz R, Beese F (Hrsg). Berlin, Heidelberg, New York: Springer 1981.
Masterson JF (1981). The Narcissistic and Borderline Disorders. An Integrated Developmental Approach. New York: Brunner/Mazel.
Meltzer D (1973). Sexual States of Mind. Pertshire: Clunie Press.
Meltzer D (1978). The Kleinian Development. Part III. The Clinical Significance of the Work of Bion. Perthshire: Clunie Press.
Meltzer D (1988). Aesthetic conflict: its place in development. In: The Apprehension of Beauty. Meltzer D (ed). Old Bellechin: Clunie Press.
Menzies I (1974). Die Angstabwehr-Funktion sozialer Systeme. Ein Fallbericht. Gruppendynamik; 5: 183–216.

Miller EJ (1976) (ed). Task and Organization. Chichester, New York, Toronto: Wiley.
Miller EJ, Rice AK (1967). Systems of Organization. London: Tavistock.
Modell AH (1963). Primitive object relationships and predispositions to schizophrenia. Int J Psychoanal; 44: 282–92.
Moleman P, Dam K van, Dings V (2000). Pharmakotherapie der Borderline-Persönlichkeitsstörung – aktueller Wissensstand und Behandlungskonzepte. In: Handbuch der Border-
line-Störungen. Kernberg OF, Dulz B, Sachsse U (Hrsg). Stuttgart, New York: Schattauer; 655–72.
Ogden TH (1982). Projective Identification and Psychotherapeutic Technique. London, New York: Jason Aronson.
Ogden TH (1986a). The Matrix of the Mind. Northvale, London: Jason Aronson.
Ogden TH (1986b). Potential space. In: The Matrix of the Mind. Object Relations and the Psychoanalytic Dialogue. Ogden TH (ed). Northvale, London: Aronson; 203–31.
Paris J (2000). Kindheitstrauma und Borderline-Persönlichkeitsstörung. In: Handbuch der Borderline-Störungen. Kernberg OF, Dulz B, Sachsse U (Hrsg). Stuttgart, New York: Schattauer; 159–66.
Piper WE, Rosie JS, Azim HFA, Joyce AS (1993). A randomized trial of psychiatric day-treatment for psychiatric patients with affective and personality disorders. Hosp Commun Psychiatry; 44: 757–63.
Piper WE, Rosie JS, Azim HFA, Joyce AS (1996). Time Limited Day-Treatment for Personality Disorders. Washington, DC: American Psychological Association.
Rauchfleisch K (1999). Außenseiter der Gesellschaft. Psychodynamik und Möglichkeiten zur Psychotherapie Straffälliger. Göttingen: Vandenhoek & Rupprecht.
Reddemann L, Sachsse U (2000). Traumazentrierte Psychotherapie der chronifizierten, komplexen posttraumatischen Belastungsstörung von Phänotyp der Borderline-Persönlichkeitsstörungen. In: Handbuch der Borderline-Störungen. Kernberg OF, Dulz B, Sachsse U (Hrsg). Stuttgart, New York: Schattauer; 555–72.
Reicherzer M, Lohmer M (2004). TFP und DBT im Vergleich. Erfahrungen aus einem gemeinsamen Projekt. In: Psychotherapie für die Praxis: Borderline-Störung. Störungsspezifische Behandlung von Patienten mit Borderline-Störung. Reicherzer M, Krämer S. (Hrsg.). München: CIP-Medien. Im Druck.
Reimer C (2000). Berufliche Belastungen und Probleme der Lebensqualität von Psychotherapeuten. Persönlichkeitsstörungen; 4: 69–75.
Rey HJ (1988). That which patients bring to analysis. Int J Psychoanal; 69: 457–70.
Rey HJ (1994). Universals of Psychoanalysis in the Treatment of Psychotic and Borderline-States. London: Free Association Books.
Rice AK (1965). Learning for Leadership. London: Tavistock.
Rice AK (1969). Individual, group and intergroup-processes. Human Relations; 22: 565–84.
Riemann F (1961). Grundformen der Angst. München: E. Reinhardt.
Riviere J (1936). A contribution to the analysis of the negative therapeutic reaction. Int J Psychoanal; 17: 304–20.
Rohde-Dachser C (1987). Ausformungen der ödipalen Dreieckskonstellation bei narzißtischen und bei Borderline-Störungen. Psyche; 41: 733–99.
Rosenfeld HA (1981). Zur Psychopathologie und psychoanalytischen Behandlung einiger Borderline-Patienten. Psyche; 35: 338–52.
Rosenfeld HA (1990). Sackgassen und Deutungen. Stuttgart: Verlag Internationale Psychoanalyse/Klett-Cotta.
Rotmann M (1978). Über die Bedeutung des Vaters in der Wiederannäherungs-Phase. Psyche; 32: 1105–47.
Rudolf G (2004). Strukturbezogene Psychotherapie. Leitfaden zur psychodynamischen Therapie struktureller Störungen. Stuttgart, New York: Schattauer.

Sandler J (1987) (Hrsg). Projection, Identification, Projective Identification. Madison: International Universities Press.

Schneider-Lehmann A, Abeken H (2002). Die Bedeutung des Rahmens in der übertragungsfokussierten Psychotherapie für Borderline-Persönlichkeiten. Persönlichkeitsstörungen; 6: 43–54.

Skogstad W (2001). Innere und äußere Realität in der stationären Psychotherapie. Zur Behandlung schwer gestörter Patienten am Cassel Hospital. Forum Psychoanal; 17: 118–39.

Stauss K (1993). Neue Konzepte zum Borderline-Syndrom. Stationäre Behandlung nach den Methoden der Transaktionsanalyse – das Grönenbacher Modell. Paderborn: Junfermann.

Steiner J (1993). Psychic Retreats. Pathological Organizations in Psychotic, Neurotic and Borderline-Patients. London, New York: Routledge.

Stone H (2000). Entwickelt sich die Borderline-Persönlichkeitsstörung zu einem Massenphänomen? Überblick über die epidemiologischen Daten und Hypothesen. In: Handbuch der Borderline-Störungen. Kernberg OF, Dulz B, Sachsse U (Hrsg). Stuttgart, New York: Schattauer; 3–9.

Stone M (1990). The Fate of Borderline Patients: Successful Outcome and Psychiatric Practice. New York: Guilford Press.

Votsmeier A (1998). Stationäre Therapie von Borderline-Störungen nach einem psychodynamisch-integrativen Ansatz. Das Grönenbacher Modell. Psychotherapie; 3: 24–39.

Votsmeier A (2001). Stationäre psychodynamisch-erfahrungsorientierte Therapie bei Borderline-Störungen. Das Grönenbacher Modell. In: Psychotherapie der Borderline-Störungen. Dammann G, Janssen PL (Hrsg). Stuttgart, New York: Thieme.

Waldinger RJ (1987). Intensive psychodynamic therapy with borderline-patients: an overview. Am J Psychiatry; 144: 267–74.

Weiß H (2000). Borderline-Position und pathologische Persönlichkeitsorganisationen – der kleinianische Ansatz in Großbritannien. In: Handbuch der Borderline-Störungen. Kernberg OF, Dulz B, Sachsse U (Hrsg). Stuttgart, New York: Schattauer; 641–53.

Wernz C (2000). Schizoid, schizoide Persönlichkeit. In: Handbuch psychoanalytischer Grundbegriffe. Mertens W, Waldvogel B (Hrsg). Stuttgart: Kohlhammer.

Willi J (1975). Die Zweierbeziehung. Reinbek: Rowohlt.

Winnicott DW (1958). Über die Fähigkeit, allein zu sein. Psyche; 12: 344–52.

Winnicott DW (1973). Objektverwendung und Identifizierung. In: Vom Spiel zur Kreativität. Winnicott W (Hrsg). Stuttgart: Klett; 101–10.

Wishnie HA (1975). In-patient therapy with borderline patients. In: Borderline States in Psychiatry. Mack JE (ed). New York: Grune & Stratton; 41–62.

World Health Organization (1992). The ICD-10 Classification of Mental and Behavioural Disorders. Clinical Description and Diagnostic Guidelines. Genf: World Health Organization.

Sachverzeichnis

B

C

D

S

T

Namensverzeichnis